Marie Krüerke

Atemfreude

Schwungvolle und fröhliche Atemübungen mit Senioren anleiten

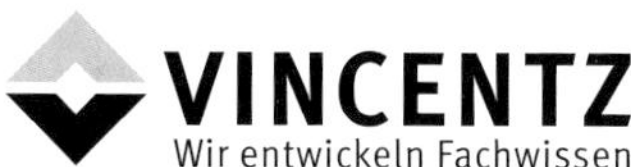

Bibliografische Information der Deutschen Nationalbibliothek

Die Deutsche Bibliothek verzeichnet diese Publikation in der Deutschen Nationalbibliografie; detaillierte bibliografische Daten sind im Internet über http://dnb.d-nb.de abrufbar.

Besuchen Sie uns im Internet: www.www.altenpflege-online.net

Druck:

Illustration Titelseite: Adobe Stock, Chernenko Timofey
Illustrationen Kapiteleinstieg: Adobe Stock, macrovector (Composing)

ISBN 978-3-86630-755-1

Marie Krüerke

Atemfreude

Schwungvolle und fröhliche Atemübungen mit Senioren anleiten

Inhalt

Sämtliche Kopiervorlagen zu diesem Buch finden Sie unter:

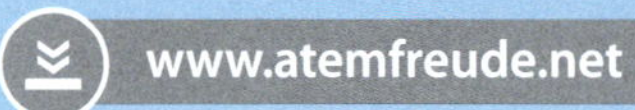

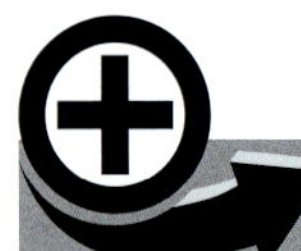

Jetzt Code scannen und mehr bekommen …

http://www.altenpflege-online.net/bonus

Ihr exklusiver Bonus an Informationen!

Ergänzend zu diesem Buch bietet Ihnen *Altenpflege* Bonus-Material zum Download an. Scannen Sie den QR-Code oder geben Sie den Buch-Code unter www.altenpflege-online.net/bonus ein und erhalten Sie Zugang zu Ihren persönlichen kostenfreien Materialien!

Buch-Code: AH1100

KAPITEL I

Lustvoll bewegen statt pflichtbewusst turnen

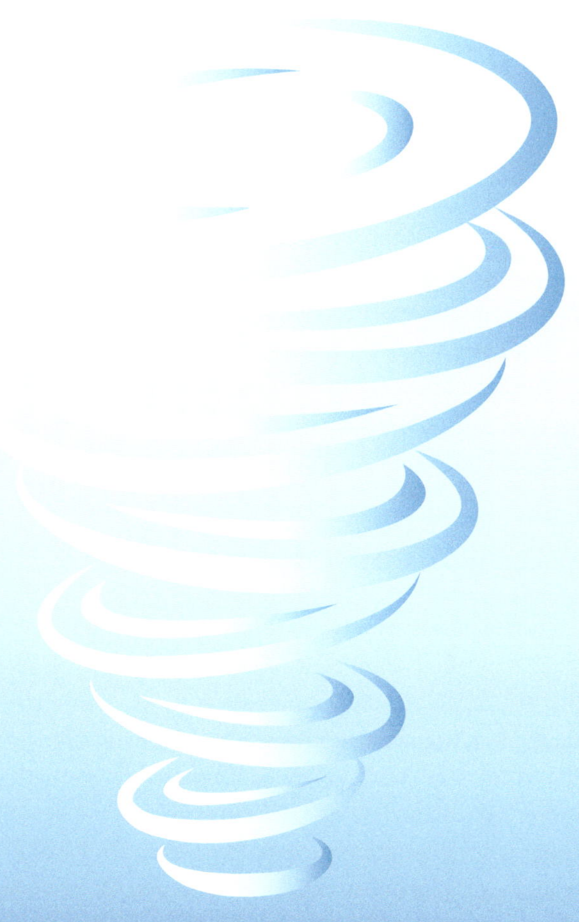

Willkommen

Herzlich willkommen heiße ich alle Personen, die in der Betreuung und Therapie von SeniorInnen arbeiten. Dabei möchte ich SozialpädagogInnen und AltenpflegerInnen ebenso ansprechen wie LogopädInnen, PhysiotherapeutInnen und ErgotherapeutInnen. Auch die Fachkräfte, die im Quereinstieg zur Beschäftigung mit alten Menschen gefunden haben, hatte ich beim Schreiben dieses Praxisbuchs vor Augen.

Die Theorie ist so knapp und verständlich wie möglich zusammengefasst. Das Buch soll dazu einladen, hochaltrigen Menschen spaßbetonte Gymnastik anzubieten und dabei den Atem zu vertiefen. Bereits das Lesen soll Lust auf die Umsetzung wecken. Entsprechend reduziert sind fachspezifische Diskussionen, um möglichst viele praktische Ideen und komplette Stundenentwürfe weiterzugeben, die mit geringem Arbeitsaufwand direkt umgesetzt werden können.

Das Kapitel über den Atem und seine Funktionsweise stellt die Grundlagen dar, um ein Verständnis für einen der wichtigsten Motoren unseres Körpers zu entwickeln. Dabei verzichtet das Buch bewusst auf Fachwörter und lateinische Bezeichnungen von Muskeln und Knochen, um ein grundlegendes Verständnis auch für fachfremde Personen schnell zu ermöglichen.

Das Konzept der Atemfreude soll das Verbindende für alle sozialen und therapeutischen Fachrichtungen in den Vordergrund stellen: Zwischen den Berufsgruppen, die mein Konzept lesen, ebenso wie zwischen der Anleitenden und den anwesenden SeniorInnen. Daher ist der Text in der „Wir"-Form verfasst. Damit meine ich die LeserInnen und mich, die wir gemeinsam das Wohl der SeniorInnen in den Mittelpunkt stellen. Auch die Gruppenstunden leben vom Wir-Gefühl und von der Basisdemokratie: Jede neue Bewegung der Teilnehmenden wird aufgenommen, jeder Kommentar fließt direkt in die Moderation ein.

Wie die Atemfreude entstand

Um zu erklären, wie sich das Konzept entwickelte, stelle ich mich und den Weg der Atemfreude vor: Sechs Jahre lang arbeitete ich in einer logopädischen Praxis. Da ich die Arbeitsbedingungen als sehr unbefriedigend erlebte, suchte ich nach einer Möglichkeit, meine Begabungen umfassender einzubringen. Ich kündigte und nahm mir Zeit, meine Lebensträume und Berufswünsche ganz neu zu erforschen. Schnell wurde deutlich, dass ich gerne Menschen zusammenbringe und mit ihnen gemeinsam positive Momente gestalte. Nach zwei Jahren selbstständiger Tätigkeit in vier Eventagenturen lernte ich auf einem Seminar eine

Quereinsteigerin kennen, die in der sozialen Betreuung einer Seniorenresidenz arbeitete. Dort entdeckte ich einen großen Spielraum an Möglichkeiten. Zu Beginn meiner Tätigkeit Stand das Interesse der BewohnerInnen und Kolleginnen an meinem logopädischen Fachwissen sehr im Vordergrund. Daraus entstand die Idee, in einem wöchentlichen Angebot Bewegung und Atmung miteinander zu verbinden. Weder vor Ort noch in der Fachliteratur fand ich entsprechende Konzepte. So entwickelte ich die Atemfreude, um spielerisch und indirekt den Atem zu vertiefen. Eine begleitende Geschichte motiviert zum Mitmachen und hält durch den „roten Faden" der erzählten Handlung die Konzentration der Teilnehmenden aufrecht. Besonders Menschen mit Demenz profitieren von der anschaulichen Anleitung, die greifbarer und intuitiver ist als gymnastische Anweisungen für einzelne Körperteile.

Mehr als Gymnastik für Senioren

Sitzen, sitzen, sitzen: Ein Großteil des Tages von SeniorInnen besteht aus sitzen. Während der Mahlzeiten, vor dem Fernseher, beim Zeitunglesen, in der Tagespflege oder dem Betreuungsangebot des Seniorenheims. Dabei sinken die Schultern nach vorn, der Nacken versteift, der Brustkorb verengt sich und der Rücken entwickelt eine runde und krumme Haltung. Wer unterwegs ist, schiebt meist einen Rollator vor sich her: Mit vorgewölbten Schultern und einer gestauchten Wirbelsäule.

*„Drei Dinge braucht der Mensch:
Eine Höhle, eine Spielwiese und ein Morgenrot."*

Sprichwort

Dagegen hilft Gymnastik, die von offenen Kursen in Stadtteilzentren bis zur vollstationären Abteilung angeboten werden. Wegen Schmerzen, Kreislaufproblemen, Rheuma und Arthritis „pausieren" viele hochaltrige Personen und besuchen „nur heute" den Sportkurs nicht. So ziehen die Wochen ins Land, während die Kondition abbaut und die Befürchtung wächst, zwischen all den „Sportlichen" eine schlechte Figur abzugeben. So verraten es mir Betroffene, bei denen ich frage, wann wir uns wieder in der Atemfreude sehen. Innerhalb weniger

Schmerzen
Kreislaufprobleme
fremd in der Gruppe
Versagensangst
Inkontinenz
Unsicherheit
Scham

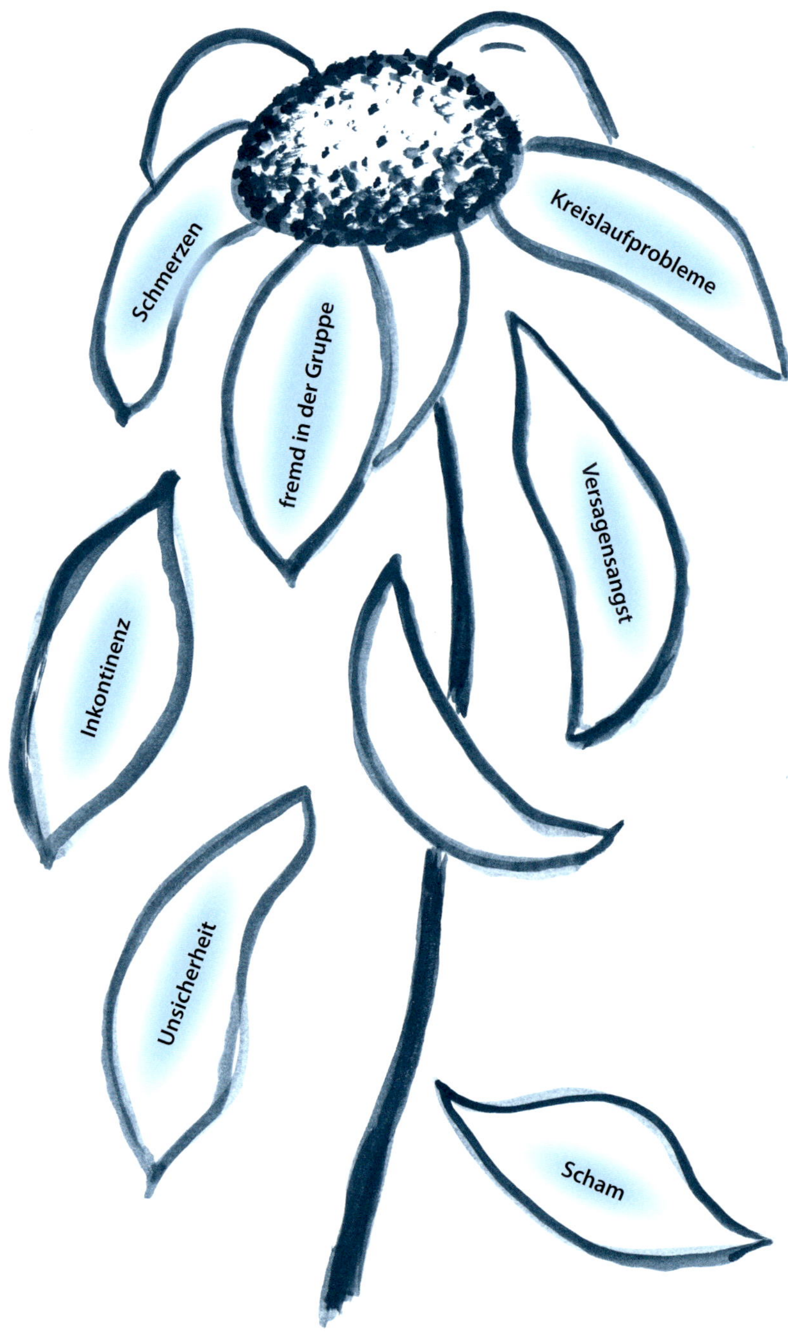

Mögliche Hinderungsgründe, warum SeniorInnen keine sportlichen Angebote nutzen

Monate scheint die Hemmschwelle unüberwindlich hoch, die Anforderungen der Gymnastikstunde erfolgreich zu meistern.

„Atemfreude" stellt die Leichtigkeit des Seins in den Vordergrund. Wir beginnen mit einem Gedicht, das uns auf die Stunde einstimmt. Im Zentrum steht das gemeinsame Erlebnis: In einem Stundenkonzept versetzen wir uns innerlich auf einen Bauernhof und erfüllen durch entsprechende Übungen alle Arbeiten, die auf dem Land anfallen. Eine Woche später bewegen wir uns gedanklich durch den botanischen Garten und entdecken den Frühling. Wir bereiten das Zimmer eines neuen Erdenbürgers vor, besuchen den Jahrmarkt, verreisen mit dem Schiff und leben uns als exzentrische KünstlerInnen aus. Alles gemeinsam im Stuhlkreis, ohne den Raum zu verlassen. Wer mag, steht während der Übungen. Wer lieber sitzt, kann die Übungen ebenso gut auf der Stuhlkante ausführen. Teilnehmende mit dementiellen Veränderungen und Personen im Rollstuhl profitieren durch den Fokus auf die eigene Fantasie und die biografischen Erinnerungen genauso wie die scheinbar Gesunden. Dabei sein ist alles, allein das fröhliche Gruppenerlebnis ist für viele TeilnehmerInnen ein Höhepunkt der Woche.

Atemfreude verbindet folgende Schnittstellen: Erstens soziale und kulturelle Angebote, die den Alltag strukturieren und die BesucherInnen anregen sollen. Dabei liegt der Fokus auf einem offenen Gruppenangebot, das zu Gesprächen anregt und Gemeinschaft ermöglicht.

Zweitens die gezielte Seniorengymnastik im Sportverein oder die angeleitete Kurzaktivierung auf der Pflegestation. Hier liegt der Schwerpunkt auf der generellen körperlichen Fitness. Drittens die Therapie in Form von Logopädie und Physiotherapie, wo altersbedingte Veränderungen der Atmung und Körperhaltung sehr gezielt behandelt werden.

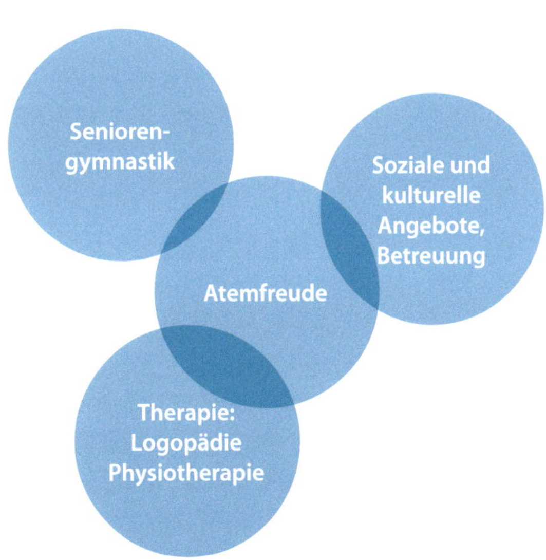

Atemfreude beginnt mit dem Weg in den eigenen Körper.

Die Übungen sollen Verspannungen lösen und steife Körperbereiche lockern. Die Flexibilität der Muskeln soll erhöht und das Gleichgewicht verbessert werden. Durch eine verstärkte Durchblutung, mehr Bewegungsspielraum und eine verbesserte Balance soll das Vertrauen in die Kraft und Belastbarkeit des eigenen Körpers wachsen.

Das Vertiefen der Atmung soll einerseits über die gezielte Wahrnehmung geschehen. Andererseits leiten wir direkte Übungen zur bewussten Atmung an. Auch indirekt sollen fließende Bewegungen den Atemfluss und die Öffnung des Brustkorbs unterstützen.

Atemfreude regt zum Eintauchen in die eigene Biografie ein.

Wir wollen positive Erinnerungen aktivieren: An einen Alltag „von damals", an prägende Meilensteine und schöne Unternehmungen. Aber auch Alltagsthemen wie der Frühjahrsputz oder ein Spaziergang über den Wochenmarkt finden Raum: Denn viele hochaltrige Menschen verlassen ihr Zimmer oder Appartement kaum noch. Selbst Alltagsroutinen, die an gesunde Zeiten erinnern, entwickeln in der Gruppe ihren Charme. Themen wie Urlaube und Geburtstage bieten wir den Teilnehmenden an und geben während der Moderation Raum für persönliche Erinnerungen. Gedanklich und körperlich verbinden wir so die Vergangenheit mit der Gegenwart und schließen den oft schmerzlich empfundenen Graben zwischen „Damals" und „Heute".

Atemfreude ist eine Reise in eine Welt voller Möglichkeiten jenseits der momentanen Realität.

Während der Atemfreude sollen Handlungsspielräume eröffnet werden, die die Fantasie anregen und zu neuen Blickwinkeln verführen. In der Mitte des Stuhlkreises wird jedes Mal ein Bühnenbild zur Unterstützung der Vorstellungskraft aufgebaut. Es zeigt Gegenstände, die das Thema der aktuellen Stunde darstellen: Ein Badelaken, Sonnenhut, Eimerchen, Schaufel und Windräder aus Papier laden zu einer gedanklichen Reise zum Freibad oder ans Meer ein. Wenn wir alle mit Schwimmbewegungen den versteiften Brustkorb öffnen und gemeinsam einen imaginären Schwimmring aufblasen, entsteht für einen Moment eine gefühlte Realität jenseits der wirklichen Tatsachen.

Atemfreude lockt die Teilnehmenden aus der Einsamkeit in ein fröhliches Gruppengeschehen.

Freude an der Bewegung in Gemeinschaft steht im Vordergrund. Ob die Übungen korrekt ausgeführt werden, ist fast egal. Es zählt das Mitmachen, das Erleben des eigenen Körpers im Kreis der Teilnehmenden. Partnerübungen rücken die Nachbarin auf ihrem Stuhl in den Blick und verbinden die Individuen zu einer heiteren Gruppe. Am Ende singen wir zusammen, aus den einzelnen Stimmen entsteht ein harmonischer Klang.

Wer besucht die Atemfreude? Vier exemplarische Teilnehmende stellen sich vor

Damit wir beispielhafte BesucherInnen der Atemfreude und ihre individuelle Atmung kennenlernen, stelle ich vier Personen vor. Aus meiner Gruppe habe ich eine Handvoll möglichst unterschiedlicher Charaktere ausgewählt. Sie sollen uns dabei helfen, die Adressaten der Übungen eindrücklich vorstellen zu können.

FRAU KRAUSE: Nach mehreren Lungenentzündungen fehlt es Frau Krause nachhaltig an Energie. Sie bemüht sich sehr, mit ihrem Mann möglichst viele Angebote wahrzunehmen. Oft sieht sie dabei erschöpft und blass aus. Ihr Selbstbewusstsein hat durch die lange Krankheitsphase sehr gelitten, sie traut sich immer weniger zu. Häufig lässt sie den Kopf hängen, auch bei den Körperübungen. Als liebenswerte, freundliche Person wirkt sie dabei wie eine welke Blume.

In den Atemübungen pumpt Frau Krause viel Luft in den Bauch, das wirkt oft hektisch und angestrengt. Dabei möchte sie doch nur endlich wieder mehr Energie und Kraft erleben!

FRAU PETERSEN: Frau Petersen wird zunehmend dement, kann es aber im Alltag gut verdrängen. Sie ist sehr selbstständig und setzt sich dafür ein, dass im Haus „alles richtig abläuft“. Motorisch ist sie fit und gut aufgerichtet, dabei wirkt ihre Haltung manchmal steif. Während der „Atemfreude“ versteht sie überraschend schlecht, was sie tun soll. Die Bewegungsrichtung ist häufig unklar. Oft verheddert sie sich im Theraband und setzt Übungsmaterial „irgendwie“ ein. Manchmal bemerkt sie ihre Fehler nicht, an anderer Stelle beschwert sie sich lautstark über „alberne Aufgaben“.

HERR HUBER: Herr Huber ist geistig und motorisch fit. Allerdings läuft und sitzt er sehr krumm, sodass der große Mann oft überraschend klein wirkt. Mit seinen Hausschuhen schlurft er relativ breitbeinig durch das Haus. Bei meinen Übungen zur Aufrichtung und für die Balance denke ich besonders an ihn, aber auch dabei steht er bemerkenswert eingesunken. Die Atemübungen führt Herr Huber meistens sehr lautstark aus: Er schnauft, stöhnt und prustet. Wie viel Atembewegung tatsächlich im Bauch ankommt, ist fraglich.

FRAU SCHULZ: Frau Schulz geht es gut. Sie genießt ihr Leben als Rentnerin und hat wenig körperlich zu klagen. Zur „Atemfreude“ kommt sie, weil sie die gute Stimmung in der Gruppe genießt und jedes Mal gespannt ist, wohin uns die gedankliche Reise heute führt. Nach der Stunde hilft sie, die Materialien einzusammeln und bedankt sich häufig für das abwechslungsreiche Programm.

So unterschiedlich die Teilnehmenden sind, bietet Atemfreude für jeden einen Ansatzpunkt, um die körperliche und geistige Fitness zu unterstützen.

Spielerisch mit SeniorInnen – gelingt das? Erfahrungen aus der Praxis

Überraschenderweise waren die ersten SeniorInnen, die meine Atemfreude besuchten, sehr offen für die spielerische Gestaltung der Stunde. Viele der BewohnerInnen der Residenz sind wohlhabend und geistig sehr fit. Entsprechend hoch sind die Anforderungen, ein ansprechendes und intellektuell interessantes Programm anzubieten. Die Damen und Herren haben ganz genaue Vorstellungen, welches Niveau die wöchentlichen Angebote haben müssen. Insofern bestand ein gewisses Risiko darin, eine interaktive Geschichte mit fantasievollen Bewegungen anzubieten.

Zu Beginn erklärte ich daher zwischen den Übungen immer wieder Wissenswertes zum Hintergrund der jeweiligen Bewegung und wie sie sich auf die Atmung auswirkt. Interessanterweise war die Aufmerksamkeit dafür sehr gering, dabei war mein Ziel, mehr Neugier der Atmung gegenüber zu wecken.

„Je länger ein Mensch Kind bleibt, desto älter wird er.“

Novalis

Offensichtlich störte der spielerische Charakter die gebildeten und weitgereisten SeniorInnen viel weniger als erwartet! Im Gegenteil, je plastischer ich die Szene in meiner Moderation beschrieb und je fröhlicher ich zu Bewegungen einlud, desto zufriedener schienen die TeilnehmerInnen und desto nachhaltiger wirkten die Übungen.

So ließ ich die Erklärungen bald weg und konzentrierte mich voll auf einen harmonischen Aufbau der Stunde. Bei Interesse bot ich nach der Stunde vertiefende Gespräche an oder vereinbarte Einzeltermine. Die meisten Teilnehmenden finden die Impulse aus der Stunde offensichtlich ausreichend: Stimulierend, aber indirekt - bis auf die Atemwahrnehmung, die in jeder Sitzung stattfindet und die Aufmerksamkeit beobachtend auf den eigenen Körper lenkt.

Bald fingen die SeniorInnen an, Bewegungen auszuschmücken, mit Geräuschen zu begleiten oder kreativ abzuwandeln. Der spielerische Charakter, der mir zu Beginn als Risiko erschien, wirkte seinen Zauber: Die Vorstellungskraft der Einzelnen trat an meiner Moderation vorbei in den Vordergrund. Schöne Erinnerungen stiegen aus dem Vergessen auf und wurden freudig begrüßt und genossen. Spontane Einfälle setzten die hochaltrigen Personen um, statt sie wie im Alltag zu zensieren und abzulehnen.

In der Atemfreude „Auf dem Jahrmarkt" lud ich dazu ein, nach einigen „wilden" Aktivitäten an den Rand des Festplatzes zu gehen, um etwas Ruhe zu finden. Ich erzählte, dass wir uns im Schatten eines Kirschbaums ausruhen und mit den Kirschen eine Runde „Kirschkern weitspucken" spielen wollen. Daraufhin wies mich Frau Lorenzen auf Diebstahl hin und ich musste sofort klarstellen, dass wir nur eine Handvoll Kirschen als Mundraub pflücken. Frau Cronhagen rief, dass wir gar keine Kirschen essen könnten, solange wir nicht in den Baum gestiegen und sie mit langen Armen gepflückt hätten. Da wir bereits in einer früheren Atemfreude Kirschen geerntet hatten, wollte ich unnötige Wiederholungen vermeiden und hatte diese Aktivität absichtlich ausgelassen. Meine SeniorInnen erlebten die gemeinsamen Geschichten so intensiv mit, dass sie mir derartige „Fehler" nicht durchgehen ließen. Was ich als positive Überraschung und als Bestätigung für mein Konzept erlebe.

Die Atemfreude „Wanderung durch die Berge" fand wenige Tage nach dem Erscheinen eines Artikels über mein Konzept in Hamburgs größter Tageszeitung statt. Entsprechend quoll der Stuhlkreis im Gymnastiksaal vor Neugierigen über und wir brauchten eine ganze Weile, bis alle einen Platz gefunden hatten. Trotz dieser Verzögerung war ich mit meinem Programm überraschend schnell fertig und erschrak, als ich auf die Uhr sah: Es gab vor dem gemeinsamen Singen zum Abschluss noch jede Menge Zeit, die gefüllt werden wollte! Vor lauter Aufregung hatte ich wohl versehentlich ein zu hohes Tempo angeschlagen und überlegte nun auf die Schnelle, welche sinnvollen Übungen in den Ablauf der Bergwanderung passen könnten. Zum Glück fielen mir Übungen ein, die sowohl zur Geschichte passten als auch therapeutisch an dieser Stelle sinnvoll waren. Dennoch konnte ich die Stunde nicht genießen, da es einfach viel zu viel Teilnehmende waren, um auf die Einzelnen einzugehen und den Ablauf persönlich zu gestalten.

Bis es während meiner Moderation anhaltend klopfte. Ich war irritiert, da ich durch die Milchglasscheibe des Saals niemanden an der Tür stehen sah. Wer klopfte also und warum? Da entdeckte ich Frau Krause, die an die Säule neben sich klopfte und verstand, dass sie das Geräusch eines Spechts simulierte - passend zum aktuellen Inhalt der Geschichte. So nahm ich das Spechtklopfen direkt in die Moderation auf und dankte im Stillen Frau Krause, die mir geholfen hatte, mich wie im Wald zu fühlen, statt nur mit einem glimpflichen Ausgang der Stunde beschäftigt zu sein...

Auf diese Weise unterstützen die TeilnehmerInnen immer wieder die Atemfreude durch ihre eigenen Ideen. Gemeinsam regen sie die ganze Gruppe an, sich in die persönliche Vorstellungskraft zu vertiefen und die Bewegungen zu genießen. So viel Humor und Weisheit finden auf diese Weise ihren Weg in unseren Stuhlkreis und verstärken die eigene Identifikation mit dem aktuellen Geschehen.

KAPITEL II

Die Atmung – Welche Organe sind beteiligt, wie funktioniert sie?

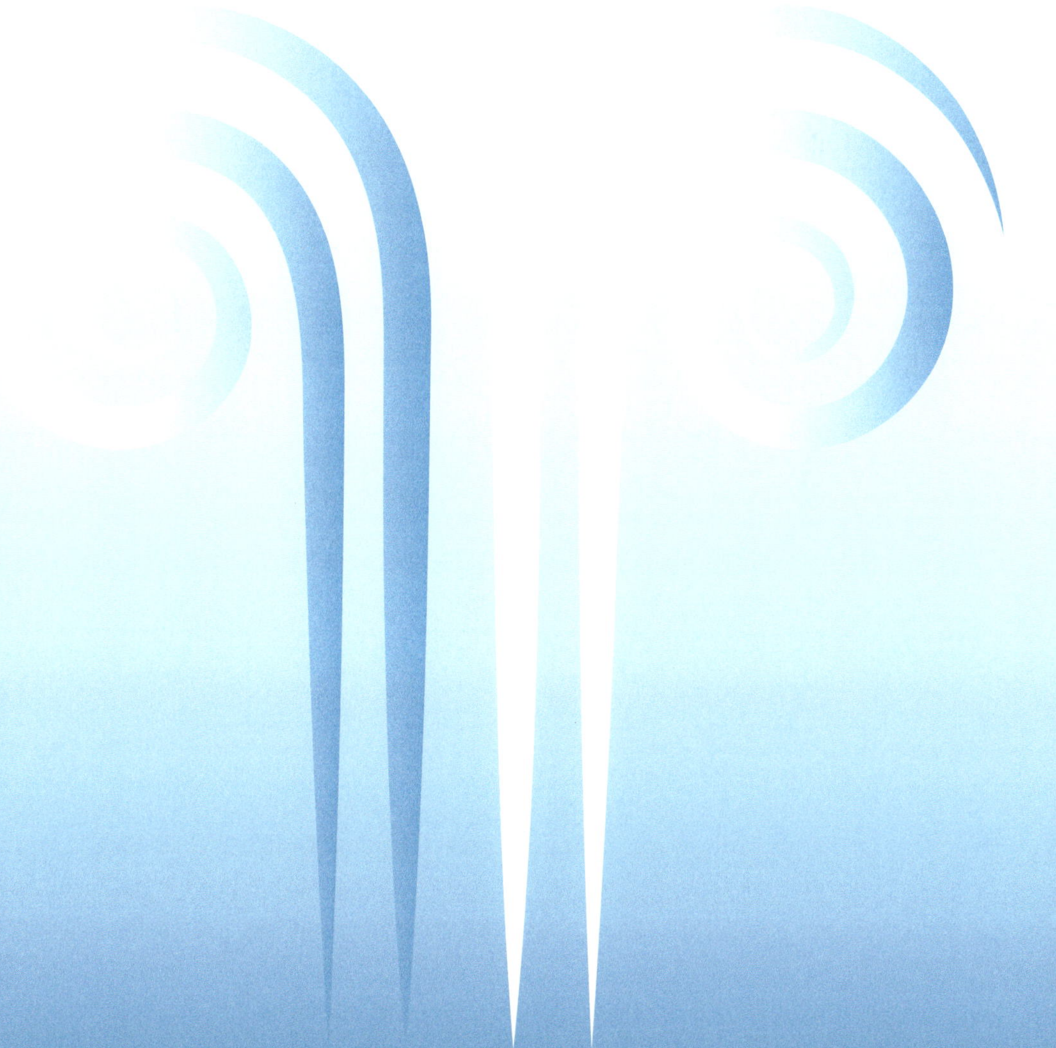

Die Funktionen der Atmung

Vorrangig dient die Atmung der Lebenserhaltung. Die Luft wird durch die Nase eingesogen, strömt durch den Mundraum und Rachen, den Kehlkopf, die Luftröhre, die beiden Hauptbronchien und folgt den sich verästelnden kleineren Bronchien bis in die Lungenbläschen. Dort wird der Sauerstoff aus der Lunge an das Blut abgegeben, sodass die Organe des Körpers mit dem vorbei fließenden Blut den lebenswichtigen Sauerstoff erhalten. Ebenso nimmt das Blut den verbrauchten Sauerstoff, jetzt Kohlendioxid, auf und transportiert es zur Lunge, die wiederum den „Abfall“ des Stoffwechsels durch die Ausatmung abgibt.

Eine weitere Aufgabe der Atmung ist das Sprechen: Die (Ausatem-)Luft steigt die Lunge und die Luftröhre hinauf, streicht durch die Stimmlippen im Kehl-

*„Ich lasse meinen Atem kommen,
ich lasse ihn gehen und warte,
bis er von selber wieder kommt.“*

Ilse Middendorf

kopf und setzt sie in Schwingung. Die Schwingung wird durch den Rachen und den darüber liegenden Mundraum zu einem Klang geformt. Im Mund entstehen aus dem Klang durch die Artikulationsbewegungen von Zunge, Gaumensegel (Zäpfchen), Zähnen und Lippen die sprachlichen Laute.

Auch das Riechen hängt eng mit der Atmung zusammen, da die Duftmoleküle mit der Luft durch die Nase bis hinauf zum Riechepitel hochgesogen werden.

Außerdem dient die Atmung der Unterstützung von kraftvollen Bewegungen sowie dem Spannungsaufbau (zum Beispiel beim Pressen).

Die Atemorgane

Die Lunge fällt uns als Erstes ein, wenn wir an die Atemorgane denken. Sie besteht aus zwei Lungenflügeln, die nur oben durch die beiden Arme der Hauptbronchien mit einander verbunden sind. Die Hauptbronchien wiederum vereinen sich zur Luftröhre. Die beiden Lungenflügel füllen den Brustkorb und liegen innen am Brustfell an, das die Lungen von den Rippenknochen trennt. Von unten schmiegt sich das Zwerchfell an die Lunge. Der linke Lungenflügel ist etwas kleiner als der rechte, weil hier das Herz liegt.

Zur Atmung gehört neben der Lunge das Zwerchfell, das sich wie ein großes Trampolin unterhalb des Brustkorbs quer durch den Bauch spannt. Oberhalb des Zwerchfells befinden sich Lunge und Herz. Um das Zwerchfell wölben sich die Rippen, befestigt ist es rund um den Oberkörper am Bauchfell. Unterhalb des Zwerchfells liegen alle inneren Organe wie Magen, Leber, Galle, Milz, Blase usw.

Das Zwerchfell ist das „Kraftwerk" der Atmung: Zur Einatmung zieht es sich nach unten und gibt den beiden Lungenflügeln mehr Raum. Dadurch entsteht ein Unterdruck, der sich durch alle Atemwege fortsetzt, sodass Luft eingesogen wird. Wenn sich das Zwerchfell nach unten zieht, werden die inneren Organe nach unten und nach vorn geschoben – sie haben weniger Platz im Bauchraum. Als Folge lässt sich ein Vorwölben der Bauchdecke beim Einatmen beobachten. Auch die Bewegung der Flanken (der weiche, seitliche Bereich des Bauchs in der Taille) entsteht durch das Ausweichen der inneren Organe nach außen. Absichtliches Vorwölben des Bauchs, um die Atmung zu kräftigen, hat keine Funktion und sollte während der Übungen vermieden werden!

Parallel heben sich die Rippen, um der Lunge Platz nach vorn für den Einatem zu geben. So dehnen sich die Lungenflügel einerseits mit dem Zwerchfell nach unten, andererseits heben sich die Rippenbögen leicht, um den Brustraum für die Einatmung zu erweitern.

Dadurch entstehen die äußerlich spürbaren Atembewegungen in Brustraum, Bauch und Flanken. Wer häufiger konzentriert auf den Atem achtet, kann bis in den unteren Rücken Ausläufer der Atmung wahrnehmen.

Zur Ausatmung lässt das Zwerchfell locker und rutscht entspannt an seinen Platz zurück: Es steigt aus dem Bauchraum wieder an den unteren Rand der Rippen. Damit schiebt es passiv die Luft aus der Lunge, indem es die nach unten gedehnten Lungenflügel wieder verkleinert. Dabei flacht die Bauchdecke wieder ab.

Parallel arbeiten die Muskeln zwischen den Rippen: Sie ziehen sich diagonal jeweils von einer Rippe zur benachbarten Rippe darunter. Die äußeren Zwischenrippenmuskeln heben die Rippen an und schaffen so mehr Platz im Brustkorb. Dadurch kann sich die Lunge nach vorn mehr ausdehnen. Äußerlich lässt sich das Anheben des Brustkorbs beobachten, bei kräftigen Atemzügen mehr als bei flacher Atmung.

Die inneren Zwischenrippenmuskeln verlaufen ebenfalls zwischen den Rippen und ihren jeweils darunterliegenden Nachbarn. Auch sie sind diagonal angeordnet, aber in der Gegenrichtung zu den äußeren Zwischenrippenmuskeln. Bei einer verstärkten Ausatmung durch intensive körperliche Anstrengung setzen unterstützend die inneren Zwischenrippenmuskeln ein und verkleinern den Brustkorb zusätzlich, um die Luft aus der Lunge zu treiben.

Nach Ein- und Ausatmung folgt die Atempause, die vielen Menschen unbekannt ist. Vielfach werden Zeiten angegeben, wie lang die Einatmung im Vergleich zur Ausatmung dauern soll und wie lang die Atempause gehalten werden soll. Meine praktischen Erfahrungen zeigen, dass der Atemrhythmus so individuell ist wie jeder Mensch. Wie lang oder tief wir einatmen, wie kräftig oder schnell wir ausatmen, ob und wie deutlich die Atempause erkennbar ist: All das ist so unterschiedlich wie unsere Fingerabdrücke oder unser Gangmuster. Entsprechend ist das Ziel der Atemübungen nie, einen bestimmten Atemrhythmus zu erreichen: Denn es gibt nicht „den einen“ richtigen Atemrhythmus. Vielmehr sollen die SeniorInnen sich Zeit nehmen, auf ihren individuellen Atemfluss zu achten.

AUSATMUNG
verbrauchte Luft abgeben
loslassen
entspannen

EINATMUNG
frische Luft aufnehmen
aktiv Energie schöpfen
auftanken

Das Atemvolumen

Das Atemvolumen ist die Luftmenge, die bei jedem Ein- und Ausatem bewegt und ausgetauscht wird. Dabei kann grundsätzlich noch mehr Luft aufgenommen werden als bei einem „normalen“ Einatmen. Ebenso kann auch mehr Luft abgegeben werden als bei einem „normalen“ Ausatmen. Zusammen mit der Flexibilität des Brustkorbs erklärt dies, wie vertiefte Atemzüge und verstärktes Ausatmen, wie wir es in den Übungen kennenlernen werden, möglich sind. Wer intensiv atmet, bewegt mehr Luft. Besonders die Lungenbläschen, die den Sauerstoff an das vorbei fließende Blut abgeben, werden vollständiger gefüllt als bei einem „normalen“ Atemzug. Die flache Atmung, die durch einen eingesunkenen Brustkorb entsteht, bewegt die Luft in den Atemräumen hingegen oft nur oberflächlich. Der verbrauchte Sauerstoff, der über die Lungenbläschen als Kohlendioxid zurück in die Lunge gelangt, wird dadurch nur eingeschränkt ausgeatmet. Einerseits gelangt bei der flachen Einatmung nur wenig Frischluft in die Lunge, andererseits trägt ein schwacher Ausatem die Restluft nicht komplett aus der Lunge. Es bleibt ein gewisses Luftvolumen, das „steht“, statt zu fließen: Ähnlich wie Wasser in einem abgestandenen Tümpel.[1] Daraus ergibt sich, dass besonders ältere Personen mit Lungenentzündung oder hartnäckiger Bronchitis von einer vertieften Atmung profitieren, die alle verbrauchte Luft gegen frischen Sauerstoff austauscht. Krankheitserreger können sich dadurch im feucht-warmen Klima der unteren Lungenlappen weniger wohlfühlen, und die reich mit Sauerstoff gefüllten Blutkörper versorgen den Körper besser mit Energie.

Der Weg des Atems

Jetzt kennen wir den „Motor“ der Atmung und können uns auf die Etappen der Luft bis zur Lunge konzentrieren:

Zu Beginn wird die Luft durch die Nase eingesogen. Die Nasenhaare am Eingang filtern grobe Schmutzpartikel aus. Die Nasenmuscheln rechts und links der Nase sind mit feuchter, warmer Schleimhaut ausgekleidet. Sie erwärmen und befeuchten die Luft, kleinere Fremdkörper werden durch den Schleim gebunden und abtransportiert. Dabei ist eine Nasenmuschel (zum Beispiel auf der rechten Seite der Nase in der Wange) besonders stark durchblutet und geschwollen, sie lässt eher wenig Luft passieren. Dafür befeuchtet und wärmt sie die eintretende Luft ausgesprochen gründlich. Die andere Nasenmuschel (zum Beispiel auf der linken Seite der Wange) ist deutlich flacher. Sie befeuchtet und wärmt weniger, dafür strömt besonders viel Luft hindurch.

Die beiden Nasenmuscheln wechseln sich ab: Beide Seiten sind abwechselnd besonders aktiv oder eher passiv. So lässt sich erklären, warum bei Übungen, in denen nur durch ein Nasenloch geatmet wird, die eine Seite freies und leichtes Einatmen ermöglicht und die andere Seite fast verstopft wirkt. Wären beide Seiten permanent angeschwollen, bekämen wir zu wenig Luft. Wären beide Seiten permanent flach, wäre die Luft zu kühl, zu trocken und zu schmutzig.

Hinter den Nasenmuscheln vereinigen sich beide Atemströme und fließen hinter dem Gaumensegel (Zäpfchen) an der hinteren Wand des Mundes (Mundrachen genannt) hinab. Durch den Kehlrachen tritt die Luft am geöffneten Kehldeckel vorbei in den Kehlkopf ein. Die Stimmlippen sind zum Atmen wie ein Dreieck weit geöffnet und lassen die Luft passieren. Unterhalb des Kehlkopfs schließt sich die Luftröhre an. Sie wird von Knorpelspangen durchgehend offen gehalten. Die Luftröhre endet in den beiden Hauptbronchien, die die Luft nach rechts und links in die beiden Lungenflügel leiten.

Nach der theoretischen Darstellung hilft ein Blick auf die BesucherInnen der Atemfreude: Welche Beobachtungen fallen auf, während sie die Atemübungen durchführen?

FRAU KRAUSE braucht Ruhe und Zeit, um alle Atemräume zu nutzen. Ihre Atmung findet vorrangig im Brustkorb statt, dabei sitzt sie meist eingesunken. Um vertieft zu atmen, pustet sie hektisch und pumpt mit viel Energie die Einatmung Richtung Bauch. Dabei würde sie von einer bewusst langsamen Atmung, die ihrem Körper Zeit und Raum zum Ausbreiten gibt, viel mehr profitieren. Wie viele Betroffene meint sie, „tiefe Bauchatmung" lasse sich durch ein mehr an Aufwand erreichen. Dabei füllt der Atem von ganz allein nicht nur die Brust, sondern auch den Bauch, wenn ihm bewusst Zeit gegeben wird. Wenn ihre eingesunkene Haltung durch Lockerungsübungen gelöst wird, kann die Atemluft ungehindert bis in tiefere Regionen strömen.

FRAU PETERSEN sitzt aufrecht wie eine Soldatin. Dabei sind ihre Atembewegungen von außen nur schwer zu erkennen. Obwohl sie eine gute Haltung hat, scheint sich ihr Atem kaum im Körper auszubreiten. Ihr aufrechter Oberkörper wirkt steif, als ob sie innerlich die ganze Zeit festhält. „Aktive Entspannung" ist das Zauberwort für Frau Petersen: Die Körperspannung loslassen, um sich fließend bewegen zu können. Dynamisch bewegen, um innerlich und äußerlich locker lassen zu können. Eine gute Mitte zwischen Anspannung und Entspannung gibt dem Körper eine tragfähige Basis für intensive Atemzüge. Wenn Frau Petersen das erreicht, wird eine aufgelegte Hand auf der Bauchdecke oder unterhalb der Rippen bereits genügen, um im Bauchraum und den Flanken Atembewegungen zu erspüren.

HERR HUBER benötigt, wie Frau Krause, Übungen zur aufrechten Haltung. Durch seinen vorgebeugten Oberkörper kann die Luft unmöglich reibungsfrei durch den Hals in die Brust und den Bauchraum fließen. Das laute Schnauben während der Atemübungen beweist nicht, wie kräftig er alle Atemräume nutzt. Es deutet nur daraufhin, dass Kehlkopf und Rachen intensiv mitarbeiten. Beides geschieht unnötig und ohne Effekt auf die vertiefte Atmung. Für Herrn Huber heißt das Motto „Weniger ist mehr": Weniger Lautstärke, mehr inneres Erspüren der Atembewegung. Weniger Krafteinsatz, mehr „Laufenlassen" des Atemstroms.

FRAU SCHULZ erleben wir als aufgeschlossene, dankbare Teilnehmerin. Sie scheint kaum individuelle Betreuung zu benötigen. Wenn sie im ersten Teil der

Stunde über Lockerung und Dehnung zu einer aufrechten Haltung findet, gelingen die anschließenden Atemübungen fast von allein. Damit sie zwischen den „schwierigen Kandidaten" nicht untergeht, lohnt es sich, sie mit einer kleinen Abwandlung der Übung intensiver herauszufordern. Manchmal zeigt auch ein genaueres Hinschauen, dass Frau Schulz gar nicht so gesund und fröhlich ist, wie sie sich äußerlich gern den Anschein gibt. Dann hilft es, sich in einer ruhigen Minute offen für tiefergehende Gespräche zu zeigen. Denn nur das, was wir über die Teilnehmenden wissen, können wir als Übung oder gedanklichen Impuls zu ihrer Unterstützung anbieten.

Risiken während der Atemübungen

Wenn wir nur die Wahrnehmung auf den Atem richten, greifen wir bereits in einen automatisierten körperlichen Ablauf ein. Allein das Ziel unserer Gedanken verändert die Atmung: Wer an „Bauchatmung" denkt, wird unbewusst tiefer atmen und mehr den Bauchraum nutzen. Wer „Atempause" denkt, wird verstärkt auf die Atemruhe zwischen der Ausatmung und einer erneuten Einatmung achten und dadurch das Tempo der Atmung verlangsamen.

Wenn bereits der Fokus unseres Denkens die Atmung unwillkürlich beeinflusst, wirken konkrete Atemübungen umso nachdrücklicher. Der Atemrhythmus wird ununterbrochen außerhalb unserer Wahrnehmung im Gehirn gesteuert. Dafür ist normalerweise das vegetative Nervensystem zuständig, bei dem die Nerven des Sympathikus für Aktivität sorgen und die Nerven des Parasympathikus für Ruhe und Erholung.

In dieses Gleichgewicht greifen wir mit den Atemübungen ein. Auch wenn wir das mit den besten Absichten tun, kann es zu unerwünschten Nebenwirkungen kommen:

Hyperventilation (zu heftige und zu schnelle Atmung) und Kreislaufprobleme sind die größten Komplikationen, die auftreten können.

Indem wir betonen, dass Atemübungen dem eigenen Wohlbefinden dienen sollen und kein Leistungssport sind, entsteht ein gesundheitsfördernder Rahmen. Es ist wichtig, Personen anzusprechen, die besonders schnell oder laut atmen: Ziel ist es, langsam und tief zu atmen! Alle Übungen unterstützen die Atmung, auch die, in denen der Atemfluss sich unbewusst der Bewegung anpasst. Indirekte Übungen sind genauso viel wert wie direkt wahrnehmbare Atemübungen! Bei Personen, die zu Hyperventilation neigen, sollten nur indirekte Übungen angeboten werden, um Kreislaufproblemen vorzubeugen.

Alle Übungen werden mehrfach wiederholt, aber nicht länger als zwei, drei Minuten am Stück. Schließlich arbeiten wir mit SeniorInnen und nicht mit LeistungssportlerInnen.

Jede Pause ist angemessen. Egal, wer sich wie schnell nach einer schwungvollen Übung wieder hinsetzt. Und egal, wer wie oft zwischendurch ausruht: Jede Pause hat ihren Grund. Daher unterstützen wir die Teilnehmenden, ihrem eigenen Körper und Tempo gemäß mitzumachen. Anfeuernde Rufe wie beim Training im Fitness-Studio sind tabu. Durch den Spaßfaktor bewegen sich alle, so kräftig und dynamisch sie können. Das Gruppenerlebnis und die fröhliche Moderation reißen alle mit. Wer sich ausklinkt und pausiert, hat dafür gute Gründe.

Alle Übungen, bei denen wir intensiv pusten, begrenzen wir zeitlich stark:

Seifenblasen pusten, Wattebäusche blasen, intensive Zwerchfellimpulse – sie alle können durch ein „Zuviel" zu Hyperventilation und Kreislaufproblemen führen. Fünf bis zehn Mal pusten reichen bereits, abhängig von der Gesundheit der Teilnehmenden. Nach einer kurzen Pause, in der der Atem wieder in seinen ursprünglichen Rhythmus findet, können noch drei bis fünf Wiederholungen stattfinden.

Eine Beobachtung aus der Praxis: Frau Hofmann gelang es nicht, so durch den Ring der Seifenblasen zu pusten, dass schillernde Blasen in die Luft stiegen. Sie wiederholte es hartnäckig so lange, bis ihr schwindelig wurde. Sie musste sich hinlegen und ich lagerte ihre Füße hoch, damit der Kreislauf sich stabilisierte. Wenn die Gruppe aus vielen TeilnehmerInnen besteht und wir abwechselnd Einzelnen helfen, passiert es häufiger, dass wir nicht alle parallel im Blick haben. Damit niemand verzweifelt bläst und bläst und anschließend der Ohnmacht nahe ist, hilft immer wieder eine Ansage an alle:

„Wir blasen nur so oft, wie wir es selbst angenehm finden. Alle machen dann Pause, wenn es ihnen selbst passt. Was einigen gut gelingt, kann anderen schwerfallen. Das ist ganz normal. Wichtig ist, dass wir rechtzeitig pausieren und auf die eigenen Bedürfnisse achten."

Keine Anleiterin kann gleichzeitig allen Anwesenden helfen und jede Person gleich intensiv beobachten. Umso wichtiger ist es, dass die SeniorInnen gut auf ihren Körper achten. Ehrgeiz und Neid auf die Leistung anderer sollten gleich zu Beginn entschärft werden. Unser Ziel ist nicht der längste Atem, sondern das persönliche Wohlbefinden aller.

KAPITEL III

Grundprinzipien der Atemfreude

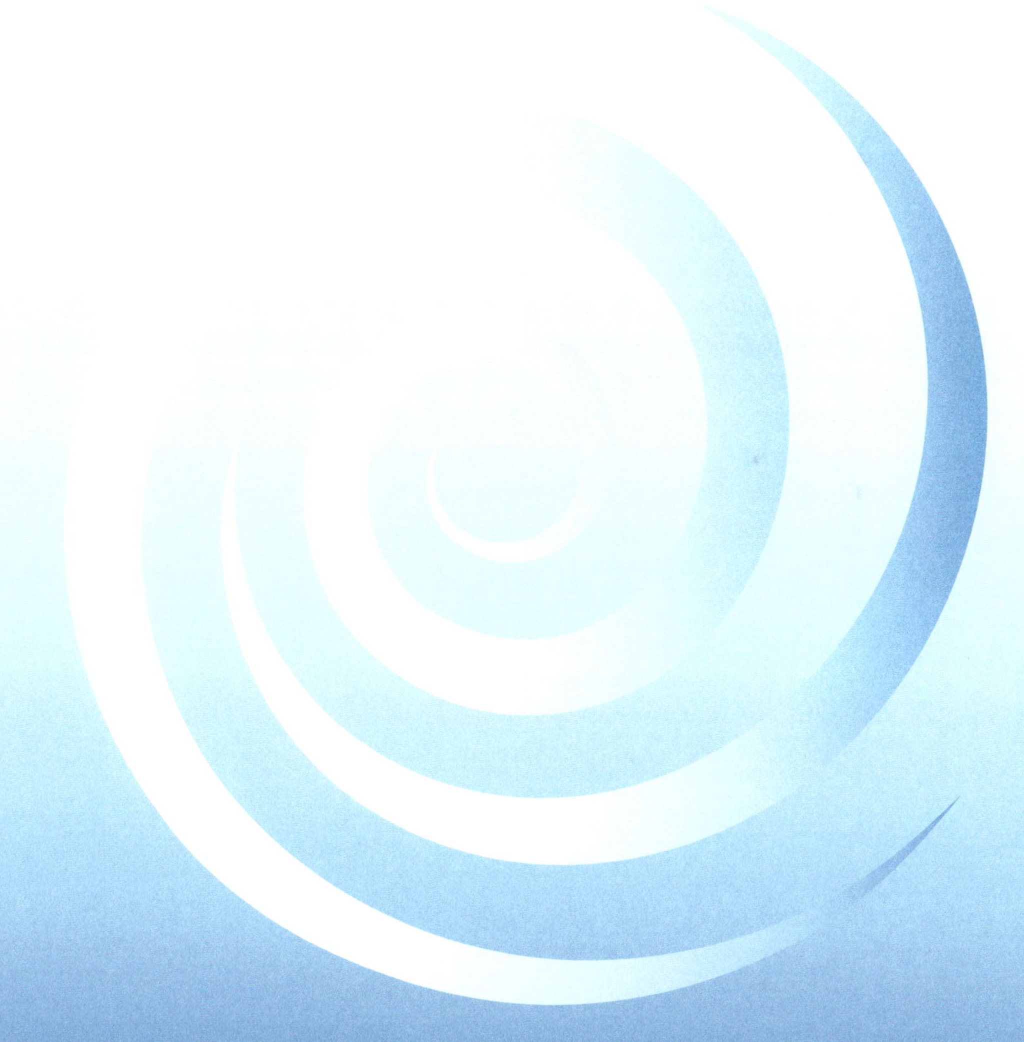

Gleichberechtigtes Miteinander erleben

Der Ablauf der Atemfreude wird von den Teilnehmenden mitbestimmt:

Durch spontane Einfälle belebt Frau Krause gern die Übungen. Sie schmückt eine Bewegung aus oder verstärkt durch einen fröhlichen Kommentar die Motivation der Gruppe. Herr Huber produziert am laufenden Band Geräusche: Neben lautstarkem Schnauben oder stöhnendem Ausatmen sind es Nachahmungen von Geräuschen, die gut zur Szene passen. Er imitiert Pferdegetrappel im Hintergrund oder das Pfeifen eines Zugs. Das Geschimpfe von Frau Petersen weist mich darauf hin, dass meine Anleitung noch einmal präziser wiederholt werden muss oder einige in der Runde eine helfende Hand brauchen. Und Frau Schulz korrigiert jeden inhaltlichen Fehler oder erinnert an „alte“ Aufgaben, die wir an dieser Stelle doch ganz passend wiederholen könnten.

So tragen alle Teilnehmenden dazu bei, dass die Stunde viele Bedürfnisse befriedigt und alle sich als wertvolles Mitglied der Runde erleben.

Die Stundenthemen entwickle ich mit dem Ziel, dass alle Teilnehmenden auf Erinnerungen im Langzeitgedächtnis zurückgreifen können. Daher stammt jedes Motto aus der Lebenswelt der SeniorInnen und bezieht sich auf einen Alltag, der teilweise schon Jahrzehnte zurückliegt. Einerseits sollen die SeniorInnen schöne Ereignisse aus ihrer Vergangenheit in Form eines Spiels erneut erleben. Zum Beispiel einen Besuch im Zoo, einen Tag auf dem Jahrmarkt oder Ferien am Meer. Andererseits stelle ich Alltagsaktivitäten in den Mittelpunkt. Obwohl Kochen und der Hausputz früher eine lästige Pflicht waren, sind es heute die Konstanten, die im Leben der SeniorInnen fehlen. Sie sind aufgrund ihrer abnehmenden körperlichen Kraft nicht mehr in der Lage, einen Pflaumenkuchen zu backen oder auf dem Fensterbrett stehend die Scheiben zu putzen. Dadurch entstehen viele leere, ungefüllte Stunden am Tag, die manche alte Dame liebend gern mit Hausarbeit füllen würde, wenn sie noch könnte. Nach der International Classification of Functioning, Disability and Health (ICF) der Weltgesundheitsorganisation hat jede Person, unabhängig von ihrer körperlichen und geistigen Gesundheit, das Recht auf Teilhabe am öffentlichen Leben. Durch die körperlichen Veränderungen im steigenden Alter sind viele SeniorInnen stark eingeschränkt: Sie hören schlechter und ziehen sich häufig aus Gesprächsrunden zurück. Das Gruppengeschehen überfordert viele, zunehmend sinken soziale Kontakte. Ihr Aktionsradius wird immer kleiner, bis sie sich nur noch im Zimmer der Pflegestation und dem Speisesaal aufhalten. Daher liegt der Fokus der Atemfreude auf dem Gemeinschaftserlebnis, das alle Teilnehmenden in ihrer aktuellen körperlichen und geistigen Verfassung willkommen heißt. Durch den spielerischen Charakter und Themen, die im Langzeitgedächtnis verankert sind, können auch demenziell veränderte Personen dem Inhalt folgen.

Jeden sinnvollen Kommentar aus der Runde nehme ich auf. Dabei wiederhole ich das Gesagte laut, damit es alle hören können, und lasse es wertschätzend in die Moderation einfließen. Ein Spiel ist nur dann ein Spiel, wenn alle gleichberechtigt mitmachen und eigene Ideen beitragen dürfen. Dabei bin ich

„Der Dank füreinander ist die einende Kraft in einer Gemeinschaft."

Hanna Hümmer

Spielleiterin und Mitspielende zugleich, die dafür sorgt, dass alle Beteiligten Freude an der Stunde erleben. Störende Kommentare formuliere ich um, sodass die unzufriedene Person sich wahrgenommen fühlt und gleichzeitig das Gruppengeschehen bereichert wird. Manche dementiell veränderte Person schimpft, abhängig von der Tagesverfassung, sehr hartnäckig vor sich hin. Das lasse ich unkommentiert, bis ein positiver Impuls von der betroffenen Person kommt, den ich für alle in die Moderation einfließen lasse.

Auch neue Ideen für Bewegungen, die in der Gruppe entstehen, spiegele ich mit meinem Körper und äußere mich wertschätzend dazu.

Grundsätzlich spreche ich während der Stunde in der Wir-Form, weil diese Anrede einladend und persönlich zugleich ist. Sie unterstützt den spielerischen Charakter, den ein Siezen hemmen würde. Besonders Menschen mit Demenz reagieren oft wenig, wenn sie mit „Sie" angesprochen werden. In vielen Senioren-Residenzen und Vereinen ist das Duzen nicht erlaubt. Mit einer Anrede über das „Wir" entschärfe ich das offiziell erwünschte „Sie" und umgehe dabei den faux-pas des direkten Duzens. Zusätzlich stärke ich das Gruppenerlebnis, weil ein „wir" die Gemeinschaft in den Vordergrund stellt.

„Bewegung macht beweglich – und Beweglichkeit kann manches in Bewegung setzen.“

Paul Haschek

Freude an der Bewegung spüren

Den SeniorInnen ist sehr bewusst, dass sich ihr Körper und ihre Leistungsfähigkeit im Alter verändern. Abnehmende Kraft und zunehmende Schmerzen sind täglich spürbar. Daher muss ihnen niemand erklären, wie sinnvoll regelmäßige, maßvolle Bewegung ist.[5] Insbesondere die Sättigung des Sauerstoffs im Blut kann durch die Verbindung von moderatem Sport mit Atemübungen erhöht werden.

Von vielen älteren Menschen höre ich im Einzelgespräch ihre persönlichen Hemmungen, an gymnastischen Gruppen teilzunehmen. Diverse Bedenken stehen im Vordergrund und bleiben oft ungeklärt:

- Werde ich die Anleiterin verstehen? Wird sie langsam und laut genug für mich sprechen? Werde ich begreifen, wie die Aufgabe durchgeführt werden soll? Ich habe schon so lange nicht mehr Sport gemacht...
- Sind die anderen noch gelenkiger und ausdauernder als ich? Werde ich sichtbar schlechter sein als die meisten in der Gruppe? Was denken die anderen, wenn ich eine Pause brauche, aber alle im Kreis weiter turnen?
- Werden sich meine Schmerzen verstärken?
- Wie wirkt sich das auf meine Inkontinenz aus? Werde ich zwischendurch auf Toilette müssen? Wird jemand meine Inkontinenz bemerken?
- Wird es meinen schwachen Kreislauf eher belasten oder positiv beeinflussen? Was ist, wenn mir plötzlich schwindelig wird? Ich habe Angst, zu fallen oder vor allen anderen Schwäche zu zeigen.

Daher ist ein sensibler Umgang mit dem Können und Nicht-mehr-können der SeniorInnen sehr wichtig. Das reine Absolvieren von unterschiedlichen Turnübungen lässt die ängstlichen Fragen eher im Vordergrund, die Einbindung in eine lebhafte Geschichte lenkt dagegen von Befürchtungen ab. Durch Konzentration und Fantasie werden die Teilnehmenden viel mehr in die beschriebene Situation eingebunden und fokussieren sich weniger auf die Sorgen.

Darüber hinaus ist das motorische Gedächtnis auch für Betroffene mit fortschreitender Demenz sehr zuverlässig. Während Fakten verschwimmen, können Bewegungsabläufe noch lange sicher abgerufen werden. Daher können Menschen mit Demenz den Aufgaben durch die erzählende Moderation folgen und sich erfolgreich fühlen. Dank der Assoziationen, die die Erzählung wachruft, und die Unterstützung des motorischen Gedächtnisses turnen „Gesunde" und „dementiell Veränderte" beide gleichermaßen munter.

Wenn die innere Vorstellung über positive Erinnerungen angesprochen wird, ist die Bewegung nicht einfach nur eine Bewegung. Sie ist eine Verbindung vom Heute ins Damals. Sie kann manche Schmerzen der Teilnehmenden verändern und schöne Momente aus der eigenen Vergangenheit in den Vordergrund stellen.[8] Der Fokus auf die Gegenwart hier und heute kann dabei helfen, aufmerksam positive Momente zu erleben. Die fantasievolle Moderation kann die Teilnehmenden von ihrer eingeschränkten körperlichen Leistung ablenken und fröhliche Augenblicke schaffen. Wer von den NachbarInnen motivierte Kommentare hört und erlebt, wie andere Hilfestellungen annehmen, kann zu einem versöhnlicheren Blick auf den altgewordenen Körper finden. Dadurch kann eine Identifikation und ein Gefühl der Verbundenheit in der Gruppe entstehen, statt die anderen als Konkurrenten zu sehen.

Positive Erinnerungen aktivieren

In der Gegenwart erleben alte Menschen vieles, das als belastend erlebt wird: Vergesslichkeit, abnehmende körperliche Kraft, Einsamkeit, Schmerzen, eine immer unverständlicher wirkende Welt um sie. Frau Cronhagen sagt jedes Mal, wenn wir miteinander sprechen: „Alle wollen alt werden. Aber keiner will es sein."

Oft haben die eigenen Verwandten wenig Zeit. Die Kinder sind beruflich sehr eingespannt, die Enkel wollen die Welt entdecken – Gespräche über Damals sind meist unattraktiv für die Nachkommen.

„Nicht die Glücklichen sind dankbar.
Es sind die Dankbaren, die glücklich sind."

Francis Bacon

Umso wichtiger ist einerseits das Erleben einer positiven Grundstimmung und andererseits das bewusste Erinnern von guten Begebenheiten. Schlechte Erinnerungen aus der Kriegsgeneration und angespannte Verhältnisse in Ehen, in denen kaum ehrlich miteinander gesprochen wurden, belasten viele bis heute. An dieser Stelle profitieren viele Betroffene davon, diese Konflikte mit einer Psychologin zu bearbeiten und endlich abschließen zu können. Den Mut finden leider nur wenige und eine Gruppenstunde ist sicherlich nicht der richtige Weg, um belastende Traumata aufzulösen. Dennoch liegt eine befreiende Kraft darin, Positives aus der Lebensgeschichte wieder zu entdecken und wertzuschätzen. Es tritt als Kontrapunkt in einen Alltag, der oft grau-in-grau erscheint und nur wenig Schönes, Neues mit sich bringt. Die Gruppe wirkt dabei wie ein positiver Verstärker. Die Erinnerungen anderer sind oft den eigenen sehr ähnlich und können sie wieder aufwecken.

Bestimmte Orte, Geräusche, Gerüche sind eine Verbindung vom Heute ins Gestern. In der Moderation wird die imaginäre Umgebung der Stunde möglichst plastisch dargestellt, damit sie sich alle vorstellen können. Abwechslungsreiche Materialien können das Erinnern zusätzlich fördern: Düfte werden direkt nach der Aufnahme über die Nase im limbischen System verarbeitet und dort mit Erinnerungen und Gefühlen verknüpft. Wenn SeniorInnen an Duftölen schnuppern, wird nicht nur die Atmung vertieft– sie können auch verschüttete Momente wieder lebendig machen. Das Pusten von Seifenblasen kann die Teilnehmerinnen in die Zeit zurück reisen lassen, als sie das erste Mal Mutter wurden und Spaß mit ihrem Kind hatten. Muscheln, Steine, Papierblüten und anderes Material, das im Verlauf der Atemfreude ausgeteilt wird, regt die Fingerspitzen durch das Ertasten an. Wenn das Anschauungsmaterial miteinander geteilt und weitergegeben wird, rückt die Sitznachbarin ins Zentrum der Aufmerksamkeit, wodurch der Austausch untereinander erleichtert werden kann.

Natürlich können ungewollt auch weniger gute Momente durch äußere Reize aktiviert werden. Durch die Auswahl positiv besetzter Themen und Materialien sowie eine einfühlsame Moderation der Stunde ist die Wahrscheinlichkeit dafür jedoch sehr gering.

Den Moment genießen

Die heutige Generation der alten und hochbetagten Menschen hat prägende Jahre des Lebens durchhalten müssen: Im Krieg, auf der Flucht, in den Hungerzeiten, während des Aufbaus danach. Sie sind diszipliniert und bis heute darauf bedacht, ihre Aufgaben zu erfüllen und den äußeren Schein zu wahren. Umso

„Ich atme die Schönheit der Schöpfung ein und denke an einen Satz, den ich vor Wochen las: `Das Leben ist uns gegeben als Geschenk zur Freude.`"

Astrid Eichler

nachdrücklicher ergibt sich daraus das Ziel, für sie Momente des Genießens und Fröhlichseins zu gestalten. Dazu gehört, körperliche Bewegung nicht als Pflicht hinter sich zu bringen, sondern aus ganzem Herzen positiv zu erleben.

Dies wird erleichtert durch das „Bühnenbild" in der Mitte des Stuhlkreises, das das Thema der Stunde darstellt. Für die Ersten, die in den Raum kommen und noch etwas Zeit haben, bis die Stunde anfängt, ist es ein schöner Blickfang. Sie können die Gegenstände anschauen, anfassen und sich mit NachbarInnen austauschen, was wohl heute das Thema sein wird. Damit werden die Ziele des lustbetonten Erlebens, der Gemeinschaft und der Gleichberechtigung aller Teilnehmenden schon vor der Stunde eingeleitet.

In meiner Gruppe beobachte ich inzwischen regelrechte Rätselrunden, was das Bühnenbild bedeuten könnte. Die Seniorinnen freuen sich, wenn sich jemand sichtlich Mühe gibt, ihnen eine schöne Gruppenstunde zu bereiten.

Auch alles Material, das im Laufe der Stunde eingesetzt wird, hilft den SeniorInnen, wirklich fokussiert in der Gegenwart zu sein und gleichzeitig Spaß zu haben: Flatternde Papierschmetterlinge, buntes Herbstlaub, Kunstblumen, Fläschchen mit duftenden Ölen, Seifenblasen, Wattebäusche, farbige Seidentücher…

Alles, was zum Mitmachen einlädt und vom Alltag ablenkt, wird sehr dankbar von den Teilnehmenden angenommen. Natürlich haben die Übungen keinen anhaltenden Effekt, wenn sie nicht regelmäßig wiederholt werden. Aber die lustigen Momente sind mindestens ebenso wertvoll wie die Dehnung des krummen Rückens oder die Vertiefung der flachen Atmung! Sie motivieren die SeniorInnen, lenken von Müdigkeit und Schmerzen ab, fördern das Durchhalten der Übung. Wer sich an eine fröhliche Gruppenstunde erinnert, kommt lieber wieder, als wenn die Schweißtropfen und Schmerzen im Gedächtnis bleiben!

„Spielräume sind Räume des Lebens. Diese Erkenntnis ist uns leider zunehmend abhanden gekommen. >Liebe und Spiel< nennt der chilenische Biologe

Humberto Maturana deshalb die vergessenen Grundlagen des Mensch-seins, denen der Mensch seine Existenz verdankt. (…) Spiel ist keine Form bloßen Zeitvertreibs, den wir uns leisten können oder nicht. Spiel ist das Grundprinzip allen Lebens – und Spielräume sind die Räume, in die hinein Leben sich entfaltet. Spielen ist – wie im Althochdeutschen >spelan< enthalten – die suchende Bewegung durch die Welt, eine Lebensbewegung, die keinen ungebahnten Weg scheut, Umwege gerade nicht meidet und zugleich immer auf der Suche ist. Der spielerischen Qualität des Lebens haben wir eine gesellschaftliche Struktur und eine Haltung entgegengesetzt, die Spielräume gar nicht ertragen kann und diese zubaut oder mit sicheren Sitzgelegenheiten voll bestuhlt hat. (…) Der Verlust der Spielfähigkeit und der Fähigkeit zur Entwicklung von Gegenmodellen und neuen Lebensformen hat eine körperliche, geistige und gefühlsmäßige Panzerung zur Folge: Die Menschen fühlen sich nicht nur zum Sitzen verdonnert, sondern sie sitzen auch noch gerne." (Anneli Keil in „Wird Zeit, dass wir leben" Heinrich Hugendubel Verlag, München)

Spielen entfaltet im gegenwärtigen Moment am meisten Kraft, daher hilft ein spaßbetonter Ansatz, die Aufmerksamkeit zu fokussieren und sich auf den gegenwärtigen Moment zu konzentrieren.

Körper und Seele verbinden

Reine gymnastische Übungen dienen dem Körper, aber nicht der Seele. Durch die bereits beschriebenen Elemente wird aus dem aktuellen Erleben und der eigenen Persönlichkeit eine Einheit. Das Vorlesen eines Gedichts zur Einstimmung und das Ritual des gemeinsamen Singens zum Schluss dienen dazu, neben dem Körper die Seele anzusprechen.

Das Gedicht am Anfang der Stunde lädt (zusammen mit dem Bühnenbild) dazu ein, im Raum und in der Gruppe anzukommen. Es gibt eine erste Idee vom Thema der heutigen Atemfreude. Dabei brauchen die Teilnehmenden nichts zu tun, als zuzuhören und das Bühnenbild anzuschauen. Bereits der Weg bis zum Gruppenraum ist für manche hochaltrige Person die erste Anstrengung noch vor dem Beginn der eigentlichen Aktivierung. Statt direkt „los turnen zu müs-

„Der Atem ist das schwingende Band zwischen Körper, Seele und Geist."

Romano Guardini

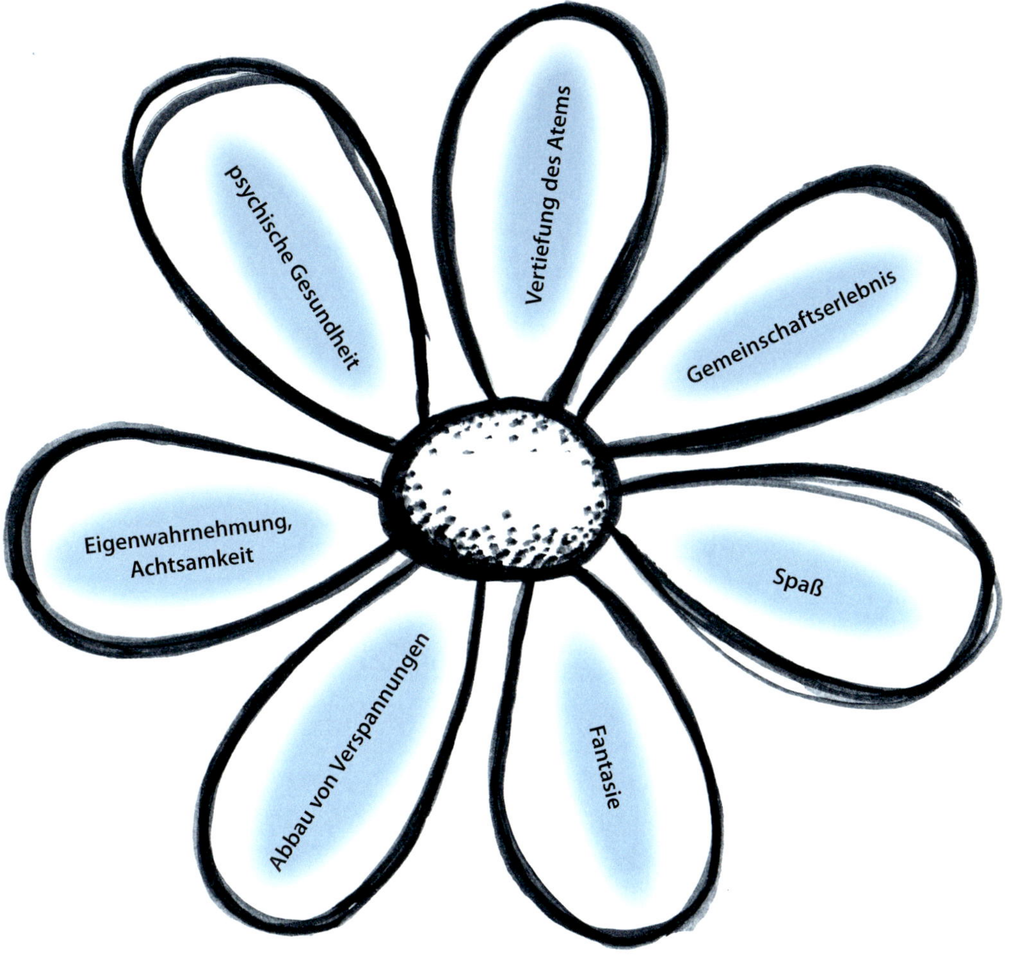

Die körperlichen und psychischen Auswirkungen der Atemfreude

sen", können sie es sich auf dem Stuhl bequem machen und sich innerlich einstimmen. Vorlesen empfinden viele SeniorInnen als sehr angenehm. Mit klarer Stimme, langsam und mit lebendiger Betonung vorgelesen, entsteht für die Damen und Herren der erste Genussmoment.

Als allererstes ist das Sein wichtig, nicht das Tun.

Die Teilnehmenden können einfach „da sein" und werden gedanklich mitgenommen. Erst danach beginnt die erste Übung, denn Wahrnehmung und Achtsamkeit sind eine wichtige Grundlage vor der Handlung.

Die philosophischen Fragen, die am Ende auf kleinen Karten verteilt werden, sollen die Emotionen und die Dynamik aus der Stunde in den Alltag begleiten. Sie sollen aufzeigen, wie viel größer der vermeintlich begrenzte Handlungsspielraum ist. Sich ein Blume im Topf zu kaufen, um daran zu schnuppern, ist etwas Aktives, das den Alltag auf einfache Weise verschönert. Eine lang vermisste Freundin anzurufen oder ein altes Missverständnis zu klären, befreit innerlich.

So werden die Impulse vom Ausklang der Atemfreude im Alltag zu positiven Schritten. Sie helfen auch, Schönheit wahrzunehmen. Unabhängig von der Ästhetik aus Werbung und Wirtschaft ist Schönheit etwas, das alle Individuen in jedem Alter berührt. Schönheit jenseits des Oberflächlichen zeigt sich in Berührungen, Klängen, Bildern, Gerüchen und Erinnerungen.

Der Alltag von Hochbetagten ist sehr wenig sinnlich. Im Vordergrund steht das Praktische und das Notwendige. Gleich dahinter das Vermeidbare wie unnötiger Aufwand oder verhasste Schmerzen. Genuss und Schönheit kommen nur sehr wenig vor. Dabei gibt es viele Möglichkeiten, Schönheit in den Alltag zu bringen, die die Seele berührt: Sie zeigt sich auch im Kleinen, Bruchstückhaften. Daraus entsteht die Möglichkeit, offen für die Bedürfnisse der Seele zu sein. Gedichte und Lieder berühren die Seele, das ist besonders bei Menschen mit Demenz zu beobachten. Nahrung für das Innere des Menschen ist genauso wichtig wie Anregung für den Körper.

Alle Elemente des Konzepts, vom Biografischen über den spielerischen Charakter bis zum Genuss des Moments dienen letztlich dazu, Körper und Seele zu verbinden.

KAPITEL IV

Aufbau der Atemfreude

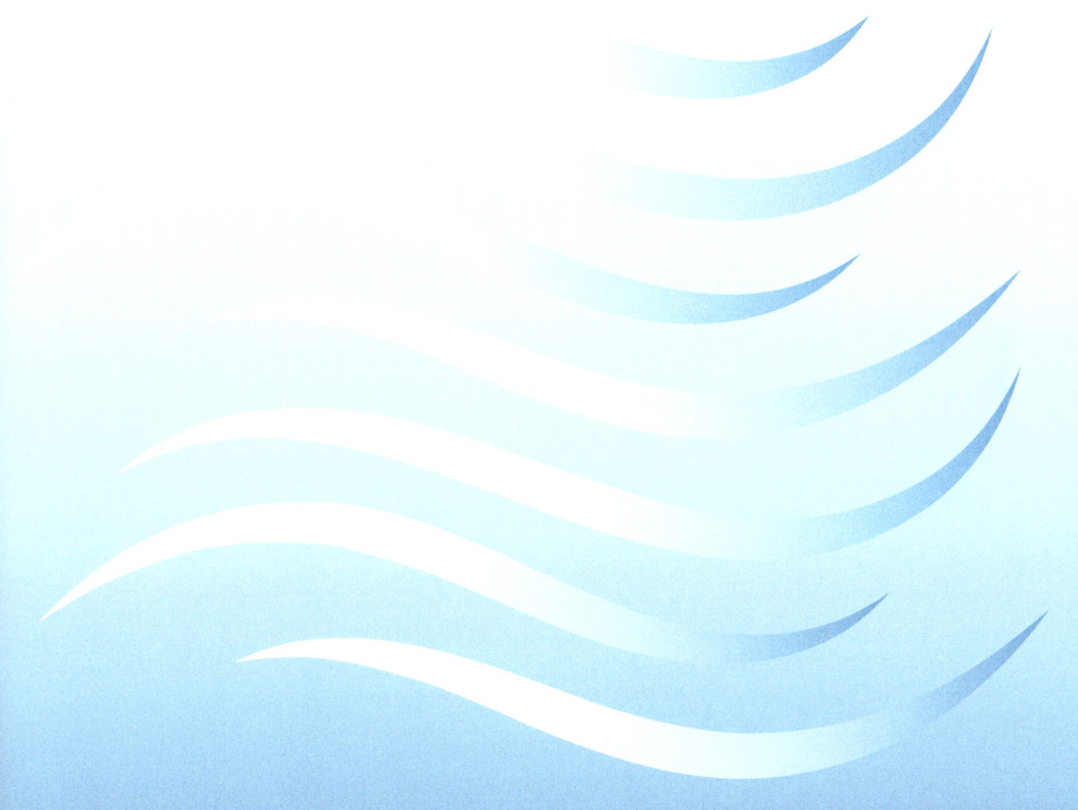

Nach dem Vorlesen bzw. Hören des Gedichts als „Willkommensgeschenk" starten wir mit ganzkörperlichen Übungen, um den Kreislauf in Schwung zu bringen. Eine aufrechte, dynamische Haltung beginnt wie der Hausbau an der Basis: Mit den Füßen stampfen oder marschieren wir. Lockere Knie und eine flexible Hüfte sind die Grundlage für die gesamte Aufrichtung entlang der Wirbelsäule. Um die Flexibilität der Gelenke zu trainieren, werden Gleichgewichtsübungen angeboten. Der Brustkorb als größte knöcherne Struktur im Rumpf wird mit der Dehnung der Rippen gelockert. Dies ist nötig, da ein enger Brustkorb das Lungenvolumen und damit die Kraft der Atmung begrenzt. Auch die Schultern und der Nacken sollen gelockert werden, da sie über Muskelstränge mit dem Brustkorb verbunden sind und sich Verspannungen darüber fortsetzen können.

So arbeiten wir uns im Körper von unten nach oben vor und trainieren zunächst das Grobe (ganze Körperregionen), dann das Feine (nur die mimische Muskulatur zum Beispiel).

Nach dem Lockern und Aktivieren des ganzen Körpers folgen spezifische Übungen für die Atemregionen. Auch eine Phase der gezielten Atemwahrnehmung gehört unbedingt in den Ablauf. Anschließend wecken wir die mimische Muskulatur und die Mundmotorik.

Grundsätzlich ist zu beachten, dass durch die Atemübungen in einen automatisierten Ablauf des Körpers eingegriffen wird. Entsprechend wichtig ist es, die Atemübungen nur eine begrenzte Zeit durchzuführen und Pause zum „natürlichen Durchatmen" zu geben.

Den ganzen Körper in Bewegung bringen

„Von unten nach oben" und „Vom Groben zum Feinen"

Die Füße bilden unser Fundament, hier wirkt die Schwerkraft und verbindet uns mit dem Boden. Um kraftvoll in die Bewegung gehen und die Atmung vertiefen zu können, ist ein fester Stand elementar wichtig. In Einzelsitzungen mit SeniorInnen bietet es sich an, die Füße mit Igelbällen zu massieren und manuell zu kneten. Da die TeilnehmerInnen der sportlichen Angebote meist feste Schuhe tragen, wird in der Gruppensituation jedoch auf die direkte Behandlung der Füße verzichtet und auf entsprechende individuelle Angebote verwiesen. Eine Durchführung der Übungen in dicken, rutschfesten Socken ist dennoch empfehlenswert, da so die Wahrnehmung der Fußsohlen deutlich intensiviert und vereinfacht werden kann.

Um auf die Gewohnheiten der alten Menschen Rücksicht zu nehmen, werden die einleitenden Übungen für den festen Stand mit Schuhen durchgeführt:

Wir „schlüpfen in die Schuhe“, bevor wir zum heutigen Abenteuer aufbrechen. Dabei strecken und flexen wir den Fuß, anschließend stampfen wir mehrfach auf. Oder wir „wischen uns Schlamm von den Schuhen“ und reiben Sohle, Innen- und Außenseiten der Schuhe auf dem Boden.

Auch das Kreisen der Fußknöchel soll die strapazierten Gelenke lockern und helfen, die Durchblutung im Fuß zu verbessern. Stehend am Platz zu wippen oder von einem Fuß auf den anderen zu treten ist auch motorisch stark eingeschränkten Personen noch möglich.

Anschließend sollen die Kniegelenke gelockert werden, indem wir in den Beinen schwingen oder dynamisch aus dem Knie kicken. Aus Angst, auf unebenen Wegen hinzufallen, versteifen viele alte Menschen unbewusst ihre Beine beim Gehen. Dadurch fehlt die Dynamik, bei Gleichgewichtsproblemen elastisch reagieren zu können.

Anschließend flexibilisieren wir die Hüfte und lockern durch Beckenbewegungen den unteren Rücken. Ob wir dabei als Seiltänzerin auftreten, einen imaginären Hula-Hoop-Reifen schwingen oder relativ statisch das Becken vor und zurück kippen: Jede Maßnahme soll dabei helfen, um den knöchernen „Anker“, auf dem der Oberkörper ruht, zu stärken.

Über das Training der Bauchmuskeln und die Dehnung der Flanken nähern wir uns dem Brustkorb, der geweitet werden soll. Das gelingt am Besten durch öffnende Bewegungen mit den Armen und das Zusammenziehen der Schulterblätter. Die Schultern lockern wir anschließend, auch den Nacken und die Halsmuskulatur strecken und lösen wir.

So arbeiten wir uns wie beim Hausbau vom Keller unten bis nach oben zum Dachboden vor. Zum Schluss kommen wir im Gesicht an und kümmern uns nach den großen Muskelgruppen nun um die feinen Strukturen: Wir lockern den Kiefer, dehnen den Mundboden, strecken die Zunge, blähen die Wangen, lassen das Gaumensegel zucken und spitzen die Lippen.

Viele SeniorInnen haben immer den gleichen Gesichtsausdruck, wie eingefroren. Ähnlich steif ist der ganze Oberkörper, parallel zeigen sich die Atembewegungen sehr flach. Die direkte Aktivierung der gesamten Gesichtsmuskulatur weckt die Mimik und bewegt den Atem. Eine „leblose“ Nase und ein verkniffener Mund sind denkbar schlechte „Tore“, durch die der Atem einströmen kann.

Wenn wir die Mundwinkel nach oben ziehen, erreicht unser Gehirn das Signal „Ich lächle“. Ganz egal, ob wir aus innerer Freude schmunzeln oder aktiv die Mundwinkel heben: Das Signal „Fröhlich!“ wird als Reaktion auf die Muskelbewegung über die Nerven an das Gehirn weitergeleitet. Daher bieten die mundmotorischen Übungen nicht nur eine Bewegungseinheit für das Gesicht, sie wirken auch stimmungsaufhellend. Wer die Wangen aufbläst oder die Zunge heraus streckt, kann gar nicht ernst bleiben, so kindisch und albern wirken die Übungen. Wenn ich als Anleiterin ausdrucksvoll und übertrieben die Aufgaben vorführe, steigen auch zurückhaltende SeniorInnen gerne ein und lachen über sich und die anderen.

Die Atmung vertiefen und verlängern

Die Atmung ist eine der wichtigsten Vorgänge im Körper und verläuft dennoch völlig unbeobachtet und unwillkürlich. Einerseits ist das, auch im Schlaf und bei fehlendem Bewusstsein durch heftige Verletzungen, unsere Lebensversicherung: Die Atmung läuft bis zum letzten Atemzug, egal was im Körper an anderer Stelle passiert. Andererseits fehlt uns dadurch das Bewusstsein für diesen Vorgang und kaum jemand weiß, wie kräftig oder flach das eigene Atemholen geschieht.

Im Alltag wird die Atmung oft unbewusst zum Negativen verändert: Stress sorgt für schnelles, flaches Atmen. Verspannungen in Nacken, Schultern und Rücken engen die Beweglichkeit des Brustkorbs und damit der Lunge ein. Ungesunde Sitzhaltungen beim Zeitunglesen am Esstisch oder vor dem Fernseher lassen den Rücken rund werden, die Schultern sinken nach vorn und der Bauchraum verengt sich. Weder die Ein- noch die Ausatmung können auf diese Weise kraftvoll erlebt werden. In Kombination mit abgestandener Raumluft verlieren die SeniorInnen schleichend und ohne es zu merken die Lust am tiefen Durchatmen.

Entsprechend ist das vorrangige Ziel, den Körper so zu lockern und aufzurichten, dass alle an der Atmung beteiligten Körperteile wieder voller Energie arbeiten können. Vertiefte Atmung lässt sich neben dem Abbau von Verspannungen und dem Aufbau von einer gesunden „Grundspannung“ (Eutonus) auch mit dem Verlängern der Atemzüge erzielen. Besonders das verlängerte Ausatmen hilft, einerseits locker zu lassen und andererseits durch das entstandene Vakuum die Einatmung umso offener zu empfangen. Wer fließend und loslassend ausatmet, kann gar nicht anders, als damit Spannung abzugeben. Der unterbewusste Schritt zum Loslassen von Ärger, Wut, Trauer usw. ist dadurch nur noch sehr gering. Wer als Anweisung statt „Wir atmen lange aus“ eine Formulierung wählt wie „Wir lassen den Atem los, er strömt aus uns heraus", unterstützt den Abbau von Anspannung und seelischen Knoten indirekt sehr effektiv.

Dass danach umso tiefer neuer Atem geschöpft wird, indem er anstrengungsfrei in uns hinein strömt, ist ein weiterer Vorteil des verlängerten Ausatmens. Eine interessante Übung ist es, die übliche Wahrnehmung der Atmung umzudrehen: Statt mit Energie einzuatmen und passiv auszuatmen, wird kräftig ausgeatmet und passiv eingeatmet. Das körperliche Erleben dieses gedanklichen und körperlichen Experiments kann sehr kraftvoll sein und seelisch entlastend wirken.

Wichtig ist zu beachten, dass wir uns unbewusst an die Atmung anderer anpassen. Wenn eine Bewegung in einem bestimmten Atemrhythmus vorgeführt wird, folgt oft die ganze Gruppe im gleichen Tempo. Für einige wird die Geschwindigkeit passen und mit ihrem Atem übereinstimmen. Viele andere werden langsamer oder schneller atmen als das vorgegeben Tempo. Wird nicht im eigenen Atemfluss agiert, können die Übungen eher negativ als positiv wirken. Das Einzige, was gut tut, ist der eigene Rhythmus. Er passt zum Herzschlag und zur Atemfrequenz. Alles, was schneller oder langsamer ist, wirkt sich irritierend auf das Nervensystem aus und damit auf den Kreislauf.

Um eine unbewusste Beeinflussung der Teilnehmenden bei der Anleitung zu vermeiden, wird die Übung zunächst einmal vorgemacht und dann von den Seniorinnen im eigenen Tempo imitiert.

Atemwahrnehmung

Die Atemwahrnehmung als „passiver Teil der Stunde" wird vor lauter Aktivitäten in seiner Wirksamkeit oft unterschätzt. In allen Stundenentwürfen ist sie enthalten und wird durch eine beispielhafte Moderation dargestellt. Wer die Übungen aus der Aufgabensammlung für eigene Atemfreuden zusammenstellt, sollte unbedingt daran denken, für die Atemwahrnehmung mindestens fünf Minuten Zeit einzuplanen. Am besten eignet sich die Phase nach den Kör-

„Stille ist Atemholen der Seele und Kraftquelle zum Leben."

Peter Hahne

„Sich des Atems bewusst zu werden ist eine Möglichkeit, im gegenwärtigen Augenblick anzukommen."

Thich Nhat Hanh

perübungen, entweder am Übergang zu den Atemübungen oder zwischen den Atemübungen. Mit der Atemwahrnehmung die Stunde zu beenden wirkt sich oft ungünstig aus: Die meisten SeniorInnen entspannen sich stark und brauchen einige Übungen, um zurück in ein gutes „Energielevel" zu finden: Wir wollen die Stunde schwungvoll und energiegeladen abschließen.

Die Atemwahrnehmung ist höchst effektiv und dabei die sicherste Form der Atemvertiefung, weil sie indirekt wirkt und den Atemvorgang nicht manipuliert. Allein durch die gerichtete Aufmerksamkeit auf die unbewusst verlaufende Atmung verändert sie sich. Durch diesen Stundenteil wird mit ruhiger Stimme geleitet, wobei immer wieder Pausen eingefügt werden, um den Teilnehmenden zu ermöglichen, sich auf ihren Körper zu konzentrieren.

Manche Moderation zur Atemwahrnehmung ist eine geführte Reise des Luftstroms durch die Atemwege, von der Nase bis zum kleinsten Lungenbläschen. Ich stelle alle Stationen dar, die die Luft beim Einatmen und Ausatmen passiert. Dieser Weg kann direkt aus dem Stundenentwurf im Praxisteil vorgelesen werden.

Wenn das Thema des Atemfreudekonzepts sinnlich anregend ist, arbeite ich gern mit Assoziationen: Die Teilnehmenden sollen sich eine schöne Farbe nach eigener Wahl vorstellen, die sich mit der frischen Luft im Körper ausbreitet.

Oder ich leite die vertiefte Atmung durch die Vorstellung verschiedener Düfte an, die wir erschnuppern und gedanklich wahrnehmen.

In manchen Stundenkonzepten leite ich eine klassische Atemwahrnehmung über die einzelnen Atemräume an. Dabei beginnen wir oft mit dem Brustkorb. Ich fordere die TeilnehmerInnen auf, eine Hand auf den Brustkorb zu legen und die Atmung zu spüren. Einerseits lässt die Atembewegung die Hand sich heben und senken. Andererseits bewirkt die warme Hand auf dem Brustkorb, dass dieser Raum stärker wahrgenommen wird. Wer wenig Bewegung unter der Hand spürt, soll „absichtlich zu Hand hin atmen", die Aufforderung wird später auch beim Bauchraum und den seitlichen Flanken wiederholt.

Viele schließen währenddessen von sich aus die Augen. Wer das Gruppenkonzept zum ersten Mal anbietet, kann die TeilnehmerInnen konkret dazu auffordern. So wird deutlich, dass nun eine Phase der Konzentration auf sich selbst beginnt und irrelevant ist, was im Raum passiert.

In dieser Phase der Atemfreudestunde ist es besonders wichtig, mit Feingefühl zu arbeiten und die Stimmung in der Gruppe zu erspüren. Wir arbeiten ruhig und bedacht, je nach dem Thema der Stunde in einem angepassten Tempo. Als nächstes wird dazu aufgefordert, eine Hand auf den oberen Bauch zu legen und auch hier die Atembewegung zu erspüren. Dabei wird in der Moderation betont, dass wir einfach nur wahrnehmen, was der Körper von sich aus tut. Manche Personen beginnen in der Atemwahrnehmung, besonders tief zu atmen und laut zu schnaufen. Die heftigen Bauchbewegungen, die parallel dazu sichtbar werden, können unmöglich „natürlich" oder „unbewusst" sein.

In der Atemfreude bläht zum Beispiel Frau Krause ihren Bauch auf wie einen Fußball, während parallel Schultern und Brustkorb einsinken. Und Herr Huber schnauft so laut, dass ich mich manchmal frage, welche körperliche Schwäche der überaktive Kehlkopf überspielen soll. Entsprechend wird immer wieder betont, dass wir den Körper seine Arbeit tun lassen und ihn dabei nur wohlwollend beobachten.

Die dritte Station der Atemwahrnehmung sind die Flanken, der seitliche Bereich, der sich in der Taille rechts und links des Bauchs anschließt und den Übergang zum Rücken bildet. Hier sind beide Hände gefordert: Entweder werden die Hände leicht aufgestützt in die Taille gelegt, als ob „jemand die Hände in die Seiten stemmt". Dies erfordert Spannung in den Armen und Schultern.

Wer die Arme und Schultern entlasten möchte, kann „sich selbst umarmen": Dabei liegt die linke Hand in der rechten Taille und umgekehrt, die Arme befinden sich überkreuzt auf dem Bauch. Auch in dieser Region soll die Atembewegung erspürt werden, naturgemäß ist hier am wenigstens zu bemerken. Da das Zwerchfell sich bei der Einatmung nach unten zieht, verdrängt es die Bauchorgane nicht nur nach vorn (der Bauch rundet sich), sondern auch seitlich. So ist genau genommen nicht der Atem in den Flanken spürbar, sondern das Ausweichen der inneren Organe vor dem Zwerchfell. Besonders in dieser Region ist Übung gefragt, um die Atmung gut wahrnehmen zu können. Da die Taille ein ungewöhnlicher Ort ist, um die Atmung zu suchen, braucht es hier mehr Geduld als im Brustkorb und oberen Bauchraum. Viele sind überrascht, wenn sie die Ausläufer der wellenförmigen Atembewegung „bis hier hinten" spüren.

Bei der Flankenatmung wird besonders unterstrichen, dass wir „den Atem zu den Händen schicken". So wird die schwer greifbare Körperregion leichter wahrnehmbar.

Alle Stundenkonzepte im Praxisteil enthalten einen thematisch passenden Text für die Atemwahrnehmung. Er kann einfach laut und langsam vorgelesen werden. Wer eigene Ideen hat, kann die Moderation entsprechend abwandeln oder ersetzen.

Singen als Höhepunkt aus vertiefter Atmung und Wohlklang im Gemeinschaftserlebnis

„Froh zu sein bedarf es wenig, und wer froh ist, ist ein König!"

Im Gesang verbinden sich im Körper viele parallele Aktivitäten zu einer ganzheitlichen Wirkung: Die vertiefte Atmung unterstützt die klangvolle Bildung des Tons im Kehlkopf. Der Kehlkopf ist mit Muskelsträngen aus dem Nacken und zum Brustbein verbunden. Durch die Lockerung von Schultern und Nacken sowie die Dehnung des Brustkorbs wurden Verspannungen abgebaut, die sich sonst bis in den Kehlkopf fortsetzen können. Somit profitiert der Kehlkopf sowohl von der eutonisierten (flexibel arbeitenden) Muskulatur der direkten Umgebung als auch vom ungehinderten Atemfluss. Beides sind indirekte Auswirkungen der vorhergehenden Übungen, die nun einen harmonischen, klangvollen Ton hervorbringen sollen.

Da die Elastizität von Bindegewebe und Muskeln im Lauf des Lebens nachlassen, schlagen sich die altersbedingten Veränderungen auch im Kehlkopf nieder: Viele SeniorInnen klingen wackelig oder heiser. Die Stimmlippen, die aus einem feinen Muskel ummantelt mit Schleimhaut bestehen, schwingen durch die Alterserscheinungen unregelmäßiger und weniger kraftvoll. Manche SeniorInnen leiden unter Trockenheitsgefühlen im Mund- und Rachenraum, häufig verbunden mit verringertem Durst. Andere erleben vermehrte Sekretbildung, oft als Begleiterscheinung von chronischen Krankheiten oder Medikamenten. Auch das beeinträchtigt die Funktion des Kehlkopfs und die Stimmgebung: Trockenes Husten oder feuchtes Räuspern können die Folge sein.

Viele ältere Menschen mögen ihre Stimme nicht mehr hören und vermeiden daher zu singen. Während der Atemfreude singen wir aus einem positiven Grundgefühl und dem angenehmen Miteinander heraus. Es zählt der gemeinsame

Klang, die Leistung der Einzelnen wird nicht bewertet. So singen viele deutlich entspannter und fröhlicher.

Allein durch die gesunde Grundspannung (Eutonus), die wir gemeinsam erarbeitet haben und die vertiefte, lockere Atmung ist plötzlich viel mehr Kraft einsatzbereit. Damit diese Kraft nicht verpufft und der Erfolg der ganzheitlichen Aktivierung spürbar wird, eignen sich Lieder ganz besonders.

In meiner Gruppe erlebe ich, dass sogar Frau Wieckhoff selbstsicher mit einstimmt, obwohl sie sich sonst oft als „schlechte Sängerin" entschuldigt und stimmlich zurückhält. Einmal sang sie mit ihrer Nachbarin zusammen so selbstbewusst und schief eine inoffizielle zweite Stimme, dass ich mir sehr das Grinsen verkneifen musste. Genau darum geht es: Aus der Freude des Moments heraus loszusingen, ohne Rücksicht auf schiefe Töne.

Die Lieder werden, wie alles Material, nach positiven Inhalten ausgewählt. „Die meisten alten Menschen sind mit Volksliedern groß geworden, jüngere Jahrgänge erlebten in ihrer Jugend Swing und Rock. An diese Lieder beziehungsweise Songs können sie sich auch noch erinnern, wenn sie ihre Sprache schon fast verloren haben. Daher freut viele Menschen mit Demenz gemeinsames Singen (…)." (aus: Demenz. Hilfe für Alzheimerkranke und ihre Angehörigen. Stiftung Warentest) Die Kombination aus heiterer Melodie und dabei erwachenden Erinnerungen an früher verbindet sich mit dem Klang, der sich im gesamten Körper ausbreitet. Wir selbst sind der Resonanzkörper unserer Stimme. Neben der positiven psychologischen Wirkung von fröhlichen Liedern trägt der im Körper schwingende Klang zum Wohlbefinden bei – ähnlich wie das „Ommm" buddhistischer Mönche.

Gemeinsames Singen kann seelische Verstimmungen und Einsamkeit beeinflussen – und sei es nur für den Augenblick. Bevor wir auseinander gehen und aus einer Gruppe wieder Individuen werden, kann ein gemeinsames Erlebnis im Gesang besonders nachhaltig wirken.

Ein philosophischer Impuls als Abschiedsgeschenk

Um die Stunde abzurunden, folgt als Abschluss ein philosophischer Impuls als Abschiedsgeschenk.

Die SeniorInnen haben im Verlauf der Atemfreude erfahren, dass sie nicht den Raum verlassen müssen, um etwas Interessantes, Positives zu erleben. Sie brauchen nicht gesünder, schmerzfreier, schneller, besser hörend, besser sehend oder deutlicher sprechend sein, um am Leben teilnehmen zu können. Hier und jetzt können sie dabei sein, wenn etwas Spannendes und Fröhliches passiert.

„Ich will bewusst auf die guten Erfahrungen achten, die ich mache, und dankbar sein für all das Schöne, das mir begegnet." *Susanne Breit-Keßler*

Dieser Gedanke soll den Teilnehmenden noch einmal verdeutlicht werden: Um die Spielräume aufzuzeigen, die sie jenseits der körperlichen und geistigen Begrenzungen faktisch haben.

Daher zielen die philosophischen Fragen, die am Ende vorgelesen und verteilt werden, auf die Selbstwirksamkeit jeder / jedes Einzelnen ab:

Welche Gedanken können sie innerlich weiter bewegen? Welche positiven Möglichkeiten können sie sich in den Alltag holen? Welche Belastungen können sie auflösen?

Dabei traue ich allen SeniorInnen zu, dass sie selbst wissen, was für sie am Besten ist und wie sie es entsprechend ihrer Individualität passend umsetzen.

In der Praxis passiert es immer wieder, dass eine leise Träne rollt, wenn ich die Fragen vorlese und die TeilnehmerInnen die Karten in den Händen halten. Stille Sehnsüchte werden auf diese Weise angesprochen, Wünsche steigen aus der Vergessenheit hoch an die Oberfläche. Der Anstoß ermutigt, endlich einen Traum auszuleben, solange die Zeit auf dieser Erde noch reicht. Oder einfach nur einen längst überfälligen Brief zu schreiben. Die Betroffenen wissen ganz genau, wohin ihre Seele sie leitet.

Interessanter Weise habe ich schon mehrfach die Rückmeldung bekommen, wie gut die Wirkung über die Stunde hinaus anhand der Fragen anhält. Dagegen hat noch niemand nach der Atemfreude den Wunsch für ein Gespräch über die philosophischen Fragen angemeldet. Zwar werde ich öfter gefragt, ob ich auch für eine Einzelbehandlung zur Verbesserung der Atmung vorbei komme, und Gespräche über Sorgen und Nöte führe ich regelmäßig. Aber noch nie hat mich eine Dame oder ein Herr wegen der philosophischen Fragen um Beratung gebeten. Alle scheinen sehr sicher, wie sie den Impuls für sich persönlich umsetzen wollen. Womit der Kreis der Selbstwirksamkeit sich schließt, denn jedeR findet so den eigenen passenden Weg, die Impulse aus der Atemfreude für sich selbst adäquat umzusetzen.

Im Anschluss an jedes Stundenkonzept ist ein solcher gedanklicher Anstoß vorgestellt und so formuliert, dass er direkt übernommen werden kann. Kopiervorlagen finden Sie unter:

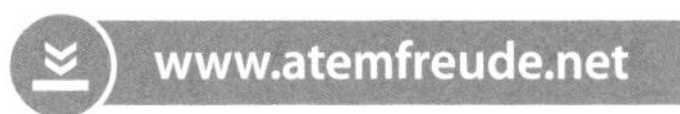

Sie werden anhand der anzunehmenden Teilnehmerzahl vervielfältigt und zu Karten zerschnitten. Um zu motivieren und anzuregen, wird gern farbiges Papier benutzt. Es hebt sich besser von anderen Einkaufszetteln und Kassenbons in den Handtaschen der Damen ab.

Am Ende der Stunde geht die Anleiterin herum und überreicht jeder Person einzeln ein Kärtchen. Dabei bleiben die SeniorInnen noch im Stuhlkreis sitzen und hören zu, wie der Impuls laut für alle vorgetragen wird. Gern werden noch ein, zwei Beispiele zur Umsetzung genannt, damit alle eine individuelle Vorstellung des Gedankens entwickeln können.

Wenn jeder Person einzeln ein Kärtchen überreicht wird, wird der persönliche Kontakt zwischen der Fachkraft und den BesucherInnen gestärkt. Es ist davon abzuraten, den Korb mit den bunten Karten kommentarlos an den Ausgang des Raums zu stellen:

Der philosophische Impuls als Abschluss der Stunde ist ein Geschenk. Ein Geschenk entwickelt seinen Wert nur, wenn es überreicht wird!

Während ich von einer zur anderen gehe, können mich Einzelne kurz ansprechen, dass ich gleich noch einmal vorbei kommen soll. Besonders körperlich stark eingeschränkte SeniorInnen freuen sich, wenn sie sich nicht durch das Gewusel am Ende der Stunde bis zu mir hindurch kämpfen müssen. Weil sie wissen, dass ich beim Einsammeln von Materialien wie Therabändern gleich zu ihnen komme.

Manchmal möchten dementiell veränderte BewohnerInnen ihr Therapiematerial nicht zurück geben: „Den Schmetterling will ich behalten!“ kam es mir schon tief traurig entgegen. Wenn ich das Material gegen einen bunten Zettel „tausche“, fällt der Abschied von Seifenblasen oder Seidenblumen nicht so schwer ...

KAPITEL V

Das Bühnenbild

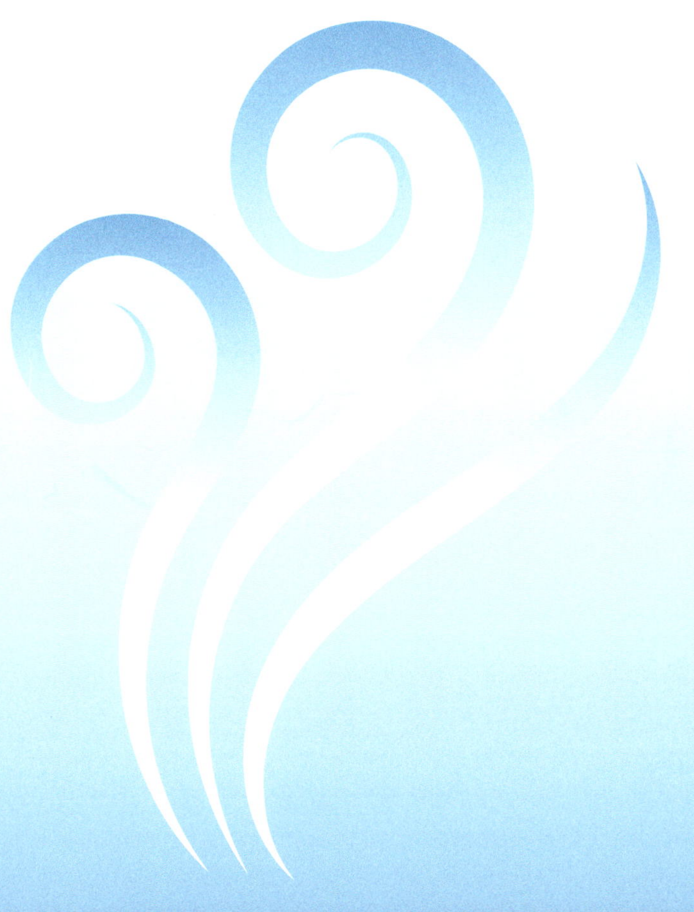

Wozu dient das Bühnenbild?

Das Bühnenbild soll die Atemfreude durch visuelle, sensorische und olfaktorische Eindrücke unterstreichen. Es ist jeweils in wenigen Minuten in der Mitte des Stuhlkreises aufzubauen und mit einfachen Alltagsgegenständen zu gestalten. Teure Utensilien müssen nicht extra erworben werden.

Unabhängig davon, dass das Bühnenbild die Ankommenden begrüßt und auf das Thema einstimmt, bietet es Neuen in der Gruppe einen ersten Eindruck:

Während alle anderen eintreffen und sich Plätze suchen, stellt das Bühnenbild eine Art Anker dar. Die Neuen können es in Ruhe anschauen, ohne sich gezwungen zu fühlen, anderen in die Augen zu gucken oder grüßen zu müssen. Es ist völlig legitim, erst einmal abzuwarten und währenddessen zu überlegen, was die Szene in der Raummitte darstellen soll.

Wer neu in der Gruppe und eher aufgeschlossen ist, kommt mit den Umsitzenden in Kontakt, indem ein Gespräch über das Bühnenbild angefangen wird. Dabei muss niemand etwas Persönliches verraten, und dennoch beginnt ein erster Small-Talk.

Auch während der Stunde, wenn Einzelne sich ausklinken und eine kleine Pause machen, liegt ein Blick auf das Bühnenbild nahe: Wenn ich Angst habe, dass die anderen mich für unsportlich halten, weil ich pausiere, halte ich mich innerlich an der Szenerie auf dem Boden (oder dem niedrigen Tisch) fest.

Damit ist das Bühnenbild nicht nur eine Möglichkeit, das Thema der Stunde darzustellen, sondern bietet auch eine optische Flucht oder Auszeit aus dem Gruppengeschehen an.

Aufbau des Bühnenbilds

Ein Tuch dient als Basis und Unterlage, um einen farblich passenden Hintergrund zu bilden und Aufmerksamkeit zu wecken. Verstreute Gegenstände in der Mitte des Stuhlkreises haben eine andere Wirkung als ein zentrierter Aufbau. Als Basis kann eine Wolldecke ebenso wie eine Tischdecke, ein Stoffrest aus

*„Alles war so schön,
dass man es einfach nicht ertragen konnte,
es allein anzuschauen."*

Astrid Lindgren

der Bastelkiste oder ein großer Kopfkissenbezug genommen werden. Im Notfall sind auch mehrere, neben einander ausgebreitete Servietten mit passenden farbigen Motiven denkbar.

Wichtig ist, dass die Unterlage größer ist als die darauf versammelten Dinge und damit Wirkung entfalten kann.

Zum „Ausflug ins Freibad“ passen neben einem Badelaken alle Stoffe, die fröhlich gestreift sind. „Ein Tag auf dem Bauernhof“ profitiert von ländlich wirkenden karierten Materialien. „Im Zirkus“ eignen sich schrille Farben und glitzernde Sterne. Für die „Bergwanderung“ bieten sich alle Stoffe mit natürlichem Charakter an, auch Kartoffelsäcke oder Armeedecken. „Ein Spaziergang durch den Botanischen Garten“ lässt sich mit einer geblümten Gardine aus dem Keller darstellen.

Da es sich zum Glück nicht um ein offizielles Bühnenbild wie im Theater handelt, kann die Unterlage problemlos improvisiert sein. Schließlich soll sie die Neugier wecken und die Fantasie anregen. Niemand verlangt, dass es aussieht wie aus dem Katalog bestellt!

Die verwendeten Gegenstände sollten zumindest teilweise plastisch sein. Wenn keine Realgegenstände zu finden sind, können auch Bilder aus dem Internet ausgedruckt und auf der Unterlage verteilt werden. Damit das Bühnenbild einen dreidimensionalen Charakter erhält, wird grundsätzlich ein Gegenstand aufgebaut, der in die Höhe ragt und gut sichtbar ist: Beispielsweise künstliche Blumen in einer Vase, blühende Zweige oder herbstliche Äste mit Beeren, Windräder in einem Sandeimer, eine Vogelscheuche, ein Zauberstab, ein Korb mit Obst, eine Puppenwiege. Sonst besteht die Gefahr, dass die meisten Anwesenden darüber hinweg sehen und es keine Wirkung entfaltet.

Alles, was der Fundus der Institution, das Kinderzimmer, der eigene Keller oder Dachboden hergibt und auf das Thema hinweist, eignet sich.

Übungsmaterialien, die in der Stunde verwendet werden, lege ich nur dann zum Bühnenbild, wenn es optisch passt. Wenn wir Herbstblätter durch die Luft segeln lassen, eignen sie sich wunderbar, um zu Beginn gebündelt im Bühnenbild auf ihren Einsatz zu warten.

Aufgeblasene Ballons für zwanzig Personen oder ein wilder Haufen Seidentücher in der Mitte des Raums sehen vorrangig nach Unordnung aus und lenken ab. Das vermeide ich, indem ich große Taschen oder Container hinter meinem Platz außerhalb des Stuhlkreises „verstecke“. Erst, wenn wir das Übungsmaterial brauchen, hole ich es hervor und verteile es. Wer das Bühnenbild überflüssig findet, sollte die Mitte des Stuhlkreises leer lassen. Stattdessen die Übungsgeräte in das Zentrum zu stellen, wirkt chaotisch, nicht anregend. Dies wirkt sich besonders auf Teilnehmende mit einer Demenz aus und sollte vermieden werden.

KAPITEL V

Vom Stundenentwurf zur Durchführung

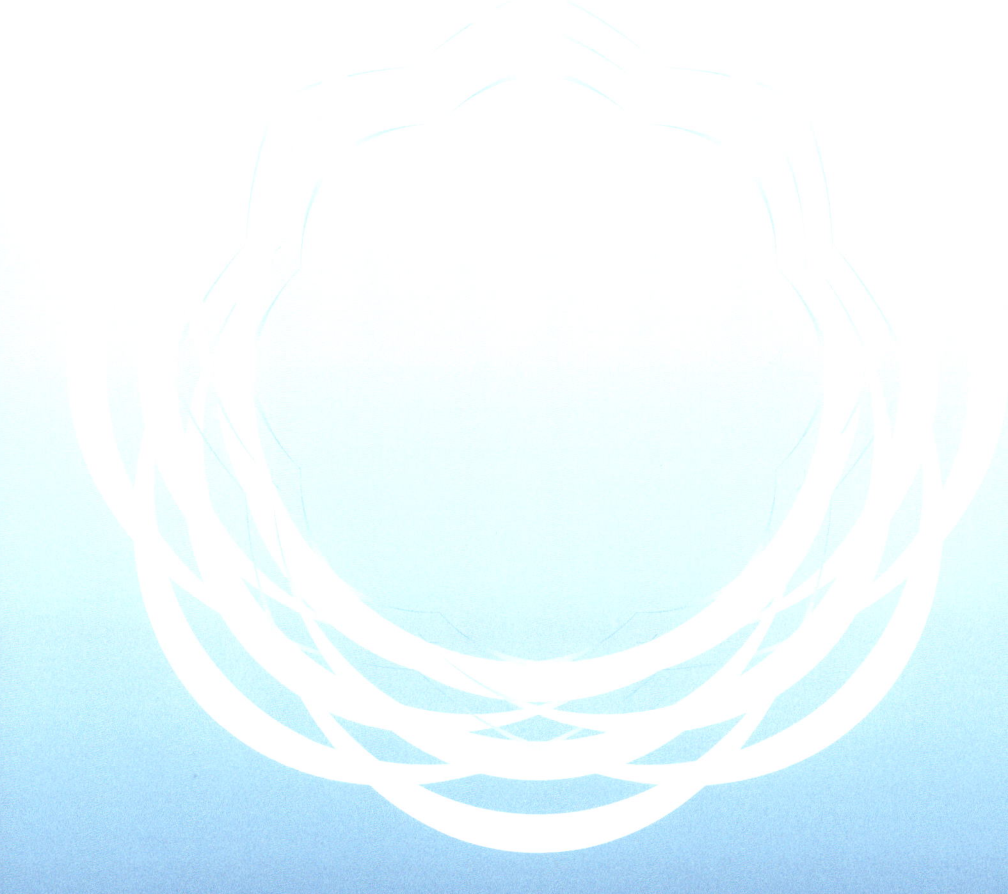

Praktische Tipps für die Kursleitung vor der Stunde

Damit die Stundenentwürfe erfolgreich umgesetzt werden können, stelle ich im Folgenden praktische Erfahrungen bei der Durchführung vor. Die folgenden fünf Ratschläge sollen für die Anleitende ebenso wie für die Teilnehmenden gute Bedingungen schaffen:

➢ Passende Kleidung lädt zum Bewegen ein und lässt sich schnell ausziehen

Für die Atemfreude bietet sich eine Oberbekleidung an, die mit wenigen Handgriffen abgelegt werden kann, sobald der Anleitenden warm wird. Das Anstrengende der Atemfreuden sind für die Gruppenleitung nicht die Übungen, sondern die Moderation und das Eingehen auf die Einzelnen! Wenn alle Anwesenden die Übungen gut verstehen und durchführen sollen, zwischendurch noch Nachzügler eintrudeln, die Ersten Probleme mit dem Kreislauf bekommen und die Letzten immer noch nicht wissen, was sie gerade tun sollen, wird der Moderatorin ganz schnell warm!

➢ Den Gruppenraum vorher lüften

Vor der Stunde gründlich lüften oder, wenn der Raum direkt vorher genutzt wurde, während der ersten Minuten einmal stoßlüften. Während sich alle einen Platz im Stuhlkreis suchen und die Leitung noch kurz das Bühnenbild aufbaut, kann parallel frische Luft in den Raum strömen. Gerade während der vertiefenden Atemübungen wird bei vielen Teilnehmenden die Luft schnell stickig!

➢ Von einer überschaubaren Gruppengröße profitieren alle

Optimal sind Gruppen von acht bis zwölf TeilnehmerInnen. Dabei entsteht einerseits ein tragfähiges Gemeinschaftserlebnis, gleichzeitig ist die Teilnehmerzahl so übersichtlich, dass allen individuell Hilfestellung gegeben und direkt motiviert werden kann. Wenn Einzelne Unterstützung benötigen, ist diese einfach und individuell machbar. Auch die Gesichtsausdrücke der Teilnehmenden zeigen, wer nicht allein zurecht kommt. Gleichzeitig sind Hinweise für besonders fitte SeniorInnen als Extraaufgabe möglich, wenn auffällt, dass eine Übung zu leicht ist.

In größeren Gruppen entsteht oft eine besonders fröhliche Dynamik, die ich sehr schätze. Allerdings ist ein zielgerichtetes Eingehen auf die Einzelnen nur noch punktuell möglich. Während besonders aufgeschlossene Teilnehmende die Gruppe aktiv mitgestalten, können stillere BesucherInnen und ihre Schwierigkeiten leicht übersehen werden.

➢ Gut vorbereitet mit Spickzettel und Probelauf

Nachdem das Thema aus der Übersicht der Stundenkonzepte ausgewählt wurde, bietet sich ein Probelauf an. Dazu führt die Anleitende allein im Büro alle Übungen einmal im Schnelldurchlauf durch, damit die Bewegungsabläufe aller Aufgaben bekannt sind. Da die Übungen möglichst natürlich demonstriert werden sollen und durch die Moderation ineinander übergehen, ist ein guter Überblick über den Ablauf wichtig für den Erfolg der Stunde. Das gleichzeitige Lesen und Bewegen als Stundenvorbereitung dient als zuverlässigere Erinnerung als das reine Überfliegen des Ablaufs. Während der Atemfreude liegt das Stundenkonzept am besten immer gut sichtbar ausgedruckt neben der Fachkraft auf einem Stuhl. So kann sie sich voll auf den Moment und die Reaktionen der SeniorInnen konzentrieren und braucht nie zu überlegen: „Was wollte ich nochmal als Nächstes anleiten?“ Die Atemfreude lebt davon, dass sie das Hier und Jetzt spürbar macht. Atemfreude ist Achtsamkeitstraining. Wenn die Moderatorin selbst ständig mit dem Kopf woanders ist, wirkt sich das direkt auf die Gruppe aus. Entsprechend liegt der Ablauf offen neben ihr und sie kann jederzeit auf die Stichpunkte schauen.

➢ Alle Materialien liegen hinter dem Stuhl der Anleitenden außerhalb des Stuhlkreises.

Das Bühnenbild in der Mitte des Stuhlkreises soll zum Anschauen einladen. Es enthält nichts, was während der Stunde benutzt werden soll. Materialien wie Bälle, Watte, Seifenblasen usw. hat die Anleiterin in einer Kiste hinter sich: Griffbereit, aber außerhalb des Sichtfelds der TeilnehmerInnen. Die Materialien werden dann hervor geholt, wenn sie gebraucht werden. Je nach Gruppengröße und Fitness werden die Gegenstände nach links und rechts gleichzeitig in der Runde herum gegeben. Oder sie werden direkt verteilt, indem die Fachkraft alle nacheinander im Stuhlkreis versorgt. Besonders kleine Teile, die leicht herunterfallen können, sind für alte Menschen ebenso schwer zu händeln wie große oder schwere Gegenstände.

Dabei ist es wichtig zu versuchen, abwechselnd einmal zuerst in die linke Richtung zu gehen und zu verteilen und einmal rechts herum zu laufen. Wenn immer die gleichen Personen als erstes versorgt werden und immer der gleiche Abschnitt im Kreis zuletzt etwas bekommt, drückt das schnell die Stimmung!

Ablauf einer exemplarischen Atemfreude

Um einen Stundenablauf möglichst plastisch darzustellen, werden alle Schritte als Ablauf wie ein „Kochrezept mit Gelinggarantie“ vorgestellt. Eine Stunde dauert im Schnitt vierzig Minuten, näheres dazu ist unter „Zeitmanagement“ zu lesen.

1 Zu Beginn wird das Stundenkonzept aus dem Buch kopiert oder das Buch mit Klammern so präpariert, dass die entsprechende Doppelseite offen liegt und auch liegen bleibt. Mit einem privaten Probelauf vorab im Büro sorgen wir dafür, dass wir alle Übungen verstanden haben und sie in der Gruppe flüssig präsentieren können.

Die Kopiervorlage (siehe Downloadhinweis Seite 45) mit den philosophischen Impulsen wird auf farbiges Papier kopiert und mit wenigen Handgriffen mit einer Schere oder an der Schneidemaschine in Karten zerteilt. In einer Klarsichtfolie nehmen wir sie mit.

Anhand der Vorschläge für das Lied zum Schluss wird ein passendes Liederbuch ausgesucht oder ein Text aus dem Internet ausgedruckt.

2 Für das Übungsmaterial sowie die Einzelteile des Bühnenbilds eignet sich ein Container aus Plastik, ein Pappkarton oder ein Korb. Aus dem Fundus wählen wir einen schönen Stoff als Unterlage aus, sammeln thematisch passende Gegenstände und legen Dekorationsmaterial dazu.

Falls Luftballons benutzt werden, ist es sinnvoll, sie vorab aufzublasen. Sonst vergeht viel Zeit damit, bis alle sich gegenseitig beim Aufpusten geholfen haben und mit einem eigenen Ballon versorgt sind.

Auch Material wie Wattebäusche, Seifenblasen usw. werden abgezählt (immer ein paar Exemplare als Reserve zusätzlich einplanen) und in die Kiste gelegt.

3 Die Anleiterin sollte für sich unbedingt eine Wasserflasche mitnehmen, da das Moderieren für schwerhörige Personen schnell anstrengend wird. Wenn die Atemfreude in einer größeren Einrichtung stattfindet, ist es wichtig, das Mobilteil des Telefons aus dem Büro mit in den Gymnastiksaal zu nehmen, falls für eine teilnehmende Person Hilfe gerufen werden muss.

4 Wer es zeitlich einrichten kann, sollte eine Viertelstunde vorher im Gruppenraum sein. So reicht die Zeit zum Lüften und für den Aufbau des Bühnenbilds. Auch der Platz der Anleiterin mit den Materialien, dem Ablauf der

Stunde, Wasser und Telefon kann in Ruhe eingerichtet werden. Viele SeniorInnen kommen bereits vor Beginn der Stunde, damit sie einen Platz auswählen und ein paar Worte mit der Fachkraft wechseln können. Auf diese Weise wird schon vorab deutlich, wer heute keine gute Tagesverfassung hat und später wahrscheinlich Hilfe braucht.

5 Der Stuhlkreis wird von der Fachkraft aufgestellt oder mit den Teilnehmenden gemeinsam zurecht gerückt.

6 In der Mitte des Stuhlkreises legen wir für das Bühnenbild die Unterlage aus: Als Basis dient eine Tischdecke, eine Gardine, ein Badelaken oder ein Stück Stoff aus dem Kaufhaus. Darauf wird das Material aus der Transportkiste arrangiert. Um eine Mitte, die aufrecht steht und Höhe schafft, werden die Gegenstände gut erkennbar und abwechslungsreich angeordnet.

7 Jetzt wird die Runde begrüßt und mit einem Blick in den Stuhlkreis kontrolliert, dass wirklich alle die Moderatorin gut sehen können und genug Bewegungsraum haben. Das Thema der Stunde wird vorgestellt und zur Einstimmung das Gedicht langsam, laut und mit lebendiger Betonung vorgelesen.

8 Während wir eine Übung nach der anderen durchführen, erzählt die Anleitende die Handlung der heutigen Reise. Die Stunde wird umso anregender, je mehr wir sie durch die Moderation mit Leben füllen. Alle Bewegungen demonstrieren wir und führen sie mit den SeniorInnen gemeinsam durch. Manchmal ist es hilfreich, wenn die Fachkraft sich erklärend seitlich oder mit dem Rücken zur Gruppe dreht, damit alle die Bewegungsrichtung erkennen können. Dabei beobachten wir alle SeniorInnen, während sie den Anweisungen folgen. Gelingt die Übung?

Wenn nötig, geben wir Einzelnen Hilfestellung oder präzisieren mündlich, wie eine Aufgabe gemeint ist.

9 Am Ende der Stunde singen wir zusammen. Die Lieder sind absichtlich so einfach und bekannt, dass sie alle auswendig singen können. Teilweise spricht die Fachkraft den Text der Strophe laut und deutlich vor, damit alle textsicher die Melodie anstimmen können. Liedblätter zu nutzen wirkt sich oft ablenkend aus, weil dann alle auf ihren Zettel im Schoß starren. Viel schöner klingt es, wenn wir aufrecht sitzen und uns als Gruppe im Blick haben. Uns gegenseitig eine gute Botschaft zusingen können.

10 Als Abschluss wird die philosophische Frage auf bunten Karten ausgeteilt. Während die Anleitende herum geht und allen ein Kärtchen überreicht, erzählt sie, welchen Impuls sie als Abschiedsgeschenk mitgibt. Mit einem fröhlichen letzten Gruß schicken wir die BesucherInnen der Runde zurück in den Alltag.

11 Danach wird das Therapiematerial und die Komponenten des Bühnenbilds eingesammelt. Wer mag, kann die Fachkraft während dessen ansprechen und mit ihr einen Einzeltermin verabreden. Oft reichen schon einige Minuten Gespräch vor Ort, um Fragen zu klären oder den Erinnerungen zu lauschen, die durch den Stundeninhalt aktiviert wurden.

Zeitmanagement

Die Stundenkonzepte umfassen dreißig bis vierzig Minuten. Dies hängt vom Tempo der Moderation sowie der Fitness der Teilnehmenden ab. Je nach Gruppenzusammenstellung und Tagesform kann die Dauer kürzer oder länger gestaltet werden. Dies gelingt durch das Abkürzen oder Hinzufügen von Übungen.

Im Schnitt führt meine Gruppe jede Übung ungefähr drei Minuten aus. Die Moderation, Anleitung und Unterstützung Einzelner ist bereits in den drei Minuten enthalten.

Viele TherapeutInnen sind es gewohnt, wesentlich länger bei einer Übung zu verweilen, sie zu intensivieren oder zusammen mit der Patientin abzuwandeln. Oft wird die Übung so lange durchgeführt, bis ein Therapieziel (zumindest annährend) erreicht ist. Anschließend wird oft noch „nachgespürt" oder über das Resultat der Aufgabe gesprochen. Daher ist es zunächst ungewohnt, „so schnell" eine Aufgabe auf die nächste folgen zu lassen.

Das Tempo ergibt sich aus dem Verhalten der SeniorInnen. Einige sind geistig fit und aufnahmebereit, sie setzten sehr zügig um, was in der Moderation vorgestellt wird. Andere benötigen mehr Unterstützung oder mehr Zeit, um sich auf die Übung einlassen zu können.

Insofern sind die Stundenentwürfe Angebote: Sie können nach eigenem Ermessen abgekürzt, verlängert und verändert werden. Wer mit dementiell veränderten Personen arbeitet, braucht wahrscheinlich nur vier oder fünf Übungen, bis das Interesse erlahmt und erste Ermüdungserscheinungen auftreten. In diesem Fall bietet es sich an, die Stundenkonzepte in einzelne Kurzaktivierungen aufzuteilen.

Große Gruppen haben oft eine lebendige Eigendynamik, die sich auf den zeitlichen Ablauf auswirkt. Wer eine kleine Gruppe anleitet, kann mehr auf die Einzelnen eingehen und dem Gruppengeschehen mehr Zeit und Raum geben. Auch für Einzelpersonen sind die Übungen geeignet, dann entfallen das Bühnenbild und Moderation. Stattdessen konzentrieren wir uns ganz auf die Person und ihre Bedürfnisse.

Materialien

Die benötigten Materialien für die Atemfreude sind übersichtlich:

Als Grundlage dient uns ein stabiler Stuhl ohne Armlehnen. Wer mit sehr fitten SeniorInnen turnt, kann auch Hocker ohne Rückenlehne benutzen. Die Stühle werden im Kreis um das Bühnenbild angeordnet. Weitere Materialien befinden sich griffbereit hinter der Kursleitung außerhalb des Stuhlkreises.

Immer wieder werden Therabänder eingesetzt, sie können als einzelne Bänder gekauft oder von einer Rolle nach eigenen Wünschen abgeschnitten werden. Dabei ist eine Länge von 150 – 165 cm gut geeignet. In vielen Übungen wird das Theraband halbiert oder gedrittelt, sodass auch kürzere Bänder ausreichen.

Seifenblasen machen den Teilnehmenden jedes Mal wieder Spaß. Wer mit dem Aufdrehen des Verschlusses Probleme hat, dem öffne ich den Deckel. Anschließend sind die Verschlüsse oft glitschig von der Seifenlauge, auch hier unterstütze ich ggf. beim Zuschrauben. Ich sammle die Seifenblasenflaschen nach der Übung wieder ein, sodass ich den Verbrauch gut kontrollieren kann und seit einem Jahr die gleichen Fläschchen in Benutzung sind.

Auch Papiertröten, Luftrüssel genannt, setze ich gerne ein. Sie sind in Paketen von vier bis sechs Stück in Drogerien und Ein-Euro-Geschäften erhältlich. Wer sie mit Namen kennzeichnet, kann sie nach der Stunde einsammeln, trocknen lassen und in einer anderen Stunde an die Besitzer wieder austeilen.

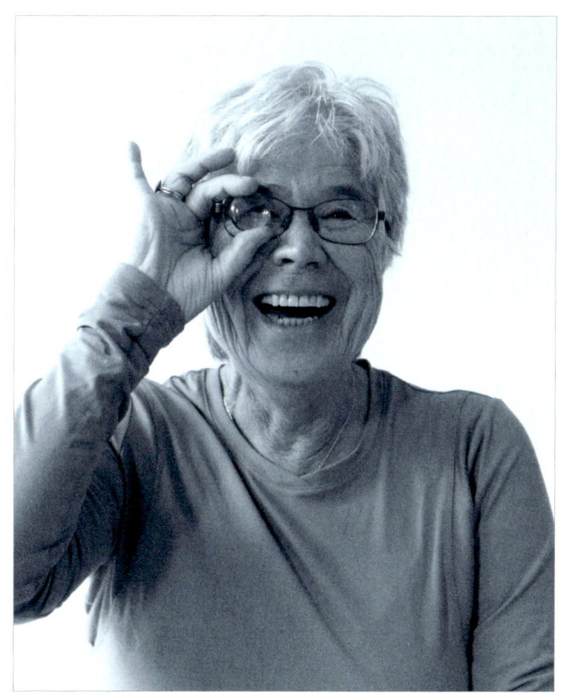

Weitere Materialien wie Wattebäusche, Glassteine, Plastikblumen und Chiffontücher sind oft im Fundus vorhanden. Duftöle sind etwas teurer in der Anschaffung, sie eignen sich neben den Schnupperaufgaben in der Atemfreude zusätzlich für weitere Einsätze: Beispielsweise für eine wohlriechende Handmassage oder eine Duftlampe zur Beruhigung für dementiell veränderte Menschen. Auch die Duftöle werden immer wieder benutzt.

Somit sind die Materialien übersichtlich, einfach und kostengünstig anzuschaffen. Wer sie in einer Kiste gesammelt aufbewahrt, hat sie zu Beginn der Stunde gleich griffbereit.

KAPITEL VI

Praktischer Teil des Buchs: Die Stundenkonzepte

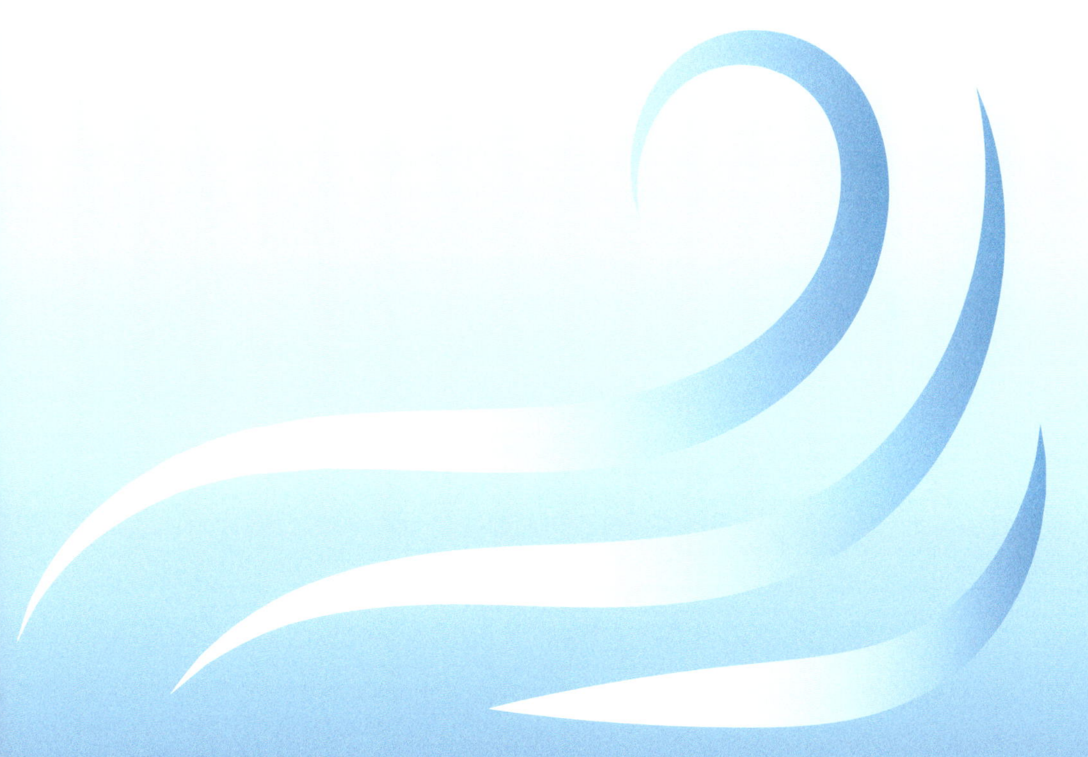

Im Freibad / am Badesee

Dekoration für die Mitte des Stuhlkreises: Auf einem Strandlaken oder einem bunten Tuch als Unterlage ordnen wir einen Sonnenhut, Sandförmchen, Sonnencreme, Sonnenbrille, Windrad, kleinen Liegestuhl, Fotos vom Freibad an
Material: Therabänder, Seifenblasen

Sommerhitze

Kinder, ist das eine Hitze!
Kinder, ist das heute heiß!
Nur zwei Sachen gibt's die nützen:
Baden gehen oder Eis.

Beides ist nicht zu verachten.
Wüsst' ich doch was besser tät,
wenn man Eis kauft oder lieber
für das Geld ins Schwimmbad geht!

An'ner Waffel lutsch' ich höchstens
zehn Minuten, das ist klar!
Doch wie kühlend ist es, wenn ich
lange Zeit im Wasser war!

Darum nur nicht lang gefackelt,
schnell die Badehose her!
Ist auch unser kleines Schwimmbad
leider nicht das große Meer.

Ah, macht das Baden Freude!
Hitze? Pah, was stört uns die!
Und wir brausen, schwimmen, spritzen,
springen, tauchen wie noch nie.

Über Wasser, unter Wasser!
Nur recht kräftig Luft geschnappt.
Ja, sogar vom Brett zu springen,
hat heut endlich gut geklappt.

Morgen gehen wir wieder baden -
und der Winter ist so weit!
Sonnenschein und Wasser planschen!
Herrlich ist die Ferienzeit!

- Christel Süßmann -

Ablauf als ausführliche Darstellung

Moderation im Originalton, die Übungsanweisungen sind fett gedruckt:

Heute fahren wir zum Freibad / an den Badesee. Zuerst schließen wir die Augen und erinnern uns an einen Badesee, den wir früher gern besucht haben. Wir stellen uns vor, wie es dort aussah und wie wir uns damals gefühlt haben.

Dorthin fahren wir heute gedanklich. Als wir aus dem Auto (oder aus dem Bus) **aussteigen, sind wir ganz schön steif**. Deshalb **marschieren wir zügig zum Eingang**, um den Kreislauf in Schwung zu bringen. Wir laufen mit großen Schritten kreuz und quer im Stuhlkreis und treten dabei fest auf, weil wir über einen Kiesweg gehen. Achtung! **Im Kies ist der Boden uneben! Wir stampfen kräftig!** Wer sitzen bleibt, stampft auf dem Stuhl mit.

Mit den Armen schwingen wir dynamisch, um vor dem Sprung ins Wasser gut durchblutet zu sein.

MobilitätseingeschränkteTeilnehmerInnen trampeln und schwingen die Arme im Sitzen!

Wir suchen uns ein schönes Plätzchen auf der Wiese und schauen uns erstmal um

(Alle setzen sich hin).

Während wir uns umgucken, pusten wir schon mal einen Schwimmring auf. Dabei müssen wir kräftig pusten, weil das blöde Ventil kaum Luft durchlässt. Das kennen wir doch alle, wie anstrengend das war, wenn das Ventil sich immer wieder geschlossen hat. Also, kräftig pusten! Jetzt steigen wir in den Schwimmring und ziehen ihn uns über die Hüften. Dann sitzt er gut am Bauch. Langsam gehen wir ins Wasser und gewöhnen uns an die Temperaturen. Wie warm ist es im See heute, was meinen Sie? 18°C? Oder 20°C? Jedenfalls sehr erfrischend!

Wir lassen uns mit dem Schwimmring im Wasser schaukeln. Um uns herum schwimmen genügend Leute, die so viele Wellen machen, dass wir ganz von allein schaukeln.

Wir wiegen uns in den Hüften – vor und zurück, ein paar Mal.

Und dann seitlich, nach rechts und links, ein paar Mal.

Jetzt kreisen wir die Hüfte, erstmal ein bisschen „eirig", dann geht es immer besser… Und wechseln die Richtung, in die wir kreisen. So treiben wir im Wasser, ganz schwerelos.

Jetzt haben wir uns an die Wassertemperatur gut gewöhnt und fangen an, zu schwimmen (Im Sitzen oder Stehen, je nach Möglichkeit).

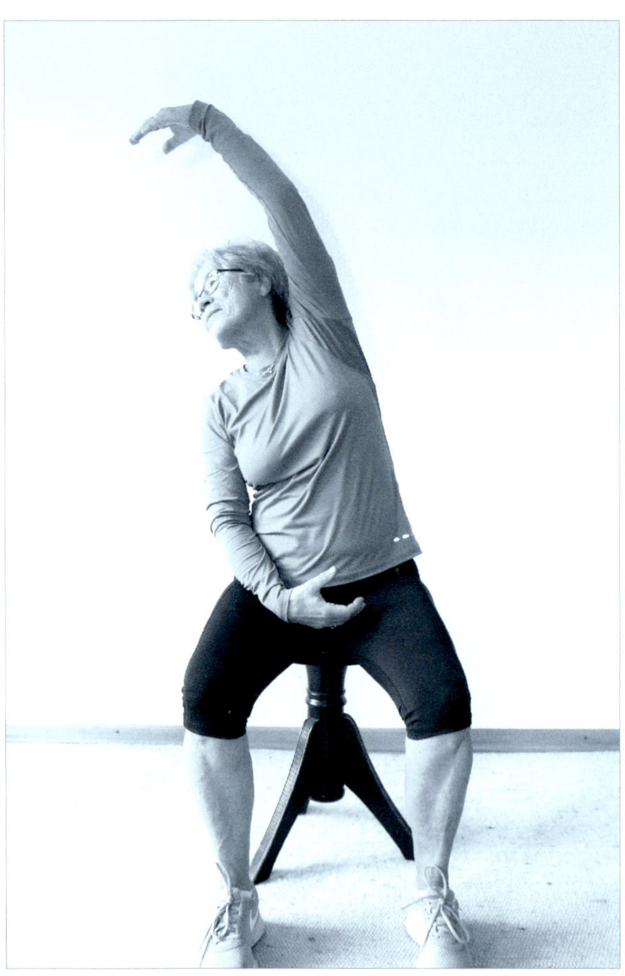

Mit Brustschwimmen geht es los, das klappt fast von allein. Wir strecken die Arme weeeeit nach vorn und öffnen sie kräftig zu beiden Seiten. Bis ganz nach außen ziehen wir die Arme beim Brustschwimmen, bis sie mit den Schultern auf einer Linie sind. So viel Platz nehmen wir uns! Langsam und kräftig schwimmen wir. Die Schultern sind dabei ganz entspannt.

Als nächstes probieren wir eine Trockenübung zum Kraulen. (Auch hier sind Sitzen und Stehen gleichermaßen möglich)

Wir machen den rechten Arm ganz lang und strecken ihn über den Kopf, dass er wie ein Halbmond nach links zieht. So öffnen wir die rechte Seite des Brustkorbs. Die Rippen dehnen sich. Wir atmen in die ge-

dehnten Rippen und lassen den Arm zum Ausatmen wieder sinken. Beim Einatmen strecken wir den Arm seitlich über den Kopf, beim Ausatmen lassen wir locker. Und die andere Körperseite kommt auch dran, beim Kraulen brauchen wir schließlich den rechten und linken Arm. Wir wiederholen die Übung mehrfach.

Puh! Das war ganz schön anstrengend! **Wir gehen aus dem Wasser und streifen uns das Wasser vom Körper (am Besten stehend). Kräftig wischen wir die Arme ab, und den Oberkörper, und den Unterkörper. Die Beine wischen wir mit Druck ab, auch den Rücken. So werden wir das nasse Wasser los und wärmen uns wieder auf.**

Wir laufen zurück auf die Wiese. Huch? Hier sind an unseren Badelaken viele andere Leute längs gelaufen. Die Badetücher sind ganz sandig! Die müssen wir erstmal ausschütteln, sonst kann sich keiner damit abtrocknen!

(Alle mobilen Personen stehen weiter, die körperlich eingeschränkten TeilnehmerInnen machen im Sitzen mit. An alle wird ein Theraband ausgeteilt.)

Wir nehmen uns das Theraband und lassen es ganz gerade hinter unserem Rücken entlang laufen. Rechts und links halten wir es fest. Nun strecken wir die Arme lang nach unten, sodass das Theraband unterhalb des Pos entlang läuft. Wir stellen uns vor, dass das Theraband unser Badelaken ist. Es ist so sandig, iiih! Das wollen wir nicht am Körper haben! Wir strecken die langen Arme etwas nach hinten, damit das Badelaken weg vom Po bleibt. Jetzt ziehen wir das Badetuch zwischen den Händen mit Kraft länger, damit der Sand rausfällt. Lang, lang, lang ziehen! Die Arme strecken wir ganz durch.

Und wir schütteln das Laken, um es zu säubern. Unsere Schultern sind ganz tief, die Arme lang und gestreckt, und wir schütteln das Badelaken hinter dem Po.

Sehr gut! Jetzt können wir das Badelaken auf dem Gras ausbreiten, uns hinsetzen und ausruhen **(alle setzen sich).**

Ich verteile allen jetzt Röhrchen mit Seifenblasen. Achtung, schön gerade halten, und vorsichtig den Verschluss aufdrehen. Sie sind randvoll mit Seifenlauge! **Wir entspannen uns und pusten einfach eine Runde Seifenblasen. Dabei versuchen wir, eine laaange Kette von Seifenblasen zu machen. Wie eine Perlenkette sollen die Blasen durch die Luft fliegen!**

Langsam und gleichmäßig pusten, so lang, bis eine schöne Kette entsteht. Wer von Ihnen gern taucht, stellt sich für die nächste Übung Tauchen vor. Wer das gar nicht mag, stellt sich vor, wir haben eine störende Hummel auf dem Badelaken sitzen. Die wollen wir durch Pusten verscheuchen.

Wir atmen durch die Nase ein und in Etappen durch den Mund aus. Beim Ausatmen machen wir ganz viele kleine Pausen. Wir pusten auch die allerletzte Luft aus. Und dann noch eine kleine Portion. Dann atmen wir wieder durch die Nase ein, und mit kleinen Pausen in vielen Etappen wieder aus. Und jetzt noch ein letztes bisschen ausatmen, auch wenn es sich anfühlt, als ob die Lunge schon leer wäre.

Das nehmen wir als Training zum Tauchen, weil wir unter Wasser austamen müssen. Oder, um eine hartnäckige Hummel wegzupusten.

Wir wollen noch mal ins Wasser gehen, aber diesmal mit einer Luftmatratze. Dazu brauchen wir natürlich einen Blasebalg. Erinnern sich alle noch daran, wie diese Gummikugeln mit dem Schlauch dran aussahen? So einen Blasebalg legen wir gedanklich unter den Fuß.

Jetzt treten wir auf den Blasebalg -fffffff- und lösen den Druck wieder: ffff ttt. Nur, wenn wir den Druck mit „t" lösen, kommt die Luft auch in der Luftmatratze an!

Wir pumpen gemeinsam und drücken den Fuß dabei langsam nach unten: Fffffffttt, fffffftt, fffffftt. Und immer mit „t" lösen, wenn die Ferse am Boden ankommt! Das trainiert unser Zwerchfell, aber nur, wenn wir ein kräftiges „t" am Ende haben. Dann heben wir wieder die Ferse, und bewegen den Fuß zum nächsten Pumpstoß kräftig nach unten. Alle pumpen die Luftmatratze auf.

Na, ist sie schon voll? Nur zur Hälfte? Ja, die Luftmatratze braucht richtig Geduld, bis sie gefüllt ist… wir pumpen noch ein bisschen: Fffft, fffft.[1]

Wir schieben die Luftmatratze auf´s Wasser, legen uns darauf und lassen uns gemütlich treiben….

Überleitung zu Atemwahrnehmung. Der folgende Text wird langsam und mit Pausen zum Spüren vorgelesen:

Während wir auf der sanft schaukelnden Luftmatratze liegen, lassen wir alle Spannung aus dem Körper weichen. Die Hände liegen entspannt im

1 Übung aus der Atemrhythmisch Angepassten Phonation, von Coblenzer und Muhar

Schoß. Die Beine strecken wir von uns, soweit das gut tut. Unser Gewicht geben wir nach unten an den Stuhl und nach hinten an die Rückenlehne ab.

Jetzt legen wir eine Hand auf den Brustkorb und lassen den Atem fließen. Ist unter der Hand durch die Atembewegung ein Heben und Senken des Brustkorbs spürbar? Wenn nicht oder nur wenig, atmen wir absichtlich zur Hand hin. Die Sonne wärmt uns von oben, das Wasser schaukelt uns von unten, wir treiben ganz entspannt dahin. Nur der Brustkorb bewegt sich durch die Atemzüge. Mindestens eine Minute lang die SeniorInnen auf sich selbst besinnen und atmen lassen.

Dann legen wir eine Hand auf den oberen (!) Bauch, um die Bewegungen des Zwerchfells als Motor des Atems spüren zu können. Wieder konzentrieren wir uns auf die Bewegung der Bauchdecke unter den Händen, während der Atem einfach fließt. Wenn wir wenig vom Heben und Senken der Bauchdecke spüren, schicken wir den Atem absichtlich zur aufliegenden Hand hin. So, wie die Luftmatratze unter uns sich im Wasser hebt und senkt, hebt und senkt sich der Bauch unter unserer Hand. Nach dieser Anweisung die Gruppe in der Stille mindestens ein, zwei Minuten lang atmen lassen.

Nun legen wir die Hände in die Körperseiten auf Höhe der Taille oder etwas oberhalb der Hüfte. So, wie die Wellen sich auf der Wasseroberfläche ausbreiten, sind Ausläufer der Atmung auch in den sogenannten Flanken erlebbar. Die Atemzüge, die den Bauch erreichen, können wir hier an den Seiten spüren. Wir atmen wieder absichtlich zu den Händen hin. Wie die Wellen auf dem Wasser fortlaufen, reicht die Atembewegung bis in die Taille. Erneut die Gruppe schweigend atmen lassen.

Oh nein! Wir haben ganz vergessen, uns einzucremen!

Mit (imaginärer!) Sonnencreme reiben wir uns das Gesicht ein, sonst bekommen wir noch einen Sonnenbrand. **Schön die Wangen massieren mit der Creme, hinüber zum Unterkiefer, an den Ohren vorbei zur Stirn, und die Nase runter wieder auf die Wangen, und rund um den Mund.**

Dabei summen wir entspannt vor uns hin. Am Anfang klingt das wie ein alter Kühlschrank, langsam steigen die Töne höher und tiefer. Einfach so, wir summen hier so nebenher, während wir uns eincremen...

Jetzt waren wir so sportlich, da können wir zur Belohnung ein Eis lecken. Welche Sorte mögen Sie am Liebsten? Die nehmen Sie!

Wir schlecken rund um die Eiskugel, dazu strecken wir die Zunge weiiiit raus. Von oben nach unten lecken wir, den Mund weit öffnen dabei. Und noch mehr lutschen, das Eis tropft schon…. Und nun schlecken wir von rechts nach links, sonst rutscht die Kugel noch von der Waffel…. Weit geöffnet bleibt der Mund und so lang wie möglich strecken wir die Zunge nach links und rechts, und schlecken. Hmmmmm….

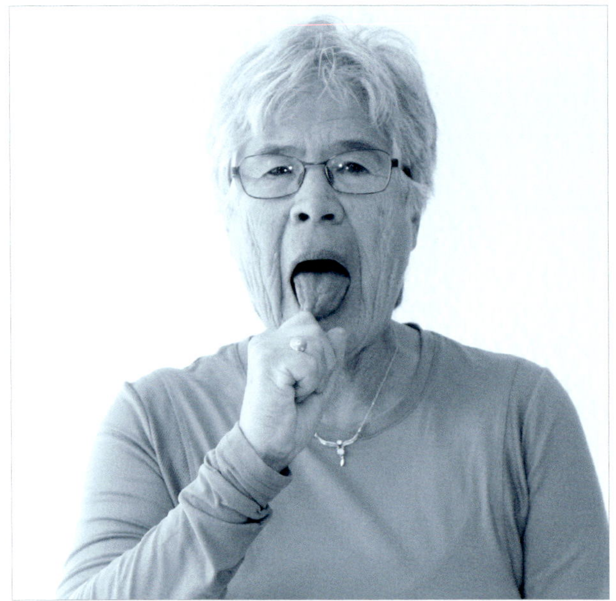

Das war ein toller Ausflug! Wir haben uns erfrischt, sind geschwommen, hatten Entspannung auf der Luftmatratze und ein besonders köstliches Eis zu Schluss.

Da sind wir so gut gelaunt, dass wir ein Lied zusammen singen:
Froh zu sein bedarf es wenig, und wer froh ist, ist ein König!
Und passend zum Badesee singen wir:

Jetzt fahrn wir übern See, übern See

Weitere Lieder, die sich thematisch anbieten:
- Lachend, lachend, lachend, lachend kommt der Sommer über das Feld
- Trarira, der Sommer der ist da
- Geh aus, mein Herz, und suche Freud

Schön, dass Sie mit mir zum Badesee gefahren sind! Sie können in Gedanken noch ein bisschen verweilen oder wieder aufbrechen.

Zum Schluss verteile ich Karten mit Fragen, die das Thema über die Stunde hinaus in den Alltag tragen sollen. Die Tabelle (Kopiervorlage siehe Downloadhinweis Seite 45) wird auf farbiges blaues Papier kopiert und in Karten zerschnitten.

Die Fragen sollen dazu anregen, zu überlegen, was die SeniorInnen erfrischen würde:

Ein kaltes Fußbad? Ein besonderer Fruchtsaft? Ein Spaziergang nach dem Regen? Frisch bezogene Bettwäsche oder saubere Gardinen?

Womit können Sie Ihren Körper erfrischen?
Und über welche Erfrischung freut sich Ihre Seele?

Die ausführliche Darstellung einer exemplarischen Atemfreude sollte zeigen, wie die Moderation rund um die Übungen klingen kann. Alle folgenden Stundenkonzepte verzichten auf eine ausführliche Moderation, sie wird von der Anleiterin passend zur eigenen Gruppe ergänzt. Weiterhin ist das Thema der Übung fett gedruckt, dieser Satz dient der Kursleitung als Ansage für die Gruppe, die nach eigenen Wunsch weiter ausgeführt werden kann.

Frühlingsputz im ganzen Haus

Die perfekte Atemfreude für das erste Quartal des Jahres:

Auf winterliche Themen haben viele SeniorInnen ab Mitte Januar keine Lust mehr. Bis wir tatsächlich frühlingshafte Themen anbieten können, müssen viele dunkle, nasse Wochen überbrückt werden. Da kommt der Frühlingsputz genau richtig: Die meisten hochaltrigen Personen sind Frauen, und diese waren vorrangig für den Haushalt zuständig. Wie ein ordentliches, sauberes Zuhause aussieht, wissen sie genau!

Durch eine Aktion (Übung) nach der anderen wird unser Haus immer sauberer, heller und weiter. Zu Beginn jeder Aufgabe erzähle ich, wo im Haus wir sind und was wir warum tun. Dabei ist das „Putzen und Aufräumen" jeweils ein inneres Bild, um die Übung darzustellen.

Dekoration für die Mitte des Stuhlkreises: Auf einem Tuch arrangieren wir einen Eimer, Handbesen und Schaufel/Kehrblech, Staubwedel, bunte Putzlappen. In einer standfesten Vase kann ein Staubwedel oder ein (Kinder-)Besen aufrecht über das Bühnenbild aufragen, um einen Blickfang zu schaffen.

Material: Therabänder, Luftballons. Die Luftballons am besten vorab aufblasen und in einer großen Tasche außerhalb des Stuhlkreises griffbereit halten.

Geschichte zum Einstieg: Abwaschen, um abzuwaschen

Wenn man abwäscht, sollte man nur abwaschen, das heißt, man sollte sich dabei völlig bewusst sein, dass man abwäscht. Auf den ersten Blick mag das ein wenig albern erscheinen. Warum sollte man solches Gewicht auf eine so einfache Sache legen? Aber das ist genau der Punkt: Die Tatsache, dass ich hier stehe und diese Schalen abwasche, ist eine wunderbare Wirklichkeit. Ich bin völlig ich selbst, folge meinem

Atem und bin mir meiner Gegenwart, meiner Gedanken und Handlungen bewusst. Ich kann so unmöglich unbewusst umhergeschleudert werden wie eine Flasche, die von den Wellen hin und her geworfen wird. …

Es gibt zwei Arten, Geschirr zu spülen. Einmal, damit man hinterher sauberes Geschirr hat, und die zweite Art besteht darin, abzuwaschen, um abzuwaschen.

Thich Nhat Hanh

Wir öffnen die Fensterläden, um frische Luft und Licht herein zu lassen: Mit beiden Händen drücken wir „die schweren, alten Fensterläden aus Holz" nach vorne, bis die Arme durchgestreckt sind. Nun öffnen wir die Arme zu beiden Seiten und drücken „beide Hälften der Fensterläden" nach rechts und links, damit viel Sonne und Licht ins Haus strömen. Wir ermuntern die SeniorInnen, „die Läden kräftig bis an die Mauer zu drücken: Drück, drück, drück". Dabei federn wir mit den ausgestreckten Armen leicht.

Mehrfach wiederholen, bis alle Fenster im Haus geöffnet sind.

Die Übung dient der Lockerung des Schultergürtels und Dehnung des Brustkorbs.

Nun können wir den Sonnenaufgang beobachten. Die Sonne steigt langsam über den Horizont. Am Anfang wirkt sie in der Ferne schwach und klein. Dann nimmt ihre Kraft zu, und das Licht strahlt durch den Nebel:

Mit den Händen formen wir einen kleinen Kreis vor dem Brustkorb (er stellt „die schwache, weit entfernte Sonne am Horizont" dar). Mehrfach formen wir die Sonne wie einen Kreis, jedes Mal wird er etwas größer und die Bewegung kräftiger: Parallel zur vorgestellten Strahlkraft und Wärme der Sonne. Zum Schluss ist der Kreis („die Sonne") so groß, wie sich die Arme maximal nach außen strecken lassen. Wir schließen mit zwei schwungvollen, großen Kreise mit durchgestreckten Armen im maximalen Radius ab. Dabei schicken wir die Strahlen der Sonne kraftvoll in alle Richtungen (siehe Fotos rechts).

Die Aufgabe soll schrittweise sanft den Brustkorb öffnen. Durch die weiten Kreisbewegungen sollen die Schultern gelockert werden.

Wir wischen den Staub weg, der sich überall hingelegt hat: Durch das helle Licht sehen wir überall den Staub tanzen. In alle Richtungen strecken wir uns, um auf sämtlichen Schränken und Regalen Staub zu wischen. Dabei stellen wir uns auf die Zehenspitzen und wagen uns seitlich, nach vorn und hinten bis an den Rand der Balance (oder strecken uns sitzend auf dem Stuhl).

Hier aktivieren wir den ganzen Körper, dehnen uns von den Füßen bis zu den Fingerspitzen, lockern alle Gelenke.

Wir klopfen die Sofapolster aus. Sie sind voller Krümel und Staub: Alle sitzen aufrecht, wir klopfen mit lockeren Fäusten oder flachen Händen sanft den Brustkorb. Parallel summen wir, die Hände klopfen bis zu den Achseln und hoch zum Schlüsselbein. Dabei kann des Summen wie das Brummen eines alten Kühlschrank klingen oder sanft von einem Ton zum anderen gleiten. Dann klopfen wir den unteren Rücken rechts und links der Wirbelsäule aus und wandern dabei hoch und tief sowie seitlich bis zu den Flanken.

Das sanfte Klopfen von Außen und die Vibrationen durch das Summen von Innen lösen Anspannung im Brustkorb. Als knöcherne Struktur, gebildet aus Rippen und Brustbein, lässt sich der Brustkorb mit all den kleinen Muskeln zwischen den Rippenbögen nur schwer dehnen oder lockern. Diese Übung ist eine Möglichkeit, um die Brustatmung durch den Abbau von Verspannungen zu unterstützen. Das Klopfen des Rückens soll die vertiefte Atmung anregen und ebenfalls Verspannungen mindern.

Die letzten Staubkörnchen pusten wir weg: Alle sitzen aufrecht und pusten nach oben, unten, rechts, links und nach vorn in den Kreis. Dabei pusten wir zu

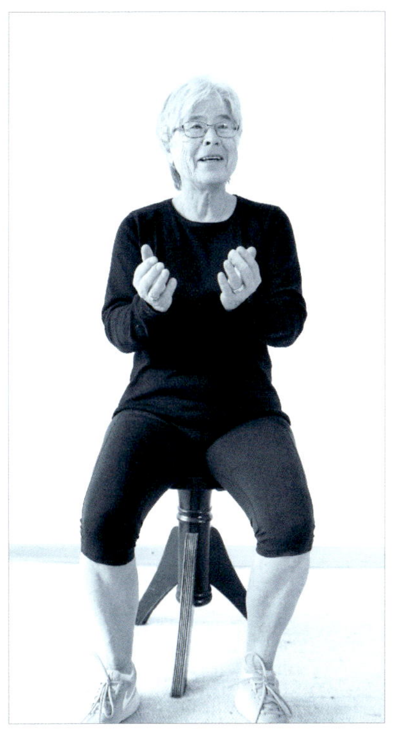

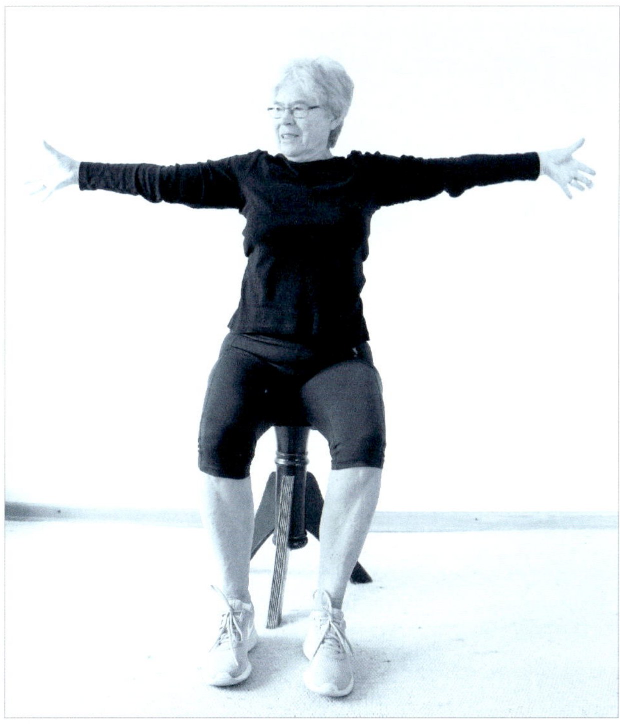

Beginn mehrfach schnell hintereinander, atmen ein und pusten wieder mehrfach. Anschließend pusten wir mit einem fein dosierten Atemstrom möglichst lang anhaltend.

Die Übung soll das Zwerchfell auf zwei Arten trainieren: Das schnelle Ausatmen lässt das Zwerchfell rhythmisch federn. Das anhaltende Ausatmen gelingt nur, wenn das Zwerchfell über eine längere Zeit angespannt bleibt und die Luft nur fein dosiert abgibt.

Der Staubsauger will auch in die hintersten Ecken saugen: Unser Mund soll den Staubsauger darstellen. Damit er bis hinter den Nachtschrank und unter den Fernseher kommt, setzen wir eine feine Düse auf den Staubsauger: Wir spitzen die Lippen. Dann schiebt sich der Unterkiefer „räkelnd" zu einer Seite, die Unterlippe stülpt sich in dieselbe Richtung. Eine Hand kann auf der anderen, „lang" werdenden Seite die Kiefermuskeldehnung durch Streichen unterstützen. In beide Richtungen schieben wir die spitzen Lippen, um überall mit der Düse staubzusaugen.

Danach öffnen wir den Staubsauger, um den Beutel heraus zu nehmen und wegzuwerfen: Wir klappen wir den Mund mehrfach locker auf und zu.[2]

Auf diese Weise trainiren wir die Lippen, dehnen den Kiefer und schenken ihm mehr Bewegungsspielraum.

Als nächstes wollen wir dringend Lüften: Wir öffnen gedanklich die Fenster und atmen tief durch. Durch die Nase atmen wir ein und etwa doppelt so lang durch den Mund wieder aus. Wir stellen uns die klare und saubere Luft vor, wie sie in die Lunge strömt. Beim Ausatmen setzen wir die Lippenbremse ein: Durch einen Spalt zwischen Ober- und Unterlippe atmen wir aus, dabei fließt der Ausatem gegen den Widerstand von Zähnen und Lippen, wodurch er vertieft und verlängert wird.

In Atemübungen passiert häufig der Fehler, dass auf künstliche und angestrengte Weise tief eingeatmet wird. Davon profitiert der Körper nicht. Diese Übung beweist, dass eine verlängerte Ausatmung mehr Raum für eine angenehme, vertiefte Einatmung entstehen lässt – ganz ohne Anstrengung.

Wir spüren, wie sich die saubere Luft durch Nase, Mund, Hals und Lunge im Körper verteilt. Aus der Lunge wird die Luft im Blut durch den Körper getragen.

Überleitung zur Atemwahrnehmung: Langsam den Text lesen oder nach eigenen Vorstellungen moderieren. Wir genießen die frische, saubere Luft. Sie strömt

2 Idee zur Übung aus dem Buch „Atmung – Stimme – Bewegung" von Heidi Noodt.

in unsere Nase und wir nehmen einen feinen, klaren Duft wahr. (Pause) Durch die Nase fließt der Sauerstoff unseren Rachen entlang, am Mund vorbei bis in den Hals. In Mund und Hals dehnt sich die klare Luft aus und erfrischt uns. Den Hals hinab strömt der Sauerstoff durch den Kehlkopf und die Luftröhre. Sie füllt uns mit neuer Energie. (Pause) Die Luftröhre endet in den beiden Hauptbronchien: Zwei große Äste, die zu den beiden Lungenflügeln führen. Die Bronchien leiten die saubere Luft weiter, sodass sie die beiden Lungenhälften füllen kann. Dort nimmt der Sauerstoff so viel Raum wie nur möglich ein: Der kraftvolle Atem hebt unsere Brust und weitet den Bauch. Überall im Brustkorb erfrischt die Luft uns. (Pause) Die kleinen Lungengefäße leiten den klaren Sauerstoff bis zu den Lungenbläschen. Dort strömt das Blut vorbei und gibt die verbrauchte Luft ab. Anschließend nimmt das Blut den neuen Sauerstoff mit. So fließt die frische Luft im Blut durch unsere Adern und schenkt uns neue Energie. (Pause) Mit jedem Atemzug stellen wir uns vor, wie sich die saubere Luft in unserem Körper ausbreitet.

Die Aktivität des bewussten Atmens ist eine ganz andere Tätigkeit als das reine Wahrnehmen des unbewussten Atemflusses. Wir müssen unseren Atem nicht „in tiefe Räume zwingen": Durch positive Bilder wie „die frische, klare Luft", die sich ganz von allein „ausbreitet", vertieft sich der Atem anstrengungsfrei von allein.

Wir heben unordentliche Zettel vom Boden neben dem Stuhl auf. Leider ist der Rücken gerade so steif vom vielen Putzen, dass wir uns nicht bücken können. Wir sitzen gerade und strecken uns zu den Seiten, als hätten wir einen Spazierstock verschluckt:

Alle sitzen auf Hockern oder Stühlen ohne Armlehnen. Langsam neigen wir uns nach links, während dessen bleiben wir aufrecht sitzen! Mit geradem Rücken dehnen wir uns nach links, der Kopf schaut weiter nach vorn. Der linke Arm zieht zum Boden, als ob wir dort einen herunter gefallenen Zettel aufheben wollten. Anschließend richten wir uns wieder gerade auf und neigen uns nach rechts (siehe Foto Seite 94).

Die Rippen sollen geöffnet und die Flanken gestretcht werden. Dadurch sollen Verspannungen im Brustkorb abgebaut und die Beweglichkeit der Rippen verbessert werden.

Wir wischen den Boden mit einem Feudel / Wischlappen. Dabei stehen wir und trainieren die Balance, oder wir halten uns an der Stuhllehne fest. Im Sitzen ist das Wischen des Bodens auch möglich: Mit einem Fuß gleiten wir über den Boden, als würden wir einen feuchten Lappen mit dem Fuß bewegen. Wir schieben den imaginären Lappen mit dem Fuß so weit wie möglich nach vorn und zu den Seiten. Dabei bleiben wir ganz aufrecht stehen/sitzen und halten durch die Bauchmuskulatur den Rumpf gerade. Wir wollen so viel Boden wir möglich putzen, deshalb schieben wir den Fuß auf dem Boden bis zum äußersten Rand der Beweglichkeit und reizen das Gleichgewicht!

Anschließend wechseln wir den Fuß, strecken das Bein aus der Hüfte und bewegen den Fuß in möglichst großem Radius auf dem Boden.

Hierbei wird sehr effektiv indirekt die Bauchmuskulatur angesprochen. Das Zwerchfell ist unser größter Atemmuskel, für eine kraftvolle Ausatmung wird als Unterstützung die Muskulatur in der Bauchdecke benötigt. Parallel fordern wir die Balance heraus, schließlich wollen wir die ganze Zeit aufrecht bleiben – auch auf einem Bein.

Jetzt wringen wir natürlich den Feudel (das Wischtuch) aus. Dabei sind wir selbst der Lappen und werden durch ein Theraband um den Bauch zusammengezogen:

Wir setzen uns und legen ein Theraband um die Taille, das locker vor dem Bauch überkreuzt wird. Das Theraband läuft durch die geöffneten Hände, die Arme werden leicht angewinkelt auf Taillenhöhe gehalten. Zu Beginn der Übung nehmen wir den Atem wahr und versuchen, die beiden Phasen von Einatem und Ausatmen zu erkennen. Nun wird beim Ausatmen das Theraband sanft fest gezogen, um die Ausatmung zu unterstützen und zu vertiefen. Direkt nach der durch das Theraband unterstützten Ausatmung sollen alle sofort das Band lockern, damit die Einatmung vollständig und tief in die Lunge bis zum Bauchraum fließen kann. Anschließend ziehen wir wieder mit beiden Händen das Theraband, um den Bauchraum zu verengen und die kraftvolle Ausatmung zu unterstützen. Mehrfach sanft wiederholen. Abbildung siehe links.

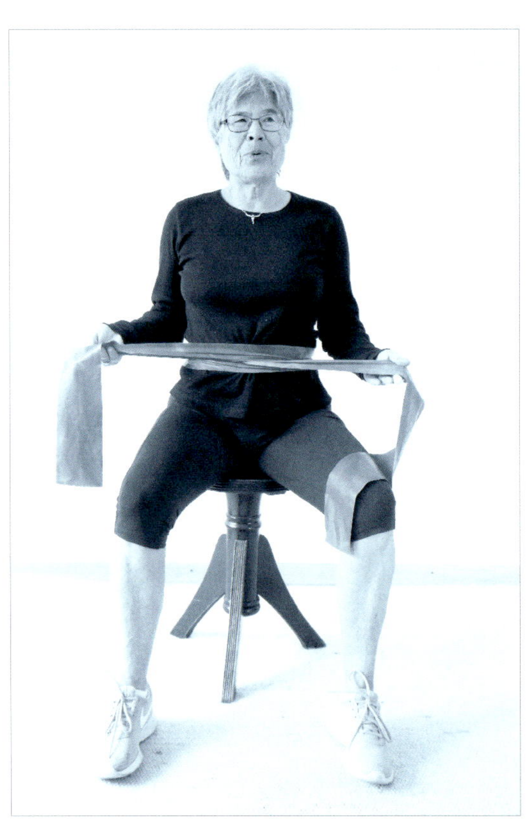

Dabei unbedingt darauf achten, dass alle Teilnehmenden wirklich während der Ausatmung die Taille verengen und nicht versehentlich während der Einatmung!

Die Übung soll das deutliche Wahrnehmen von Ein- und Ausatem trainieren. Die Verengung des Bauchraums soll das Ausströmen der verbrauchten Luft unterstützen und so indirekt eine kraftvolle und tiefe Einatmung ermöglichen.

Nach all der Arbeit gähnen wir und dehnen damit Hals und Rachen. Dabei gähnen wir einmal längs, sodass der Mund wie eine Null aussieht. Und einmal quer, als ob wir eine Banane am Stück essen wollen (siehe Fotos Seite 112).

Die weite Mundöffnung durch das Gähnen soll den Unterkiefer lockern. Viele Menschen mit Schmerzen beißen oft die Zähne zusammen, entsprechend verspannt der Unterkiefer zunehmend. Durch intensives Gähnen weitet sich ebenso der Rachen, sodass die Luft Richtung Hals besser strömen kann.

Wir schütteln die Bettdecke aus / Pleuel-Übung: Wir legen die Zungenspitze hinter die unteren Schneidezähne. Dann wölben wir die Zunge und schieben den Zungenrücken über die eingerollte Zungenspitze aus dem Mund nach vorn. Nach den ersten langsamen Versuchen soll die Übung dynamisch ablaufen: Schwungvoll öffnen wir den Mund und lassen den Zungenrücken nach vorn schnellen: Als ob eine Bettdecke (die Zunge) aus dem Fenster ausgeschüttelt würde (siehe Foto Seite 99).

Die Pleuelübung ist fester Bestandteil der logopädischen Therapie, sie dient der Lockerung des Mundbodens und Rachens. Auf diese Weise soll im Rachen mehr Raum entstehen, damit der Atem frei ein und aus fließen kann.

Jetzt ist unser Haus so sauber und voller frischer Luft. Diesen Raum wollen wir zum Klingen bringen: Wir teilen an alle einen Luftballon aus. Wir sitzen aufrecht und halten den Luftballon dicht vor unser Gesicht. Dabei sind die Finger gespreizt und liegen komplett auf dem Ballon. Jetzt beginnen wir zu summen. Der Ton schwingt in der Luft des Ballons und bringt die Gummihülle zum Vibrieren. Das spüren wir als Zittern über die Gummihaut an den Fingern und Handflächen. Nun summen wir höhere und tiefere Töne und beobachten, wie sich die Schwingung im Ballon ändert. Zum Ausprobieren und Spüren lassen wir den Se-

*Wer Vergebung verweigert,
bekommt seelische Atemnot.*

Yvonne Schwengeler

niorinnen ausreichend Zeit, auch mit der Lautstärke spielen wir. Dann entfernen wir den Luftballon etwas vom Gesicht: Wie weit reicht der Ton, wann werden die Schwingungen schwächer oder zu schwach, um sie zu spüren?

Summen und tönen lockert den Kehlkopf und damit die Muskulatur im Hals. Viele SeniorInnen sprechen im Alltag immer weniger. Das Spielen mit der Stimme in verschiedenen Tonlagen und Lautstärken rückt ein wichtiges Merkmal der eigenen Identität in den Fokus: Unsere Stimme ist einzigartig, das erleben wir eindrücklich. Auch Heiserkeit kann mit dieser Übung positiv beeinflusst werden.

Wir schauen uns um und sind ganz begeistert, wie ordentlich und hell es jetzt bei uns aussieht. Begeistert rufen wir „Aaaah!" und „Ooooh!", während wir uns umsehen.

Zwischen dem Summen in der vorherigen Übung und dem anschließenden Singen sollen unsere Stimmen noch intensiver geweckt werden.

Wir singen thematisch passende Lieder:
- Zeigt her eure Füße, zeigt her eure Schuh
- Wer will fleißige Handwerker sehn

Nachdenklicher Impuls für den Alltag

Am Ende der Stunde werden kleine Karten verteilt, die aus der Kopiervorlage (siehe Download Hinweis Seite 45) stammen: Die Tabelle wird auf farbiges (blaues oder grünes) Papier kopiert und in Karten zerschnitten.

Sie dienen als Impuls zur Vertiefung des Themas über die Stunde hinaus. Die SeniorInnen werden damit eingeladen, im Alltag darauf zu achten, was sie belastet: Angespannte Beziehungen, bestimmte Erinnerungen, gesammelte Gegenstände von früher, Tagebücher aus schweren Zeiten? Wovon möchten sie sich verabschieden, um sich zu befreien? Was liegt ihnen schon viel zu lange auf der Seele und sollte geklärt werden, solange es noch möglich ist?

Dazu sollen die Fragen anregen.

- Wenn Sie an Hausputz im eigenen Leben denken:
- Was möchten Sie gern in Ordnung bringen?
- Belastende Beziehungen, alte Erinnerungsstücke, Ballast jeglicher Art?
- Was möchten Sie wegwerfen, loswerden, und zwar für immer?

Am Meer

Dekoration für die Mitte des Stuhlkreises: Als Unterlage benutzen wir ein buntes Badelaken oder blau-weiß gestreiften Stoff. Darauf arrangieren wir maritime Objekte wie einen Sonnenhut, Windrad, Sonnenbrille und Sonnencreme, Puppen-Liegestuhl, Muscheln, Gummistiefel, Leuchtturm aus Holz oder Plastik, hölzerne Enten oder Möwe.

Kein Material nötig

Zur Einstimmung wird das Gedicht vorgelesen

Meer

Wenn man ans Meer kommt
soll man zu schweigen beginnen
bei den letzten Grashalmen
soll man den Faden verlieren

und den Salzschaum
und das scharfe Zischen des Windes
einatmen
und ausatmen
und wieder einatmen

Wenn man den Sand sägen hört
und das Schlurfen der kleinen Steine
in langen Wellen
soll man aufhören zu sollen
und nichts mehr wollen
nur Meer

Nur Meer

- Erich Fried -

aus : Erich Fried, Gesammelte Werke. Gedichte und Prosa.
Hrsg. Volker Kaukoreit und Klaus Wagenbach, 4 Bde. © 1993, 1998, 2006 Verlag Klaus Wagenbach, Berlin

Zu Beginn bitte ich alle, an eine Insel zu denken, die sie mögen. Die TeilnehmerInnen sollen sich an einen Urlaub am Meer erinnern und sich gedanklich auf ihre Lieblingsinsel versetzen. So werden schöne Erinnerungen angerührt und alle starten positiv eingestimmt in die Stunde.

Wir brechen morgens früh auf, um rechtzeitig die Fähre zu erreichen und einen Platz auf dem Oberdeck zu bekommen. Jetzt ist es noch richtig kühl, wir stampfen mit den Füßen, um uns warm zu halten. Erst stampfen wir mit den Füßen abwechselnd auf, dann beginnen wir einen „Stampftanz". Die Arme heben wir dabei locker etwas und bewegen sie mit. Oder wir formen die Hände zu lockeren Fäuste und schütteln sie (gegen den kalten Wind...).

Durch das Stampfen sollen die Fußsohlen durchblutet werden und einen guten Bodenkontakt ermöglichen. Der Bodenkontakt ist unsere Basis, auf die wir die weiteren Übungen aufbauen. Das lockere, boxende Schwingen der Arme soll den Kreislauf zusätzlich aktivieren.[3]

Wir betreten die Gangway zum Schiff. Dabei schwanken wir unter dem Gewicht des Koffers, den wir tragen, von rechts nach links. Wir stehen oder sitzen und knicken seitlich in der Taille etwas ein. Die Arme strecken wir seitlich nach unten. So kippen wir abwechselnd zur Seite, während wir uns weiter aufrecht halten. Dabei soll sich der Oberkörper nur seitlich bewegen und nicht nach vorn neigen!

Durch die seitlichen Bewegungen sollen die Flanken beweglicher werden und die dortigen Atemräume für die vertiefte Atmung vorbereitet werden.

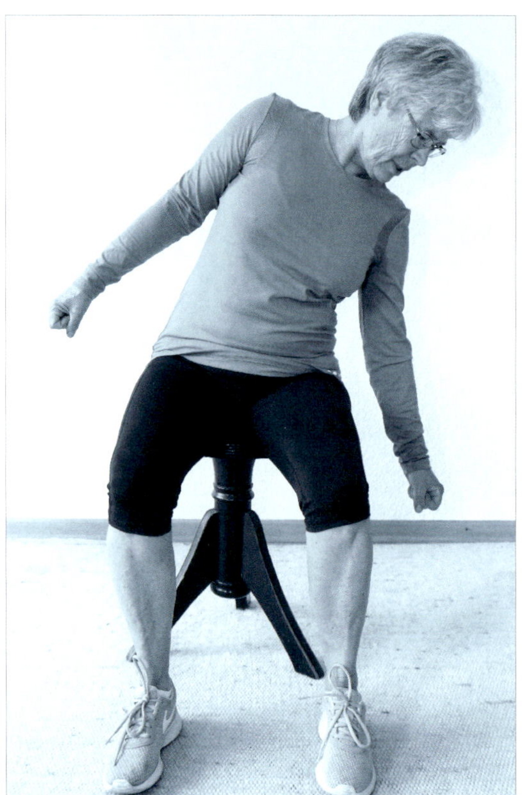

Wir sind jetzt an Bord und fahren mit der Fähre los. Die Wellen schaukeln das Schiff und wir schaukeln auf unseren Sitzen mit:

Den Bewegungen der Wellen folgen wir locker mit unserem Körper. Alle sitzen auf der Stuhlkante. Erst kippen wir das Becken leicht nach vorn und zurück. Wer wenig Sitzfleisch hat, kann die knöchernen Sitzbeinhöcker auf einem harten Stuhl dabei deutlich spüren. Den Oberkörper halten wir durchgehend aufrecht! Es bewegt sich nur das Becken, indem es sich leicht einrollt

3 Die Übung stammt aus dem Buch „Atme richtig", Hiltrud Lodes, 10. Auflage 2000, Mosaik / Goldmann Verlag

und wieder aufrichtet. Diese Bewegung ist klein und eher „innerlich", nach außen ist davon wenig zu sehen. Wenn Einzelne kräftig den Rücken krümmen und strecken, statt leicht das Becken zu kippen: Sie sollen sich auf die Hände setzen und dadurch spüren, wie das Becken sich bewegt.

Dann verlagern wir das Gewicht auf die linke und rechte Pobacke abwechselnd. Statt das Becken nach vorn und zurück zu neigen, kippen wir es jetzt seitlich. Das gelingt gut über eine Verlagerung des Gewichts, auch hierbei bleibt der Oberkörper aufrecht. Dann verbinden wir die Bewegungsrichtung „Vor und zurück" mit „Rechts und links", sodass sich ein geschmeidiger Kreis ergibt. Für viele ist es sinnvoll, sich einen Kompass dabei vorzustellen: Das Becken kippt nach Norden (vorne), nach Osten (rechts), nach Süden (hinten) und nach Westen (links), gleich danach wieder nach Norden (vorne) usw. Wenn die vier Richtungen koordiniert angesteuert werden können, verbinden wir sie zu einem Kreis.

Das Becken soll durch die Übung ebenso gelockert werden wie der untere Lendenwirbelbereich, der die größte Last der Wirbelsäule trägt. Durch den Spannungsabbau sollen die tiefen Atemräume im Bauchraum und in den Flanken gelöst und geöffnet werden.

Wir sitzen auf dem Deck der Fähre und wollen Möwen abwehren, die es auf unser Butterbrot abgesehen haben.

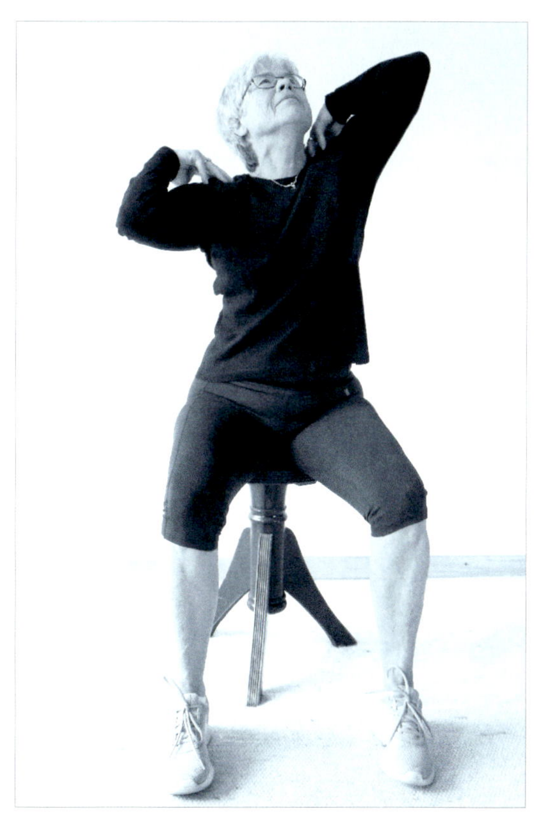

Dazu legen wir die Hände auf die Schultern, sodass Ober- und Unterarm eng beieinander liegen und der Ellenbogen spitz heraus ragt. Mit dem spitzen Ellenbogen wehren wir die Möwen ab, die unser Proviant stehlen wollen! Wir bewegen die Ellenbogen mit Schwung nach oben, unten, seitlich, vorn und hinten.

Auf diese Weise soll der Schultergürtel gelockert werden. Die Bewegungen der Ellenbogen nach hinten sollen den Brustkorb dehnen und öffnen. Wenn die Teilnehmenden die Ellenbogen nur nach vorn bewegen: Aktiv in der Moderation zu Bewegungen nach hinten auffordern, weil dort die Möwen besonders wild fliegen und verscheucht werden müssen.

Wir rauschen wie die Wellen: „Schschsch..." atmend wir zischend mit gerundeten Lippen aus, so ausgedehnt wie möglich. Wir atmen mehrfach hintereinander zischend aus, sodass ein rauschender Atemfluss entsteht. Wer mag, spielt mit der Dynamik des Zischens, sodass es sich wie heranrollende und abflauende Wellen anhört.

Das Rauschen verlängert und verlangsamt die Ausatmung, wodurch unbewusst eine vertiefte Einatmung entstehen soll.

Jetzt fahren wir in den Hafen ein. Wir kommen vom Schiff und vertreten uns erst einmal die Beine. Nach dem Schaukeln an Deck gewöhnen wir uns einen Moment an den festen Boden unter unseren Füßen.

Im Stehen wippen wir locker in den Knien und schwingen dabei die Arme vor und zurück. Wer im Stehen unsicher ist, hält sich abwechselnd mit einer Hand an der Stuhllehne fest und schwingt jeweils nur mit einem Arm. Parallel lassen wir erst pustend den Atem entweichen, dabei verbinden wir den Atem mit dem fließenden Schwung in Knien, auch das Becken fügt sich in den „Vor-und-rück-Schwung" ein. Dann tönen wir rhythmisch parallel zur schwingenden Bewegung „Schouuu, schouuu", wie der Wind in den Seilen und an der Kaimauer singt.

Die Übung soll für mehr Beweglichkeit in Knie- und Hüftgelenken sorgen. Der Kreislauf wird nach dem Sitzen sanft angeregt und indirekt die Balance unterstützt.

Wir stehen am Anleger und entdecken am Horizont die Nachbarinsel. Dorthin schicken wir Morsezeichen:

Wir „morsen" rhythmisch in mittlerer Tonlage einmal lang und zwei mal kurz. Dazu rufen wir „Huuuu – hu – hu, Huuuu – hu – hu, Huuuu – hu – hu,...". Dabei soll das Zwerchfell in Schwingung geraten, indem es die Spannung bei jedem „Huuu" hält und danach wieder locker an seinen Platz rutscht. Eine Hand auf dem Oberbauch hilft, die Bewegung durch die Bauchdecke zu spüren.

Die rhythmischen Rufe entstehen durch Zwerchfellimpulse. Sie sollen die Grundspannung sowie die Beweglichkeit des Zwerchfells trainieren. Parallel soll die Atmung vertieft werden, indem die Unterlappen der Lungenflügel vermehrt aktiviert werden.

Wir laufen weiter zum Strand. Dort versuchen wir, Muscheln oder flache Kiesel möglichst weit zu werfen: Mit jedem Wurf stellen wir uns vor, wie die Muscheln über die Wasseroberfläche springen. Manchmal springt die Muschel nur einmal, dann rufen wir halblaut: „Hopp!" Manchmal ditscht sie zwei Mal über die Wellen, wir rufen: „Hopp-la!" Springt sie drei Mal, rufen wir „Hopp-la-hopp!" Jedes „Hopp" wird schwungvoll betont, sodass das Zwerchfell dynamisch am Wurf mitarbeitet. Nach den ersten Versuchen bauen wir eine Kette auf: „Hopp! Hoppla! Hopplahopp!"

Die elastische Bewegung gelingt nur, wenn das Zwerchfell aktiv mitschwingt. Sonst verliert sich ein genuscheltes „Hopplopp" ohne Kraft.

Auch diese Aufgabe übt die Beweglichkeit und Stärke des Zwerchfells, damit es uns immer mehr beim vertieften Ein- und Ausatmen unterstützt. Wichtig ist, dass der Spannungsaufbau über das Zwerchfell gelingt und nicht mit überaktivem Kehlkopf durch Schreien kompensiert wird.

Wir setzen uns in einen Strandkorb und schauen aufs Meer. Dabei achten wir auf unsere Atmung. Überleitung zur Atemwahrnehmung:

Wir rutschen mit dem Po nach hinten, sodass wir aufrecht sitzend das Gewicht des Rückens an die Stuhllehne abgeben können. Dann schließen wir die Augen, um uns unsere Lieblingsinsel und einen schönen Meerblick vorzustellen.

Wir legen eine Hand auf den Brustkorb und die andere auf den oberen Bauch, so lassen wir den Atem fließen. Von unserem Platz im Strandkorb sehen wir den ewigen Rhythmus der Wellen: Sie kommen und gehen, rollen heran und ziehen sich zurück. Ebenso verhält sich unser Atem: Der Einatem fließt in unseren Körper, er hebt unseren Brustkorb und Bauch wie die Welle. Der Ausatem zieht sich zurück, er lässt den Rumpf wieder flach werden. Genauso, wie die Welle sich vom Strand ins Meer zurückzieht.

Gedanklich sagen wir uns einen Spruch auf: „**Einatmend schöpfe ich Kraft. Ausatmend lasse ich los."** Während wir innerlich diesen Spruch wiederholen, verbinden wir den Gedanken mit dem Atem. Beim Einatmen denken wir „Einatmend schöpfe ich Kraft." Beim Ausatmen unterstützen wir uns mit „Ausatmend lasse ich los." (Den Teilnehmenden Zeit zum Spüren und Sinnen geben).

Die Atemwahrnehmung soll die Aufmerksamkeit der SeniorInnen auf die unwillkürlichen Atembewegungen lenken.

Nachdem wir vom Sitzen im Strandkorb etwas steif geworden sind, lockern wir unseren Rücken:

Wir pressen Schulterblätter zusammen, sodass der Brustkorb geöffnet wird, und runden den oberen Rücken abwechselnd.

Wir strecken uns zum Kreuzgriff: Einen Arm strecken wir erst nach oben und legen dann die Hand nach unten hinter den Kopf zwischen die Schulterblätter. Den zweiten Arm winkeln wir an und schieben die Hand von unten den Rücken hinauf der oberen Hand entgegen. So führen wir die Fingerspitzen diagonal auf dem Rücken zusammen. Es zählt bereits der Versuch! Älteren Menschen fällt diese Übung oft schwer. Jeder Zentimeter zählt, auch wenn sich die Hände nicht berühren (siehe Foto unten).

Die Übungsfolge soll den Rücken lockern und dehnen. Die Schultern sollen für mehr Beweglichkeit gelöst und der Brustkorb geweitet werden.

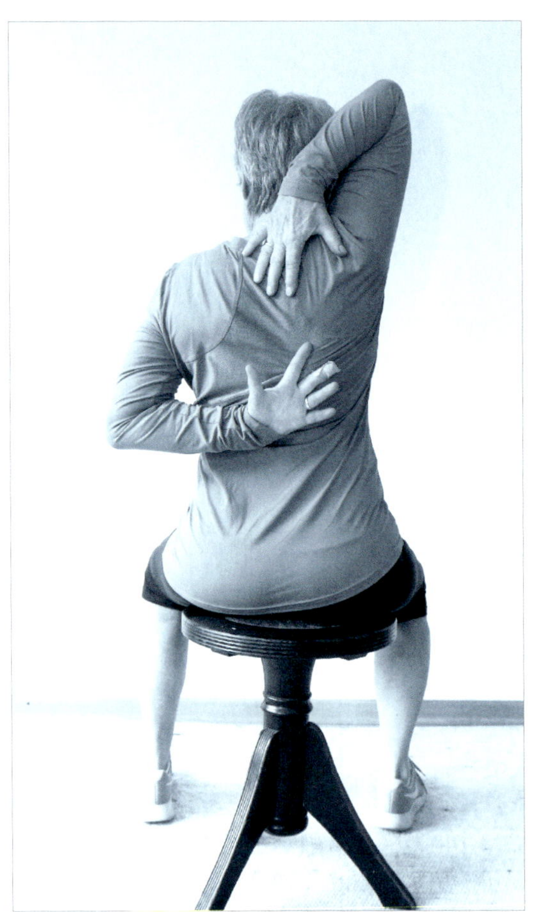

Jetzt wagen wir uns ins frische Meerwasser, dabei sollen die Haare trocken bleiben: Den Kopf tragen wir schwebend auf dem Hals, das Meerwasser reicht uns erst zur Brust und dann bis fast zum Kinn. Wir drehen den Kopf leicht in alle Richtungen, um nach Quallen Ausschau zu halten. Dabei sollen die Haare trocken bleiben! Durch das Salzwasser fühlen wir uns schwerelos, besonders der Schädel wiegt (gefühlt) fast nichts.

Die Übung soll den Nacken dehnen und flexibilisieren sowie eine aufgerichtete Halswirbelsäule unterstützen.

Danach ist uns kalt, wir wärmen uns mit dem Gliederkasper wieder auf:

Alle stehen entspannt und aufrecht. Die Füße sind hüftbreit aufgestellt, die Knie- und Fußgelenke sind locker. Wer unsicher steht, hält sich an der Stuhllehne fest. Jetzt beginnen wir, in den Knie zu wippen. Dann schaukeln wir mit dem Becken, schütteln uns aus dem Rücken, schlenkern die Arme. Die Schwingungen übertragen sich in den ganzen Körper, alles zappelt. Dabei werden die Bewegungen erst größer und erreichen alle Gelenke des Körpers, dann langsam wieder kleiner. Wer gar nicht stehen kann, rutscht auf die Stuhlkante und versucht Ober- und Unterkörper nacheinander zu schütteln.

Die Flexibilisierung aller Gelenke wird mit dem Gliederkasper angeregt. Die Durchblutung soll sich im gesamten Körper verbessern, was besonders nach den ruhigen Übungen vielen alten Menschen gut tut.

Nun suchen wir uns einen geschützten Platz in den Dünen und beobachten die Bewegungen der Wellen: Als Glissandi tönen wir höher und tiefer, wie die an- und absteigenden Wellen. Mit den Händen stellen wir die Welle dar, die synchron zur Stimme steigt und fällt. Wenn die Hand sich hebt, steigt die Stimme höher. Sinkt die Hand, wird der Ton tiefer und dunkler.

Das Hinauf- und Hinabgleiten der Stimme, Glissandi genannt, bewegt den Kehlkopf anstrengungsfrei und effektvoll. Bei hohen Tönen hebt sich der Kehlkopf im Hals und spannt sich an: Besonders die Stimmlippen im Inneren des Kehlkopfs verkürzen sich, um einen hohen Ton zu produzieren. Bei tiefen Tönen sackt der Kehlkopf ab und entspannt sich, die Stimmlippen schwingen in voller Länge und locker.

Wer durchgehend mit (unnötiger) Kehlkopfspannung atmet, verengt den Luftweg und erschwert anstrengungsfreies Atmen. Durch die Übung soll der Kehlkopf dynamisch bewegt und gelockert werden.

Langsam geht die Sonne unter. Gemeinsam sprechen wir das Gedicht vom Fräulein am Meer. Dabei malen wir einen großen Kreis in die Luft und rezitieren die Verse langsam und rhythmisch: So entsteht ein Atemschriftzeichen. Die obere Hälfte des Kreises stellt den Lauf der Sonne am Tag dar, der untere Bogen deutet an, wie die Sonne sich jenseits des Horizonts über Nacht „zurück schleicht". Der Text wird entweder Zeile für Zeile vorgesprochen oder als Kopie verteilt.

Wir bewegen den Arm in einem großen Kreis, sodass ein unendlicher Fluss entsteht – wie unser Atem. Nach jeder Zeile machen wir eine kleine Sprechpause, während der Arm im Bewegungsfluss bleibt. Nach der ersten Strophe bietet es sich an, den Arm zu wechseln, damit die Schulter entspannt bleibt und sich nicht durch eine zu anhaltende Belastung verkrampft.

Das Fräulein stand am Meere
Und seufzte lang und bang,
Es rührte sie so sehre
Der Sonnenuntergang.

Mein Fräulein! sein Sie munter,
Das ist ein altes Stück;
Hier vorne geht sie unter
Und kehrt von hinten zurück.

- Heinrich Heine -

Die fließende Bewegung des Arms im Kreis soll einen ausgewogenen Atemrhythmus unterstützen. Das Rezitieren des Gedichts gelingt nur, wenn jede Zeile mit der Atmung koordiniert wird. Neben der Ausatmung während des Sprechens und der Einatmung zwischen den Zeilen trainieren die SeniorInnen ihre Reaktionsfähigkeit und Konzentration.

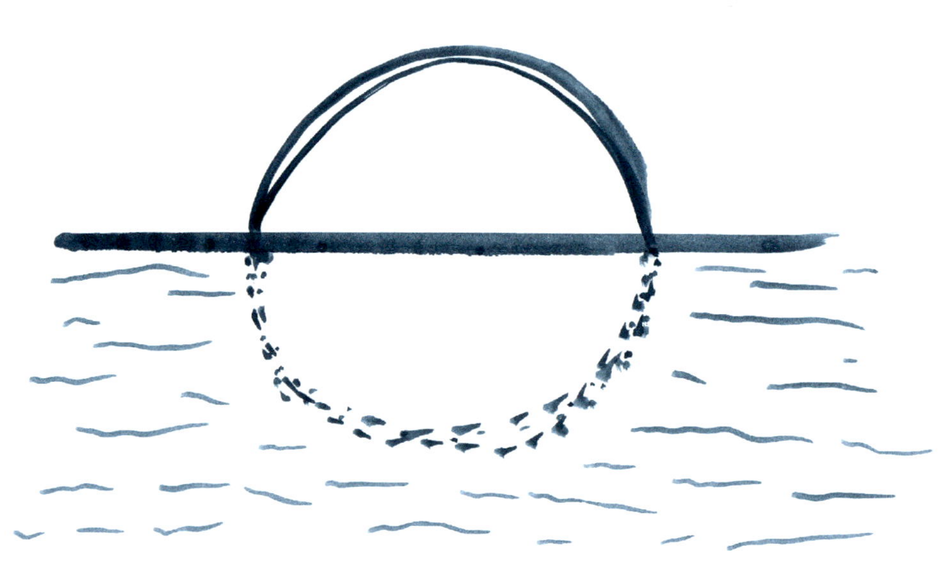

Wir singen Seemannslieder, um die Stimme fröhlich und natürlich zu aktivieren.

- War einst ein kleines Segelschiffchen
- Wir lagen vor Madagaskar, und hatten die Pest an Bord
- Heute an Bord, morgen geht´s fort
- Winde wehn, Schiffe gehn
- What shall wie do with the drunken sailor
- Alle die mit uns auf Kaperfahrt fahren, müssen Männer mit Bärten sein
- Ick heff mol ´n Hamboorger Veermaster sehn

Nachdenklicher Impuls für den Alltag

Am Ende der Stunde werden kleine Karten verteilt, die aus der Kopiervorlage (siehe Download Hinweis Seite 45) stammen und auf blaues Papier kopiert und zerschnitten wurden.

Sie dienen als Impuls zur Vertiefung des Themas über die Stunde hinaus. Die SeniorInnen werden damit eingeladen, im Alltag darauf zu achten, wie sie eine Auszeit im Alltag gestalten können. Nicht, weil alte Menschen so überarbeitet sind und Entspannung brauchen. Sondern weil für viele Schmerzen und Einsamkeit im Vordergrund stehen und die Lust aufs Leben mindern. Wie können sie selbt schöne Momente gestalten? Was trägt sie (gedanklich) aus der Realität? Wo können sie tatsächlich und in der Fantasie Zuflucht finden?

Dazu sollen die Fragen anregen.

- Was könnte Ihre Insel im Alltag sein?
- Wo fühlen Sie sich so wohl,
- dass sie vollkommen loslassen und abschalten können?

Im Zirkus

Heute besuchen wir den Zirkus. Viele SeniorInnen hatten in Kriegs- und Aufbauzeiten wenig Möglichkeit dazu. Mit den eigenen Kindern konnten auch die Erwachsenen beim Besuch im Zirkus staunen. Wir sind hinter den Kulissen unterwegs und können einen Blick in das Leben der KünstlerInnen werfen.

Dekoration für die Mitte des Stuhlkreises: Die Basis bildet ein bunter Stoff als Unterlage, ein bunter Hula-Hoop-Reifen kann als Rahmen eingesetzt werden. Darin arrangieren wir Spielzeugtiere wie Löwen, Affen, Elefanten, einen Zylinder oder Zauberstab, Clownshut, glitzernde Sterne (wie am Zeltdach), Tüllröckchen, Wimpel.

Material: Theraband

Zirkus

Wenn Masten stolz gen Himmel ragen
ein großes Zelt ganz sicher tragen
Reklame schon in jedem Blatt
dann ist der Zirkus in der Stadt.

Die Musiker sind schon bereit
der Clown erst recht für Albernheit
erwartungsvolle Kinderaugen
bereit, das alles aufzusaugen.

Manege frei, das Spiel beginnt
Artisten turnen pfeilgeschwind
ganz oben unterm Zirkuszelt
schon bist du in der Zauberwelt.

Pferde traben nun im Rund
die Flamme aus dem Feuerschlund
lässt Popkorn und das Eis vergessen
die Kinder staunen nur stattdessen.

Der Löwe springt brav durch den Reifen
die Clowns beginn sich einzuseifen
im weiten Rund braust der Applaus
ach wär doch dieses Spiel nie aus.

- Heinz Bornemann -

Das Zelt wird aufgebaut: Während die Gewichtheber die schweren Masten aufrichten, halten alle anderen die Planen des Zelts nach oben: Wir strecken die Arme im Sitzen oder Stehen nach oben. Dabei winkeln wir die Hände so an, als ob wir eine Zeltplane flach darauf tragen. Dafür sind die Finger weit gespreizt. Dann strecken wir die Finger nach oben in die Luft, als würden wir darauf die Plane balancieren. Mehrfach abwechselnd die Hände anwinkeln und die Finger nach oben spreizen.

Die Übung soll den Oberkörper in die Länge ziehen und eine aufrechte Haltung unterstützen. Das Anwinkeln und Aufrichten der Hände soll die Handgelenke lockern.

Wir dürfen uns vor Beginn der Vorstellung ins Zirkuszelt schleichen, um den KünstlerInnen beim Üben zuzusehen. Als erstes kommen die Artisten ins Zelt:

Auf der Stelle marschieren wir und schwingen dabei kräftig die Arme. Wer nur wackelig steht, stellt sich hinter den Stuhl und hält sich an der Lehne fest. Auch im Sitzen auf der Stuhlkante gelingt die Übung, dabei kräftig mit den Füßen trampeln, damit ein ähnlicher Effekt wie beim Marschieren entsteht.
Auf diese Weise bringen wir den Kreislauf in Schwung und lockern die Schultern.

Dann wärmen sich Tänzerinnen auf.

Erst trainieren sie ihre langen, schlanken Beine: Wir sitzen aufrecht auf der Stuhlkante und strecken die Beine. Sie sollen etwas über dem Boden schweben. Die gestreckten Beine überkreuzen wir auf Höhe der Knöchel. Wer mag, hält sich dabei an der Sitzfläche des Hockers fest.

Das lang ausgestreckte Halten der Beine in der Luft soll die Bauchmuskulatur trainieren, dir wir für die vertiefte Ausatmung brauchen.

Jetzt kreisen die Tänzerinnen mit dem Becken, um nachher elegant auf dem Seil zu tanzen: Wir beginnen mit Beckenkreisen, am besten weit vorn auf dem Stuhl und im aufrechten Sitz. Dabei wird das Becken leicht nach vorn gekippt, als ob wir ins Hohlkreuz gehen wollten – es kommt aber nur auf die Schräglage des Beckens an. Dann neigen wir das Becken nach hinten, als würde wir den Rücken runden (Katzenbuckel). Auch hierbei liegt der Fokus darauf, das Becken zu kippen, nicht den Rücken zu bewegen! Wir verlagern außerdem das Gewicht nach rechts und links, um auch seitlich das Becken zu bewegen. Alle Richtungen werden miteinander zu einem Kreis verbunden.

Die Übung hat das Ziel, den unteren Rücken (die Lendenwirbelsäule) zu lockern und so tiefe Atembewegungen möglich zu machen.

Wir schauen in den Käfig, die Äffchen sind noch müde: Wir sitzen auf der Stuhlkante und öffnen die Knie weit. Zwischen den Knien lassen wir die Arme hängen, der Rücken gibt nach und beugt sich. Auch der Kopf sinkt nach nach vorn. So lassen wir den Oberkörper aus dem unteren Rücken heraus leicht wippen.

Damit dehnen wir den unteren Rücken, auch Verspannungen aus dem Schulterbereich sollen angeregt werden, sich zu lösen.

Nun treten die Jongleure auf: Sie wirbeln Ringe um die Ellenbogen.

Wir legen die Hände auf die Schultern, sodass die Ellenbogen spitz abstehen. Mit den Ellenbogen „lassen wir die Ringe kreisen", indem wir sie in alle Richtungen bewegen. Zu Beginn rotieren wir nach vorn und und zu den Seiten. Dann dehnen wir die Ellenbogen auch intensiv nach hinten, um damit die Schulterblätter zusammenziehen: Dadurch wird der Brustkorb aufgedehnt (siehe Foto).

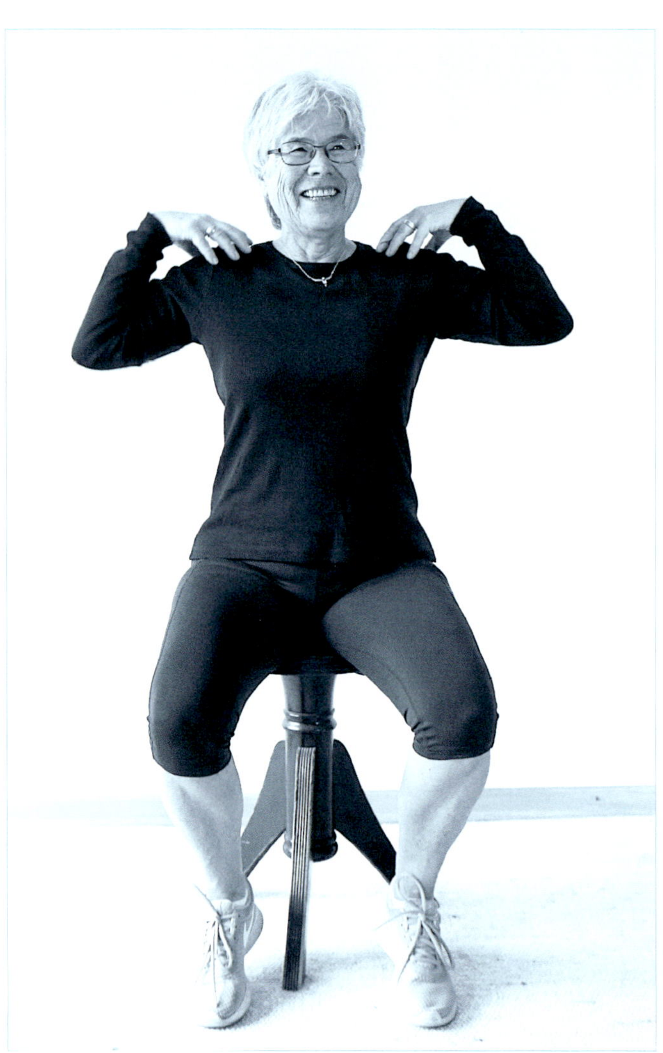

Neben dem Training der Beweglichkeit des Schultergürtels soll der Brustkorb zum vertieften Atmen geöffnet werden.

Die Kinder der Artisten kommen ins Zelt und versuchen auch erste Übungen:

Wir stellen uns mit leicht geöffneten Beinen hin. Die Füße haben guten Bodenkontakt (evtl. dazu mehrfach stampfen und nachspüren). Die Knie sind weich und nachgiebig. Den Brustkorb halten wir aufgerichtet, die Arme hängen locker, die Schultern ruhen entspannt an ihrem Platz. Der Kopf sitzt wie schwebend auf dem Hals.

Nun legen wir uns alle ein Tuch auf den Kopf und schreiten durch den Raum. Die Körperhaltung soll aufrecht und dynamisch zugleich sein. Das Tuch soll auf dem Kopf liegen bleiben – verändert sich die Haltung, kommt es ins Rutschen! Auch mit dem Rollator gelingt die Übung. Dabei sollen die SeniorInnen besonders darauf achten, aufrecht zu schreiten, statt sich gekrümmt über den Rollator zu beugen.

Hier soll die gesamte Körperhaltung zu einer aufrechten Position animiert werden, während alle Glieder ihren Platz finden. Auf dieser Grundlage können Brust- und Bauchatmung gleichberechtigt und kraftvoll Raum finden.

Der Gewichtheber macht sich warm: Wir hocken uns hin oder beugen uns im Sitzen zwischen den weit geöffneten Knien nach vorn. Zwischen den Knien nehmen wir eine Stange mit zwei Gewichten an den Enden gedanklich auf, erheben uns und strecken die Arme mit der Gewichtstange so hoch wir können in die Luft. Beim Hochnehmen der imaginäre Stangen atmen wir ein, beim Hochstemmen über den Kopf atmen wir pustend aus, als ob wir nur geradeso die schweren Gewichte halten könnten. Dann legen wir das Gewicht zwischen den Beinen wieder ab. Wir wiederholen die Bewegung mehrfach.

Die Übung soll die gesamte Wirbelsäule durch das Beugen und Strecken bewegen. Bei vielen passt sich der Ein- und Ausatem von allein dem Bewegungsfluss an.

Der Masseur behandelt die Artisten, damit sie locker in die Vorstellung gehen: Wir klopfen uns selbst mit lockeren Fäusten oder Handflächen den unteren Rücken aus.

Damit vertiefen wir erneut den Abbau von Verspannungen im Lendenwirbelbereich aus den vorherigen Übungen.

Plötzlich frischt der Wind auf, das Gestänge des Zelts wackelt im Wind. Die Fahne auf der Zeltspitze dreht sich rundherum: Wir lassen die Schultern schwer und locker werden. Die Hände legen wir im Schoß ab. Jetzt neigen den Kopf zur linken Schulter, dass Ohr nähert sich der Schulter. Dabei schauen wir geradeaus in die Mitte des Stuhlkreises. Wir atmen tief. Dann ziehen wir das Kinn langsam und schrittweise nach vorn Richtung Brustbein und lassen den Kopf dabei hängen. Die Augen schauen auf den Boden. Weiter wandern wir mit dem hängenden Kopf, bis wir auf der rechten Seite angekommen sind. Hier richten wir den Blick wieder aufrecht in den Stuhlkreis und ziehen das Ohr Richtung rechte Schulter. Zum Schluss heben wir den Kopf wieder in seine gerade Ausgangsposition. Langsam beginnen wir von vorn, diesmal starten wir rechts herum (siehe Fotos unten).

Ganz konkret arbeitet die Übung an der Lockerung der Muskeln zwischen Schulter, Nacken, Wirbelsäule und Schlüsselbein.

Bevor die Vorstellung beginnt, nehmen sich alle ArtistInnen noch einen Moment Ruhe. Überleitung zur Atemwahrnehmung, der Text wird langsam gelesen:

Mit unserem Atem füllen wir den Körper mit neuer Kraft. Der Sauerstoff geht von der Lunge ins Blut über und hilft dadurch allen Muskeln, kraftvoll zu arbeiten. Daher konzentrieren wir uns darauf, wie die frische Luft uns neue Energie schenkt. Wir legen eine Hand auf den oberen Bauch und eine Hand auf den Brustkorb. Jetzt beobachten wir unseren Atem, wie er ganz von allein seine Arbeit tut: Er strömt durch Nase, Hals und Bronchien in unsere Lunge. Die Lunge dehnt sich, um den Sauerstoff aufzunehmen: Erst wölbt sich der Bauch nach vorn. Wir spüren, wir der Einatmen den Bauch füllt und dehnt. (Kurz innehalten, alle beobach-

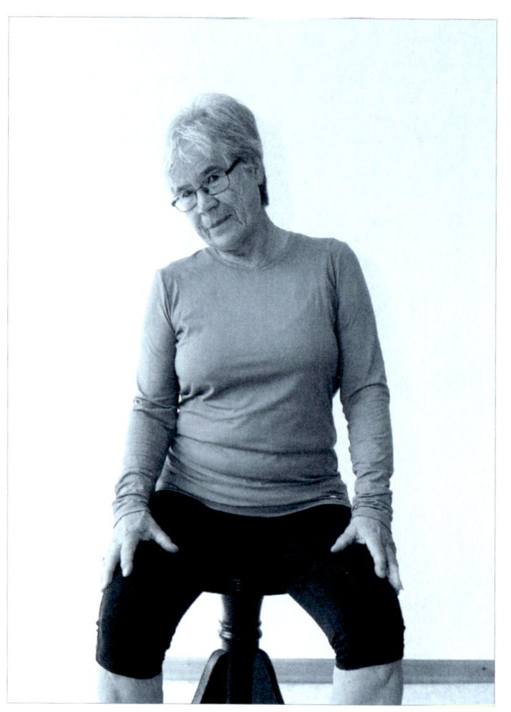

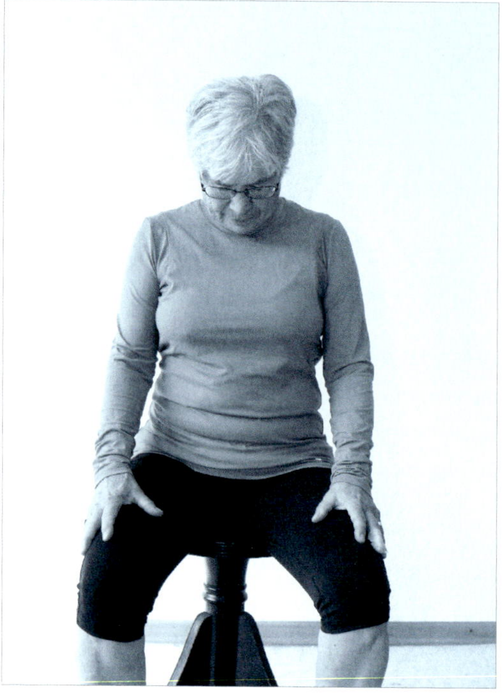

ten die nächsten Atemzüge lang den Bauch). Auch die Brust füllt sich mit Luft. Wir spüren es daran, wie sie sich hebt. Unsere Brust weitet sich mit der einströmenden Luft. (Kurz innehalten, alle beobachten die nächsten Atemzüge lang die Brust) Dann strömt die Luft wieder aus. Der Bauch flacht ab, die Brust sinkt leicht wieder ein. Wir geben alle verbrauchte Luft ab. Mit dem nächsten Atemzug füllt sich der Körper ganz von allein mit frischer Luft, die unseren Körper zuverlässig arbeiten lässt. (Pause)

Die Bewegung erinnert uns an eine Ziehharmonika, ein Akkordeon: Wenn das Akkordeon auseinander gezogen wird, füllt es sich mit frischer Luft. Zwischen den Rippen entsteht Weite wie zwischen den Falten des Akkordeons. Dann wird die Ziehharmonika zusammen geschoben, die Luft strömt aus und macht Töne. So verlässt auch uns die Luft mit dem Ausatem. Mit dem nächsten Einatem öffnen sich die Rippen, die Ziehharmonika dehnt sich aus. Und mit dem Zusammenschieben des Akkordeons strömt der Atem wieder aus. (Die Vorstellung wirken lassen)

Die Konzentration auf die Atmung soll den SeniorInnen diesen unbewusst ablaufenden Mechanismus erlebbar machen. Allein durch die Lenkung der Aufmerksamkeit kann sich die Atmung vertiefen. Das wird durch die Beschreibung des „sich wölbenden Bauchs" und „der sich hebenden Brust" verstärkt.

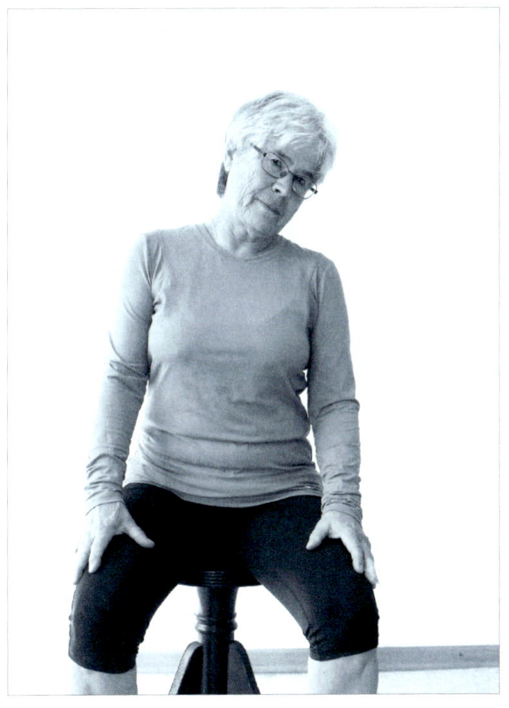

Das Orchester stimmt die Instrumente:

Wir summen „Mmmm" und massieren uns dabei die Wangen, der Kiefer hängt entspannt.

Mit den summenden Tönen steigt unsere Stimme leicht hinauf und hinab.

Weiter summen wir „Mmmm" und klopfen unterstützend den Brustkorb. So klingt die Stimme anstrengungsfrei und die Klopfmassage fördert die kraftvolle Brustatmung.

Das Summen und Klopfen dient der Wahrnehmung von Resonanzräumen und dem Aufwärmen der Stimme.

Jetzt geht die Vorstellung los! Wir spielen auf dem Klavier einen munteren Marsch: Auf Brusthöhe spielen wir mit beiden Händen pantomimisch Klavier. Die Finger bewegen sich flink und lebhaft. Dabei bewegen wir uns „auf den Tasten" seitlich bis ganz hinauf zu den hohen Tönen und gleiten ganz hinunter zu den tiefen Tönen. Währenddessen bewegt sich der Oberkörper seitlich nach rechts und links, statt starr in der Mitte sitzen zu bleiben.

Die schwungvollen Fingerbewegungen lockern die Hände, die im Alltag immer weniger bewegt und dadurch zunehmend steif werden.

Zu Beginn der Vorstellung stürmt eine Kuhherde ins Zelt, sie wird von Cowboys und Indianern durch die Manege getrieben: Dazu schwingen wir unser Lasso. Wir dritteln das Theraband, damit es sich gut schwingen lässt. Dann fassen wir es an einem Ende (mit allen drei Lagen) und schwingen es dynamisch über dem Kopf. Dabei rufen wir laut „Juhu!", „Jippie!" und „Hüa!" Anschließend wechseln wir den Arm und wiederholen das Lasso-Schwingen.

Die Bewegung aus der Schulterkugel soll Verspannungen im Schulter- und Nackenbereich lockern. Die wilden Rufe regen zum Lachen an und stärken durch die gemeinsame Albernheit das Gruppengefühl.

Nach dem Auftritt der Cowboys mit ihrer Kuhherde ist die Manege verschmutzt. Jetzt wird erstmal im Zelt gefegt: Mit der Zunge erforschen wir von innen den Mundraum, um diesen Resonanzkörper zu entdecken und wahrzunehmen. Wir streichen mit der Zunge an den oberen Zähne entlang, von den Backenzähnen links über die Schneidezähne und weiter zu den Backenzähnen rechts. Wir reiben mit der Zunge hinter den Zahnreihen entlang und den Gaumen auf und ab.

Wer die Zähne zusammenbeißt oder die Wangen angespannt hält, kann nicht leicht und dynamisch atmen. Durch das Bewusstmachen des Raums im Mund wird die Mundhöhle in ihrer Form den SeniorInnen bewusst erlebbar. Von innen wirkt das Streichen der Zunge entlang der Wangen und des Gaumens wie eine sanfte Massage.

Die Akrobaten fliegen wie auf einer Achterbahn durch die Luft. Wenn vorhanden, werden dazu glitzernde Eisdekorationen verteilt und stellen die „bunten Glitzerkostüme" der Akrobatinnen dar:

Wir malen mit jeweils einem ausgestreckten Arm eine liegende Acht in die Luft, wie das Unendlichkeitszeichen. Zusammen mit der Armbewegung tönen wir „Huuiii". Beim oberen Schwung tönen wir in hoher Stimmlage, beim unteren Schwung tönen wir tief. So entsteht ein fließender Wechsel von hohen und tiefen Tönen, auch „Glissandi" genannt. Wir wechseln die Arme, damit sie während der Übung kraftvoll und elastisch bleiben, statt zu ermüden.

Der lang ausgestreckte Arm soll durch die runden Bewegungen angespannte Schultergelenke lösen. Das gleitende Tönen „schmiert" den Kehlkopf wie Öl. Da der Kehlkopf die oberen von den unteren Atemwegen trennt, ist es für eine anstrengungsfreie Atmung wichtig, dass er sich in Wohlspannung (Eutonus) befindet. Die Stimmlippen sind während der Atmung geöffnet und inaktiv. Ist der Kehlkopf angespannt, können sich die Stimmlippen verengen und den Atemfluss behindern. Mit dieser Aufgabe beugen wir derartigen Spannungszuständen vor.

Auch die Kassiererin im Häuschen erledigt ihre Arbeit. Sie lächeln nette Kinder an und machen bei frechen Kindern an der Kasse ein Zitronengesicht: Abwechselnd lächeln wir und spitzen die Lippen, um die Mimik aufzulockern. Dabei grinsen wir möglichst breit und ziehen beim „Zitronengesicht" die Wangen rund um den Mund möglichst eng, sodass ein verkniffener Kussmund entsteht.

Nur durch ein entspanntes Gesicht kann viel Luft durch Mund und Nase einströmen. Übungen zur Mundmotorik und für die Gesichtsmuskulatur unterstützen eine lockere Atmung in den oberen Atemwegen.

Die ganze Zirkusfamilie fröhliche Lieder, um die BesucherInnen zu unterhalten:

- Hab mein Wage vollgelade

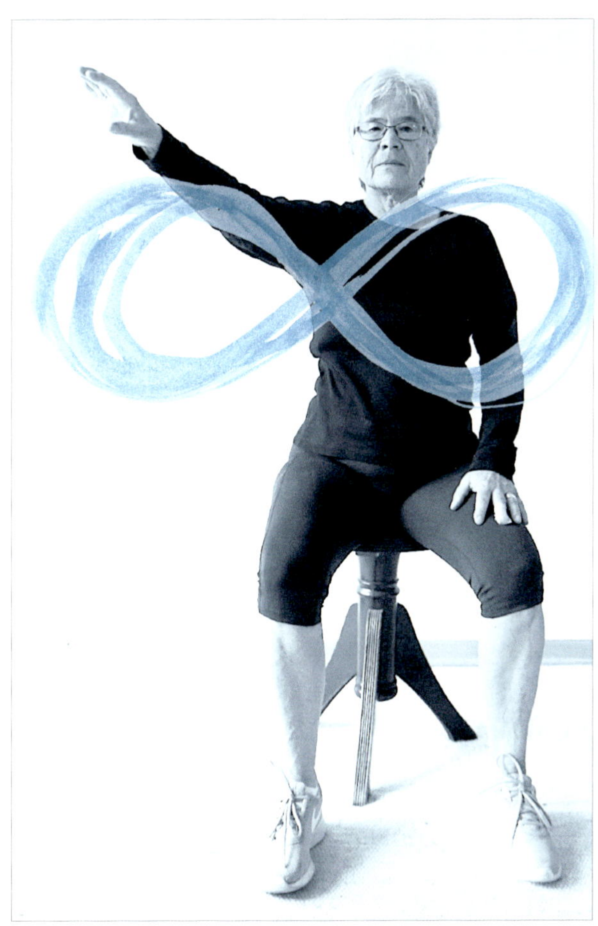

- Laurentia, liebe Laurentia mein
- C-a-f-f-e-e, trink nicht so viel Kaffee!
- Die meiersche Brücke, die meiersche Brücke, die ist so sehr zerbrochen
- Ri-ra-rutsch, wir fahren mit der Kutsch.
- Meine Oma fährt im Hühnerstall Motorrad

Nachdenklicher Impuls für den Alltag

Im Zirkus dreht sich alles um Spaß, Heiterkeit, Leichtigkeit (und ein bisschen Spannung). Wie können die SeniorInnen in ihrem Leben mehr Freude haben und Humor kultivieren? Aus der Vorlage (siehe Download Hinweis Seite 45) wird die Tabelle auf Papier in kräftigen Farben kopiert und in kleine „Karten" zum Mitgeben zerschnitten. So sollen die Teilnehmenden dazu angeregt werden, selbst dafür zu sorgen, dass sie leichte und fröhliche Momente erleben bzw. Im Alltagsgeschehen entdecken.

- Worüber lachen Sie gern?
- Was macht Ihnen Spaß?
- Wie können Sie Leichtigkeit und Humor im Alltag erleben?

Auf dem Bauernhof

Dekoration für die Mitte des Stuhlkreises: Als Unterlage verwenden wir ein kariertes Tuch oder einen Kartoffelsack, darauf werden angeordnet: Tiere des Bauernhofs aus Holz oder Plastik, Eimer, Schale mit Obst, Kuscheltier-Katze oder -Hund, Topf mit Blumen, Bild von einer Kuh, Schüsselchen mit Körnern, Plastiktraktor, ein Bündel Heu oder Stroh.

Kein Material nötig

Unsre Katz heißt Mohrle

Unsre Katz heißt Mohrle,
Hat ein schwarzes Ohrle,
hat ein schwarzes Fell.
Und wenn es was zu schlecken gibt,
dann ist sie gleich zur Stell.
Unsre Katz heißt Mohrle,
hat ein schwarzes Ohrle,
Augen, die sind grün,
und abends, wenn es dunkel wird,
da fangn sie an zu glühn.

Unsre Katz heißt Mohrle,
hat ein schwarzes Ohrle,
Pfötchen, die sind weich,
und wenn mein Kind im Schlafe liegt,
dann schnurrt sie durch ihr Reich.

- Wilhelm Bender -

Wir laufen in aller Frühe einmal über den Hof und lassen den Hund raus. Danach treten wir uns vor der Tür die Füße ab: Wir treten kräftig auf einer imaginären Schmutzmatte und versuchen, auch seitlich und von unten die Füße mit Bewegungen auf dem Boden „zu säubern“. Fest stampfen wir auf, damit sich „der Dreck löst“.

Die Übung dient der Aktivierung der Fußsohlen für einen guten Stand. Durch einen festen Bodenkontakt bilden die Füße eine gute Basis für die folgenden Übungen.

Wir öffnen die schweren, alten Fensterläden aus Holz und lassen Licht und Luft herein: Die Arme strecken wir gerade nach vorn und öffnen sie nach rechts und links, als würden seitlich zwei schwere, verzogene alte Fensterläden auseinander gedrückt. Wir drücken die Arme so weit wie möglich seitlich nach hinten, „bis die Fensterläden an der Hausmauer anliegen".

Die Bewegung soll die Schultern lockern und den Brustkorb öffnen.

Wir beobachten die Katze, die sich in der Sonne beim Aufwachen räkelt:

Die Katze macht sich in der warmen Sonne genüsslich gaaanz lang. Wir strecken und aalen uns wie sie: Nach oben, zu den Seiten, nach unten. Wir runden den Rücken und gehen ins Hohlkreuz, mehrfach abwechselnd.

Auf einem Hocker sitzend neigen wir uns mit dem Einatem seitlich nach links, um die Flanken zu dehnen. Dabei bleibt der Oberkörper aufrecht, nicht zusammen klappen! Beim Zurückkehren in den aufrechten Sitz atmen wir auf fffff aus. Die rechte Seite trainieren wir genauso, mehrfach wiederholen (siehe Foto unten).

Das Strecken und Dehnen soll den gesamten Oberkörper in Bewegung bringen und den Kreislauf anregen. Die seitliche Dehnung soll die Flanken aktivieren, während die Bauchmuskeln den Rumpf aufrecht halten.

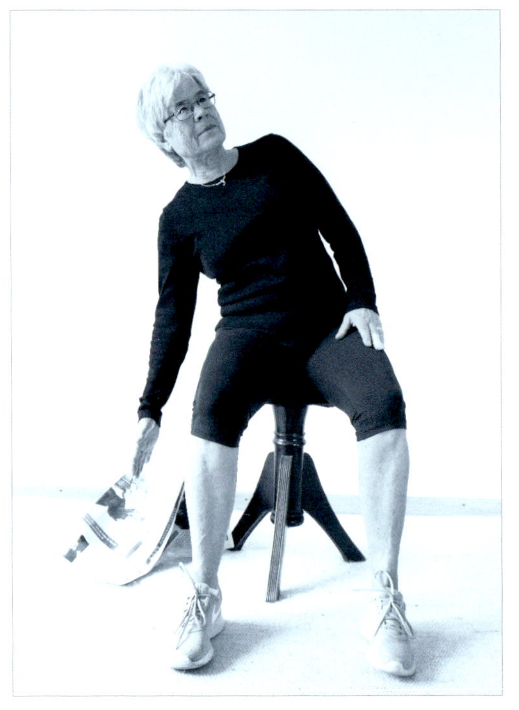

Im Hühnerstall schlüpft ein Küken. Noch ist es in seinem harten Ei gefangen, möchte aber dringen hinaus an die frische Luft. Wir sitzen und strecken beide Arme parallel zueinander aus, die Handflächen sind angewinkelt: So versuchen wir, die Eierschale von innen wegzudrücken. Wir strecken uns und drücken die Hände in alle Richtungen: Nach oben, unten, vorne, hinten, seitlich, schräg, usw. Bis das Küken endlich ein Loch in die Eierschale drückt und in die Freiheit hüpfen kann (siehe Fotos rechts).

Die Übung soll die ganzkörperliche Dehnung der vorherigen Aufgabe vertiefen.[4]

4 Idee zu Übung aus „Atem in Balance" von Barbara Lutz, Knaur Menssana

Wir füttern die Hühner: Wir streuen imaginäre Körner mit weiten Armbewegungen aus. Dabei stehen wir locker in Fuß- und Kniegelenken, sodass wir den Körper auch seitlich drehen können. Schließlich picken die Hühner nicht nur vor unseren Füßen herum, sondern laufen über den ganzen Hof! Also streuen wir die Körner auch im weiten Bogen mit Schwung nach rechts und links. Auf der Stuhlkante sitzend gelingt die Übung ebenfalls.

Die Wirbelsäule soll durch die Drehung beweglicher und gelockert werden. Die weiten Armbewegungen sollen den Brustkorb öffnen.

Wir gehen nach draußen zum Äpfel pflücken (Variante: Wäsche aufhängen): Erst stellen wir uns vor, wie wir eine Leiter an den Apfelbaum lehnen und hoch klettern. Dabei greifen wir mit den Armen abwechselnd in die Luft und steigen mit den Füßen pantomimisch hinterher. Das gelingt am besten im Stehen, ist aber auch auf der Stuhlkante sitzend gut möglich.

Oben angekommen strecken wir uns, um Obst zu pflücken: Nach oben, zu den Seiten, nach hinten, schräg nach unten. Wir bewegen uns so weit aus dem körpereigenen Schwerpunkt, wie die Balance es zulässt. Motorisch eingeschränkte Personen bleiben dabei sitzen oder können sich im Stehen an einer Stuhllehne festhalten.

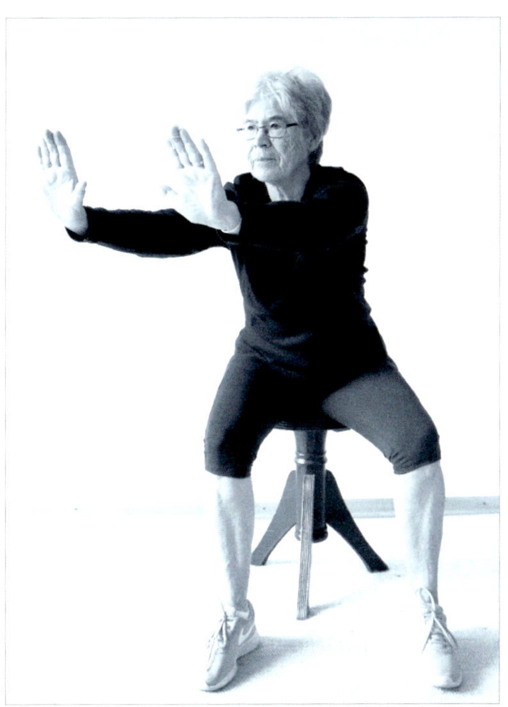

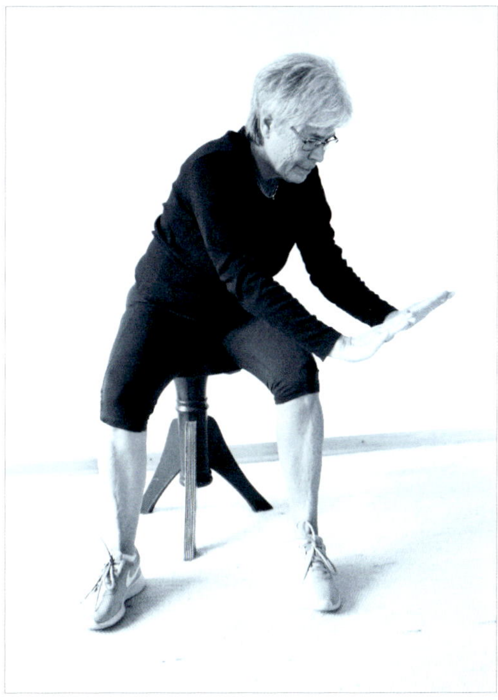

Die ganzkörperliche Dehnung der vorherigen Aufgabe soll verstärkt und wiederholt werden.

Wir starten die Windmühle, um Korn zu mahlen: Wir stehen alle, soweit möglich. Wer nicht stehen kann, sitzt auf einem Stuhl ohne Armlehnen. Wir lassen die Arme locker und absichtlich „kraftlos" baumeln. Den Oberkörper drehen wir kräftig und schwungvoll nach rechts und links, bis die Arme durch die Rotation des Rumpfs fliegen. Danach werden wir wieder langsamer werden und kommen zur Ruhe (siehe Foto unten).

Die Übung soll den Oberkörper lockern, damit danach tiefer geatmet werden kann.

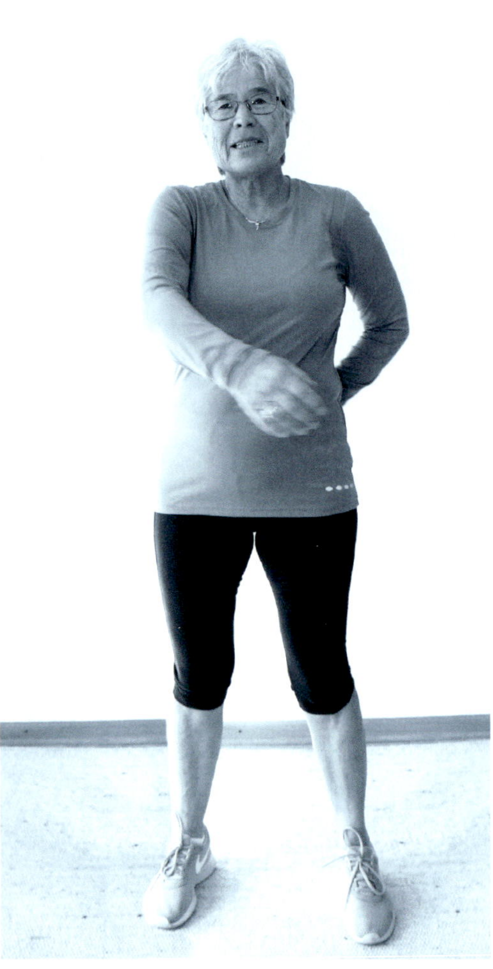

Wir kneten den Brotteig: Wir lassen uns zwischen den weit geöffneten Beine nach vorne unten hängen und „kneten in einem tiefen Trog den Teig". Dazu bewegen wir die Arme, während wir vornüber gebeugt bleiben, mit kräftigen und langsamen Bewegungen. Der Teig verträgt keine Eile!

Durch die Beugung im Lendenwirbelbereich und das leichte Wippen aus dem unteren Rücken während des Knetens sollen die unteren Atemräume geöffnet werden.

Die Hühner flattern über den Hof: Die Arme winkeln wir dicht am Körper an und legen die Hände auf die Schultern. Mit den Ellenbogen klopfen wir beim Ausatmen leicht und locker gegen die Rippen. Wer mag, ruft gackernd „Boook bok bok!" dazu.

Das leichte Klopfen massiert die Rippen sanft und soll damit den Brustkorb als Atemraum spürbar machen.

Wir beobachten den Wind in den Weiden: Wir atmen ein und mit der Lippenbremse langsam aus. Dabei soll die Ausatmung länger als die Einatmung dauern. Die SeniorInnen sollen sich auf ihre Atmung konzentrieren und die Ausatmung, durch die leicht geschlossenen Lippen, fein dosiert ausströmen lassen. Dabei ist es wichtig, dass der Atem fließt und nicht angestrengt gepresst wird.

Die Konzentration auf die Ausatmung soll den Atemfluss vertiefen und verlängern. Durch ein bewusst langsames Tempo gelingt dies am Besten.

Wir beobachten die Kuh beim Wiederkäuen und Schlafen.

Überleitung zur Atemwahrnehmung, der Text wird langsam vorgelesen:
Die Kuh liegt an einem ruhigen Plätzchen auf der Wiese. Von unten erfrischt sie das feuchte Gras, von oben wärmt sie die Sonne. Hinter ihr steht ein Baum und fängt den Wind ab, sodass sie es richtig gemütlich hat. Wie die schläfrige Kuh lassen wir alle Anspannung aus dem Körper entweichen: Die Hände legen wir in den Schoß, die Schultern lassen wir bewusst los. Die Füße gleiten auf dem Boden in eine entspannte Position. Unser Körpergewicht geben wir nach unten an den Stuhl und nach hinten an die Lehne ab. So können wir uns ganz auf den Atem konzentrieren. (Pause)

Jeder Atemzug ist ein Geschenk: Er kommt von allein und bringt uns frische Luft. Dann geht der Atem von allein und nimmt die verbrauchte Luft mit. Der Einatem füllt uns, der Ausatem leert uns. Ganz von allein. Und immer zuverlässig. (Pause) Deshalb achten wir jetzt darauf, wie der Atem einfach geschieht. Er kommt von selbst, und er geht von selbst.

So wie die Kuh auf der Wiese spüren wir, wie der Atem unseren Bauch füllt. Der Bauch wölbt sich, während die Lungen sich mit Luft füllen. Und die Brust hebt sich, weil die Luft sich in den Lungen verströmt. (Pause) Ganz von allein kümmert sich der Körper darum, dass wir in jedem Moment unseres Lebens von frischer Luft erfüllt und von verbrauchter Luft befreit werden. Ob wir darauf achten oder nicht. Die Kuh genießt einfach ihr Leben, und so genießen wir diesen Moment der Ruhe auf der Wiese. (Stille wirken lassen)

Die Vögel verscheuchen wir vom Kirschbaum: Wir zischen und rufen „Ksss, ksss-ksss!" um die Vögel davon abzuhalten, die Kirschen wegzupicken. Dabei wedeln wir mit den Armen und „verscheuchen" die Vögel. Danach legen wir die Hände auf den oberen Bauch und zischen erneut „Kss, ksss-ksss!", um die Bauchdecke zucken zu spüren und damit die Zwerchfellbewegung wahrnehmen zu können.

Die kurzen Zwerchfellimpulse dienen der Vertiefung der Atmung.

Wir schauen den Vögeln hinterher: Die linke Hand stützen wir auf dem linken Knien ab, den rechten Arm strecken wir öffnend nach schräg rechts in die Luft. Wir schauen in die nach oben gereckte Hand, „dem Vogel hinterher". Dabei dehnen wir den Brustkorb und die Rippen weit auf und atmen bewusst in die Körperseite hinein. Dann wechseln wir zum rechten Arm, der auf das rechte Knie gestützt wird, und öffnen den linken Arm weit seitlich nach oben. Währenddessen atmen wir ein und blicken wieder in die Luft auf die Hand. Wir wechseln die Arme mehrfach und lassen dabei Zeit zum Atmen in die Rippen und Flanken! Dabei sollen alle dem eigenen Atemrhythmus folgen.

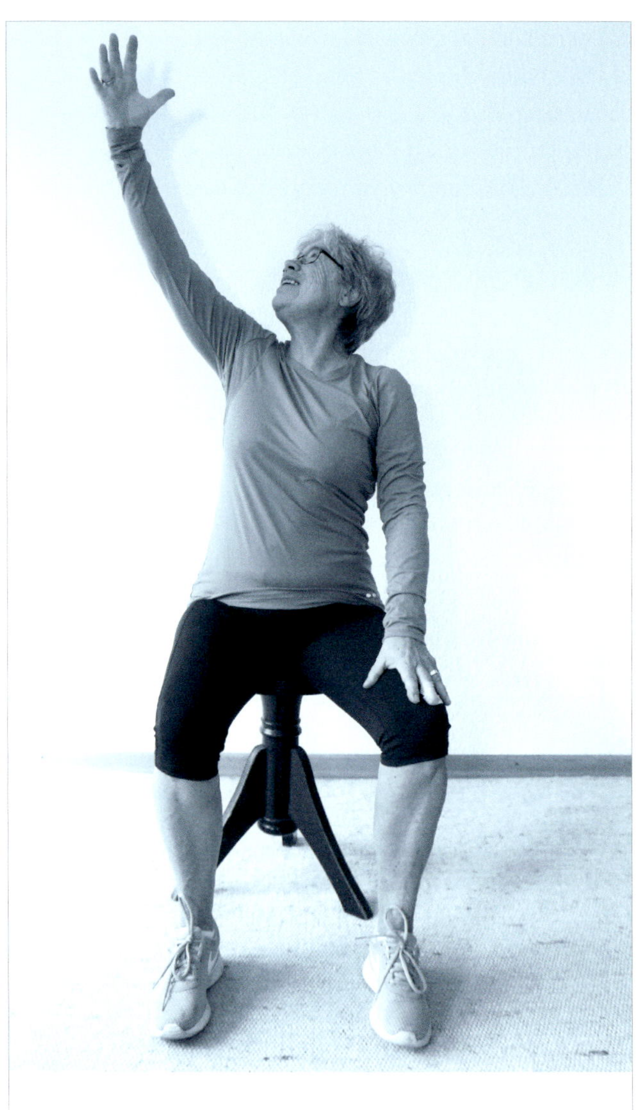

Die Aufgabe soll durch die gedehnten Rippen die seitlichen Atemräume in den Flanken aktivieren.

Wir starten den alten, rostigen Traktor: Erst springt der Traktor nicht an, er macht nur „Bob bob bob" (wir tönen mit blubbernden Lippenbewegungen locker und tief). Langsam wärmt sich der alte Motor auf, wir tönen kräftiger und etwas schneller „Bob-bob-bob". Dann lassen wir stimmhaft die Lippen flattern, weil der Traktor losfährt.

Die Stimme soll auf entspannte Weise aktiviert werden. Daher beginnen wir anstrengungsfrei in unteren Tonlagen, da auch ein Traktor tiefe Töne von sich gibt. Durch das Lippenflattern sollen die Lippen und Wangen besser gespürt werden.

Wir beobachten die Katze oder den Hund beim Was-

ser schlabbern: Das gelingt mit der sogenannten Pleuel-Übung. Die Zungenspitze legen wir hinter die unteren Schneidezähnen und wölben den Zungenrücken nach vorn. Dabei rundet sich der Zungenrücken über die Zähne nach vorn, während die Zungenspitze hinter den unteren Schneidezähnen verharrt.

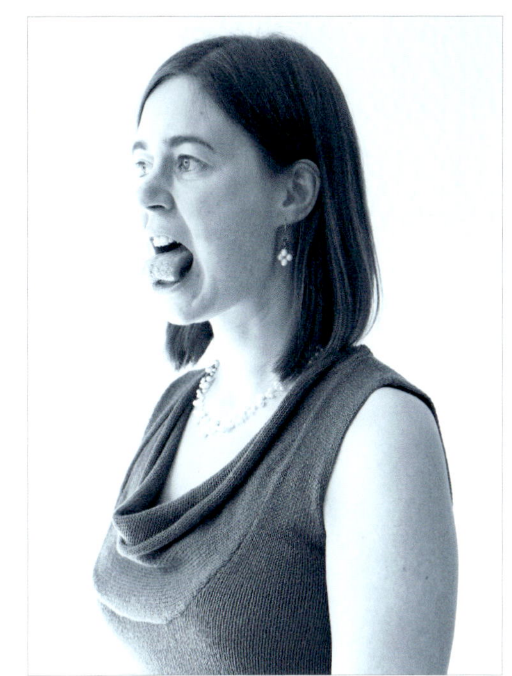

Das Pleueln soll den Zungenrücken und Zungengrund dehnen sowie den Rachen aufspannen. Durch das weite Öffnen des Mundes soll der Unterkiefer gedehnt werden.

Wir singen thematisch passende Lieder

Zum Schluss singen wir gemeinsam, um die aktivierten Atemräume zu nutzen und weil Singen Glückshormone ausschüttet, die uns auch nach der Gruppenstunde begleiten.

- Spannenlanger Hansel, nudeldicke Dirn
- Im Märzen der Bauer
- Bunt sind schon die Wälder
- Heo, spann den Wagen an
- Ich bin das ganze Jahr vergnügt
- Miau, miau, hörst du mich schreien?

Nachdenklicher Impuls für den Alltag

Auf dem Bauernhof steht oft harte körperliche Arbeit auf der Tagesordnung. Aber auch viele, längst vergessene Handwerkstechniken und ländliche Traditionen, die einige SeniorInnen als Kinder noch erlebt haben. Auch das enge Zusammenleben mit Tieren hat viele Menschen noch vor einigen Jahrzehnten geprägt. Vermissen manche der TeilnehmerInnen das? Wünschen Sie es sich hier und heute für ihren Alltag? Mit kleinen kopierten „Karten" aus farbigem Papier, herzustellen aus der Kopiervorlage (siehe Download Hinweis Seite 45), lassen sich Anregungen mitgeben.

- Gab es in Ihrem Leben früher Tiere? Vermissen Sie sie?
- Gibt es eine Person, bei der Sie während eines Besuchs die Katze streicheln
- oder mit dem Hund spielen können?
- Freut sich jemand, wenn Sie zwischenzeitig ein Haustier pflegen?
- Oder fällt Ihnen eine Person ein,
- die Sie auf einen Ausflug übers Land begleiten könnte?

Auf der Blumenwiese

Dekoration für die Mitte des Stuhlkreises: Als Unterlage breiten wir eine Picknickdecke oder einen geblümten Stoff aus. Darauf arrangieren wir künstliche Blumen in der Vase (wenn es schnell gehen soll) oder einen frischen Wiesenstrauß. Darum Blumen aus Papier verteilen oder eine bunte Wimpelkette rund um die Mitte legen.

Material: Ein Theraband pro Person. Wenn vorhanden: Ein Röhrchen mit Seifenblasen pro Person, die entsprechende Übung kann auch ohne Seifenblasen angeleitet werden.

An einem Sommermorgen

An einem Sommermorgen
da nimm den Wanderstab,
es fallen deine Sorgen
wie Nebel von dir ab.

Des Himmels heitre Bläue
lacht dir ins Herz hinein
und schließt, wie Gottes Treue,
mit seinem Dach dich ein.

Rings Blüten nur und Triebe
und Halme von Segen schwer,
dir ist, als zöge die Liebe
des Weges nebenher.

So heimisch alles klingt
als wie im Vaterhaus,
und über die Lerchen schwingt
die Seele sich hinaus.

- Theodor Fontane -

Wir genießen die Sonnenstrahlen am Morgen. Sie laden uns zu einem Spaziergang ein: Alle sitzen aufrecht, die Arme hängen. Dabei zeigen die Handrücken der hängenden Arme nach vorn, die Handinnenseiten nach hinten. Mit dem Einatem drehen wir die Handflächen nach außen, dabei ziehen die Schultern leicht zurück und die Schulterblätter nähern sich einander an. Beim Ausatmen lassen wir locker, die Arme bewegen sich wie von allein in die Ausgangsposition zurück. Wer mag, kann den Rücken beim Ausatmen leicht wölben und beim erneuten Einatmen in ein dezentes Hohlkreuz gehen. Insgesamt bleibt dabei der Oberkörper aufrecht! Diese kleine, aber effektive Bewegung wiederholen wir mehrfach. Wir enden mit dem Aufdrehen der Hände und damit dem Öffnen des Brustkorbs, der letzte Ausatem entweicht in dieser Zielposition (siehe Fotos unten).

Obwohl die Übung nur aus einer kleinen Bewegung besteht, wird der Brustkorb sehr effektiv indirekt geöffnet.

Wir steigen auf das Fahrrad und radeln los. Dazu rutschen wir weit nach vorn auf die Stuhlkante und halten uns ggf. mit den Händen an der Sitzfläche fest. Jetzt neigen wir uns etwas nach hinten, heben die Füße vom Boden und beginnen, mit den Beinen in der Luft "Rad zu fahren".

Durch das Anheben und Bewegen der Beine muss die Rumpfmuskulatur Spannung aufbauen und für Stabilität im Körper sorgen. Besonders die Bauchmuskulatur arbeitet intensiv. Während der verstärkten Ausatmung wird die Bauchmuskulatur als Unterstützung benötigt. Daher fördert die Bauchmuskelübung die Grundlage der vertieften Ausatmung.

Wir stellen das Rad gedanklich ab und spazieren im Gras. Am Rand der Wiese stehen jede Menge Brennnesseln. Damit wir sie nicht mit unseren Beinen

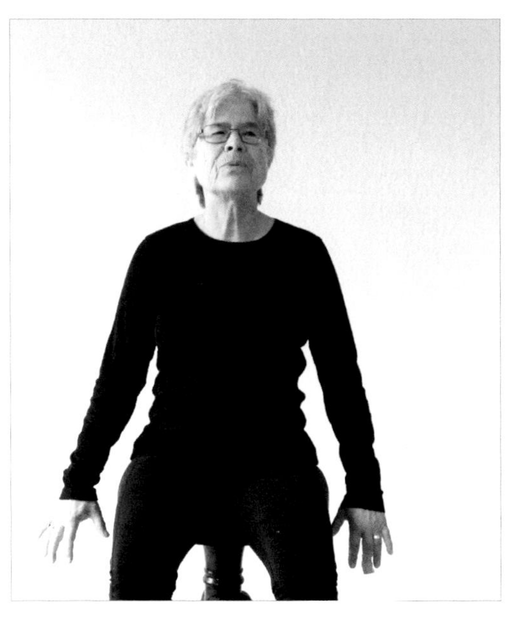

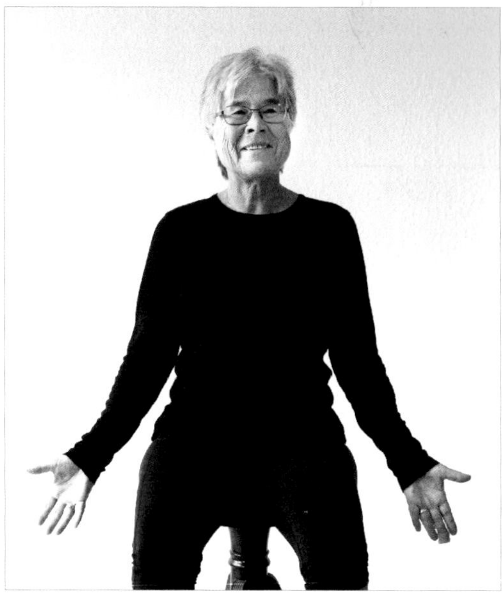

berühren, treten wir sie nach rechts und links aus dem Weg: Wer mag, führt die Aufgabe im Stehen durch und hält sich bei Bedarf an der Stuhllehne fest. Im Sitzen auf der Stuhlkante ist die Durchführung ebenfalls möglich. Wir treten mehrfach hinter einander mit einem Bein locker aus der Hüfte. Das Treten soll auf Kniehöhe in der Luft passieren und ist damit lautlos. Bei jedem Tritt atmen wir dynamisch aus, ggf. mit Schnauben. Wir wechseln nach drei bis fünf Tritten jeweils das Bein.

Das Fundament unseres Körpers, Füße und Beine, sollen zu Beginn der Atemfreude besser durchblutet werden. Hier stehen die Beine im Fokus, durch die kräftigen Tritte kommt der Kreislauf in Schwung.

Wir beobachten die Blumen, die im Wind schwingen. Dabei stehen wir mit den Füßen fest auf dem Boden. Knöchel, Knie und Hüften sind locker. Zu Beginn lehnen wir uns stehend leicht nach vorn und hinten. Wenn das gelingt, verlagern wir das Gewicht abwechselnd vom rechten auf den linken Fuß und schwingen so zu den Seiten. Die Füße bleiben dabei fest mit dem Boden verbunden. Dann kombinieren wir die seitlichen Schwünge mit der Bewegung nach vorn und hinten, sodass ein Kreis entsteht. Der Atem fließt dabei leicht und gleichmäßig. Wer nicht sicher steht, hält sich am Stuhl fest.

Auf diese Weise soll das Gleichgewicht angeregt und die Balance als Sturzprophylaxe trainiert werden.

Wir kommen zu einer Bank und würden uns gern setzen, aber sie ist noch nass. Daher legen wir ein Tuch darüber: Als „Tuch" benutzen wir ein Theraband. Im Stehen (oder auf der Stuhlkante sitzend) halten wir das Band mit beiden Händen hinter dem Rücken. Die Arme befinden sich seitlich am Körper und ziehen nach unten, sodass das Theraband unterhalb des Pos verläuft. Parallel straffen wir das Band, indem wir es auseinander ziehen. Die Bewegungsrichtung ist damit gleichzeitig „nach unten" und „auseinander". Immer wieder ziehen wir das Theraband für einige Sekunden straff und lang, dann lassen wir die Arme wieder locker. Der Oberkörper hält sich die ganze Zeit aufrecht! Abschließend „schütteln" wir das Band hinter dem Rücken mehrfach aus, sodass wir uns anschließend auf das glatte, ausgeschüttelte „Tuch" setzen können. So nehmen wir trocken auf der imaginären Bank Platz.

Das Ziehen nach unten bringt die Schultern, die im Alltag oft hochgezogen und angespannt werden, wieder an ihren natürlichen Platz zurück. Das Auseinanderziehen unterstützt eine aufrechte Haltung und soll den Brustkorb dehnen.

Tropft es etwa noch aus dem Baum über unserer Bank? Wir schauen uns argwöhnisch um: Mit aufrechtem Rücken sitzen wir auf der Stuhlkante. Wir strecken die Arme seitlich nach rechts und links aus, dass sie eine lange Linie mit den Schultern bilden. Die Unterarme recken wir nach oben, sodass ein großes U entsteht (mit dem Kopf in der Mitte). In dieser Haltung drehen wir uns im Oberkörper zu beiden Seiten, um nach Tropfen aus der Baumkrone Ausschau zu halten. Mit den ausgestreckten Händen könnten wir den fallenden Tau auffangen.

Die Übung soll den Brustkorb öffnen und die Muskulatur um das Schlüsselbein dehnen.

Wir entdecken, dass nahe der Bank ein Baum voll Früchte steht (alle stellen sich ihr Lieblingsobst vor). Wir strecken uns diagonal wie ein Wegweiser zu den schönsten Kirschen/ Äpfeln/ Birnen/ Mirabellen nach oben. Dazu stellen wir das rechte Bein gestreckt seitlich auf, am besten nur mit den gestreckten Zehenspitzen. Wem das zu wackelig ist, stellt den Fuß mit gestrecktem Bein auf. Der linke Arm dehnt sich seitlich nach oben, sodass eine Diagonale von links oben nach rechts unten den Körper durchläuft. Wir ziehen jetzt den Arm und das Bein so lang, wie es nur geht. Dann wechseln wir: Wir strecken das linke Bein und stellen die Zehenspitzen auf und recken den rechten Arm schräg nach oben. Dabei halten sich Personen, die sich unsicher fühlen, an der Stuhllehne fest. Auch auf der Stuhlkante ist die Übung möglich.

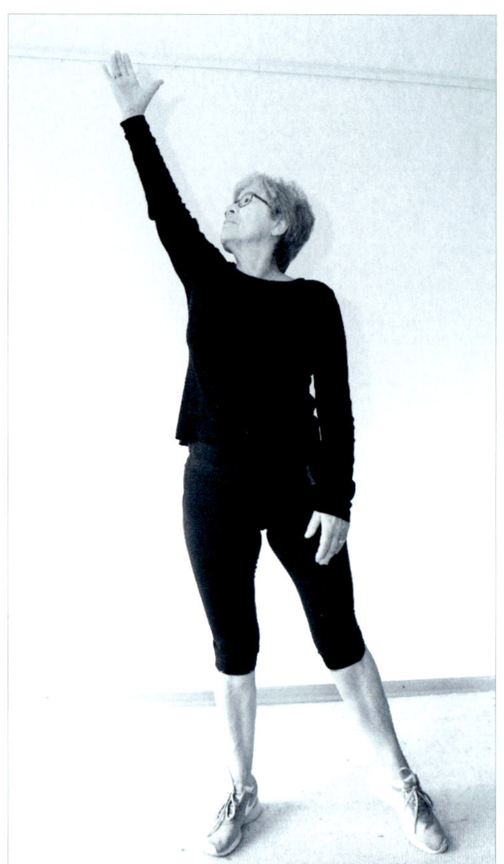

Die diagonale Dehnung mobilisiert den ganzen Körper, zieht den Rumpf auseinander und soll das Gleichgewicht (als Sturzprophylaxe) trainieren.

Wir hören Geräusche aus dem Wald, der an die Wiese grenzt. Fällt dort ein Förster Bäume? Es hört sich an, als säge jemand einen Baumstamm in Stücke: Auf Brusthöhe strecken wir beide Arme nach vorn. Nun beginnen wir, mit beiden Händen gleichzeitig zu sägen, indem wir sie parallel nach vorn und hinten führen. Dabei nehmen wir den Atem mit und begleiten die Bewegung durch „Sch, sch, sch" oder „Ritsch, ratsch". Die Arme schneiden auf Brusthöhe dynamisch durch die Luft.

Der schwungvolle Rhythmus durch die Armbewegung soll die Schultern lockern. Wenn die Atmung durch das „Ritsch, ratsch" einbezogen wird, entsteht ein kraftvoller Bewegungsfluss, der auch das Zwerchfell aktiviert.

Neben der Bank steht ein Hula-Hoop-Reifen, den hat wohl jemand vergessen. Wir schwingen die Hüfte und stellen uns dazu den kreisenden Reifen um unseren Bauch vor. Mit der Hüfte kippen wir zuerst nach hinten, indem wir den unteren Rücken leicht runden. Wir stellen uns vor, wie hätten einen Schwanz, den wir unter uns einrollen. Dann kippen wir das Becken nach vorn, indem wir minimal ins Hohlkreuz gehen, die Bewegung passiert nur unten in den Lendenwirbeln! Der Oberkörper bleibt die ganze Zeit aufgerichtet, nur das Becken kippt nach vorn und hinten. Dann kippen wir mit der Hüfte nach rechts und links, indem wir das Gewicht von der linken Pobacke auf die rechte verlagern. Auch dabei ist der Oberkörper weiterhin ruhig und aufgerichtet. Nun verbinden wir die Bewegungen vorne-hinten und rechts-links miteinander, sodass ein Kreis entsteht. Auf diese Weise schwingen wir gedanklich den Hula-Hoop-Reifen.

Nach einigen Runden in der ursprünglichen Richtung wechseln wir die Kreisbewegung in die Gegenrichtung. Wenn wir andersherum kreisen als zu Beginn, fühlt sich das erst einmal seltsam an, gelingt aber bald besser.

Das Becken ist unter dem Brustkorb die benachbarte, große knöcherne Struktur. Elastische Bewegungen des Beckens dehnen den ganzen Bauchraum und regen die Bauchmuskeln an. Das Zwerchfell als elastische, muskuläre Platte bewegt sich wie ein „Zwischengeschoss" zwischen dem Brustkorb oben und dem Becken unten. Durch Hüftkreisen locken wir die Atmung in die Bauchregion und vertiefen sie.

Wir atmen ein und lange etappenweise aus, um einen Löwenzahn mit seinen Schirmchen anzupusten. Mit ganz leichten, zügigen Stößen atmen wir aus und stellen uns vor, dass dadurch die Schirmchen des Löwenzahns in alle Richtungen fliegen. Wir atmen ruhig ein und schwungvoll mit vielen kleinen Impulsen aus. Nach einigen Atemzügen legen wir eine Hand auf den oberen Bauch, um die Zwerchfellbewegungen zu spüren. Wer wenig spürt, kann das Tempo des Ausatmes variieren. Dabei bleibt die Atmung anstrengungsfrei! Nach mehreren Wiederholungen pausieren und durchatmen, damit der Kreislauf der älteren Menschen stabil bleibt. Danach noch einmal wiederholen.

Durch leichte, federnde, anhaltende Ausatembewegungen gerät des Zwerchfell in Schwingung. Damit trainieren wir die Aktivität unseres größten Muskels.

Variante: Wenn genug Fläschchen mit Seifenblasen für alle vorhanden sind: Wir pusten Seifenblasen. Mit anhaltendem Atemstrom, der gut dosiert wird, entsteht besonders viele gleichmäßige Seifenblasen.

Auch die Seifenblasen dienen dazu, durch die gehaltene Grundspannung des Zwerchfells den „Motor" der Atmung zu stärken.

Jetzt steigt uns ein seltsamer Geruch in die Nase: Waren auf dieser Wiese vielleicht noch vor Kurzem Kühe? Wir atmen drei Mal schnuppernd ein und einmal schnaubend aus, um den Geruch loszuwerden. Mehrfach wiederholen wir den Ablauf. Zum Glück ist kein Kuhfladen im Gras zu entdecken, da fuhr wohl in der Nähe nur ein Güllewagen längs und der Wind trug den Geruch zu uns. Glück gehabt!

Durch das schnuppernde Ein- und das schnaubende Ausatmen vertieft sich der Atem indirekt, während das Zwerchfell unbemerkt kräftig arbeitet.

Falls doch eine Kuh am Rand der Wiese aus dem Wald kommen sollte, üben wir zur Sicherheit das Lasso-Werfen: Wir dritteln das Theraband, damit es sich gut schwingen lässt. Dann fassen wir es an einem Ende (mit allen drei Lagen) und schwingen es dynamisch über dem Kopf. Dabei rufen wir laut „Juhu!", „Jippie!" und „Hüa!" Anschließend wechseln wir den Arm und wiederholen das Lassoschwingen.

Die Bewegung aus der Schulterkugel soll Verspannungen im Schulter- und Nackenbereich lockern. Die wilden Rufe vertiefen die Atmung, regen zum Lachen an und stärken durch die gemeinsame Albernheit das Gruppengefühl.

Rund um unsere Bank wachsen lauter Gänseblümchen. Wir zählen sie: Dabei verbinden wir den Atem mit gedanklichem Zählen. Wir atmen zu Beginn drei Sekunden ein und vier Sekunden aus. Zwei Mal wiederholen. Als nächstes atmen wir drei Sekunden ein und fünf Sekunden aus. Zwei Mal wiederholen. In diesem Ablauf wird die Übung fortgesetzt: Die Ausatmung verlängern wir immer um eine Sekunde, soweit es anstrengungsfrei möglich ist. Dabei lassen wir uns jeweils zwei oder mehr Durchgänge Zeit, bevor wir die Ausatmung um eine weitere Sekunde verlängern.

Durch die sehr direkte Atemübung, die in den natürlichen Atemrhythmus eingreift und ihn verändert, wird sehr nachdrücklich die Atmung verlangsamt und vertieft.

Hinweis: Manche Seniorinnen mögen diese klare, übersichtliche Übung sehr. Andere finden sie zu technisch und brechen nach kurzer Zeit ab. Sie pausieren einfach, bis zur Atemwahrnehmung übergegangen wird.

Als Überleitung zur Atemwahrnehmung beschreiben wir, was unsere Sinne auf der Blumenwiese wahrnehmen. So kommen die SeniorInnen innerlich zur Ruhe: Wir setzen uns gemütlich auf unserer Bank zurecht. Dabei lehnen wir uns entspannt mit dem Rücken nach hinten und geben unser Gewicht an die Lehne ab. Auch nach unten lassen wir uns sinken, die Bank trägt uns. Unsere Hände liegen locker im Schoß.

"Man kann einen seligen,
seligsten Tagen haben;
Ohne etwas anderes zu gebrauchen
als blauen Himmel
und grüne Frühlingserde."

- Jean Paul -

Unter den Füßen spüren wir das Gras. Ist es erfrischend feucht oder warm und weich? An den Beinen kitzeln uns längere Halme. Die Sonne scheint auf unsere Beine, den Bauch, Brust, Gesicht und Arme. (Pause) In den Händen halten wir eine schwere und warme Frucht. Oder eine glatte Kastanie aus dem Baum über uns. In die Nase steigt uns ein Duft von Blumen, der Geruch von Tannennadeln aus dem Wäldchen in der Nähe oder ein Hauch vom Wasser aus einem Fluss nahebei. Wir saugen den Geruch tief ein. Er strömt durch unsere Nase, unseren Rachen, unseren Hals, die Bronchien hinab bis in die Lunge. Die saubere Luft erfrischt uns und erfüllt uns mit ihrem Duft. (Pause)

Aus der Ferne hören wir das Singen von Vögeln und das Klopfen eines Spechts. Vor unserem inneren Auge stellen wir uns eine heimatliche Landschaft vor, die uns auf der Bank umgibt. Währenddessen wärmt uns die Sonne. Und die frische Luft schenkt uns neue Kraft. (Pause)

Mit dem Ausatem lassen wir alles Verbrauchte los. Verspannungen, Schmerzen und negative Gefühle lassen wir mit dem Ausatem ziehen.

Der Einatem beschenkt uns mit sauberer Luft und frischer Kraft.

Die Konzentration auf die fünf Sinne hilft, von Schmerzen abzulenken und den Moment bewusst wahrzunehmen. Die Beschreibung von Wärme unterstützt die

Entspannung. Eingestreute Anregungen zur Atmung sollen den Atem indirekt und genussvoll vertiefen.

Wir setzen uns auf eine Holzschaukel, die in der Nähe vom Baum hängt, und schaukeln im Atemrhythmus: Alle setzen sich auf die Stuhlkante. Wer mag, dreht sich auf dem Stuhl seitlich, sodass an der Stuhllehne vorbei nach hinten viel Bewegungsfreiraum entsteht. Wir winkeln ein Knie an und ziehen es zu uns heran, mit beiden Händen halten wir es fest. In dieser Position beginnen wir, leicht nach vorn und zurück zu schaukeln. Beim Schwingen nach vorn atmen wir aus, beim Schwingen zurück atmen wir ein. Dabei achten alle auf sich selbst, damit kein allgemeiner „Gruppenrhythmus" entsteht: Nur der eigene Bewegungsrhythmus unterstützt das persönliche Atemtempo! Dann wechseln wir: Das andere Knie ziehen wir heran und schaukeln im eigenen Atemrhythmus (siehe Foto unten).

Wenn die SeniorInnen sich ganz auf sich selbst konzentrieren, erreichen sie über die Schaukelbewegung eine zugleich tiefe und sehr fließende Atmung.

Wir zeichnen mit der Hand eine Spirale vor uns in die Luft: Dabei sprechen wir langsam und rhythmisch das Gedicht von Rainer Maria Rilke, sodass sich die Bewegung der Hand in der Luft mit dem Sprechrhythmus verbindet. Wir beginnen in der Mitte der Spirale und zeichnen eine immer größer werdende Spirale vor dem Oberkörper.

Durch das Atemsprechzeichen verbinden sich Atem, Artikulation und Bewegung zu einem gemeinsamen Fluss. Das rhythmische Sprechen bewirkt einen harmonisch angepassten Kreislauf im Atem: Der Ausatem entsteht durch das Sprechen, in den Pausen zwischen den Zeilen atmen wir ein.

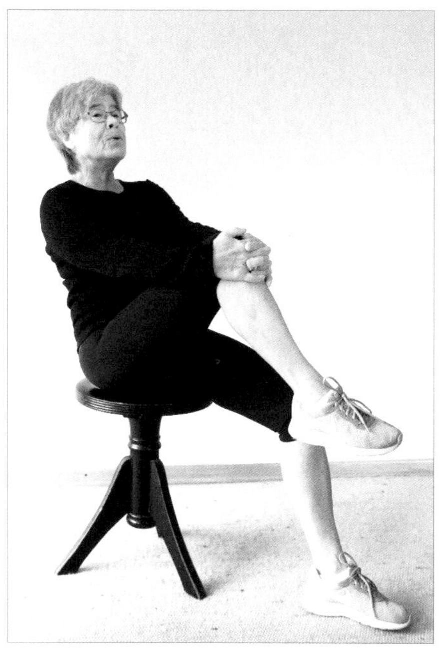

Ich lebe mein Leben in wachsenden Ringen,
die sich über die Dinge ziehn.
Ich werde den letzten vielleicht nicht vollbringen,
aber versuchen will ich ihn.
Ich kreise um Gott, um den uralten Turm,
und ich kreise jahrtausendelang;
und ich weiß noch nicht: bin ich ein Falke, ein Sturm
oder ein großer Gesang.

- Rainer Maria Rilke -

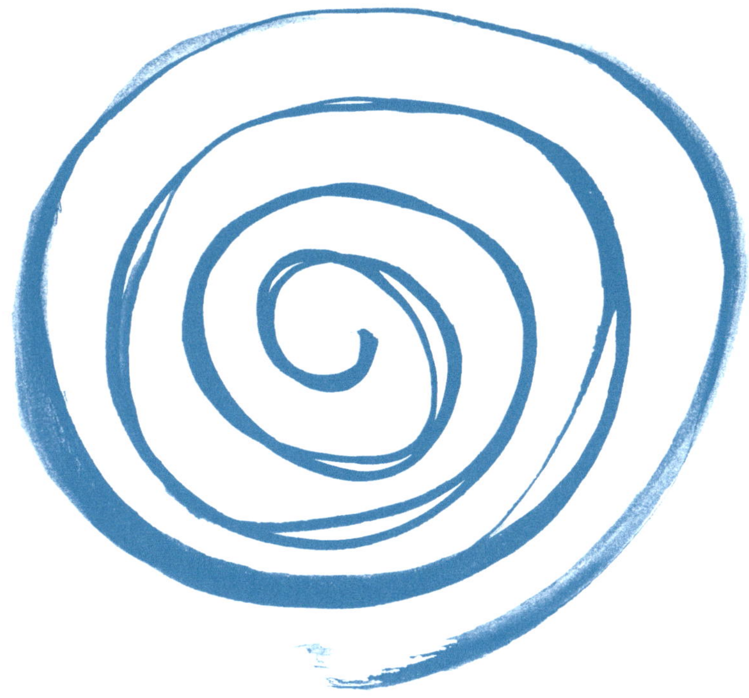

Wir singen passende Lieder:

- Lachend, lachend, lachend kommt der Sommer über das Feld
- Geh aus mein Herz
- Es geht eine helle Flöte

Nachdenklicher Impuls für den Alltag

Aus der Kopiervorlage (siehe Download Hinweis Seite 45) werden die philosophischen Karten auf farbiges Papier kopiert, zerschnitten und am Ende der Atemfreude an alle verteilt. So sollen die Impulse aus der Stunde noch länger nachklingen.

- Wenn Sie gedanklich auf einem Berg stehen und sich umschauen:
- Was haben Sie in letzter Zeit bewältigt?
- Welche Täler haben sie durchschritten?
- Welche Höhen haben Sie genossen?
- Worauf können Sie stolz sein?

Geburtstag feiern

Schön, dass du geboren bist

Ach, wie schön, dass Du geboren bist!
Gratuliere uns, dass wir Dich haben,
dass wir Deines Herzens gute Gaben
oft geniessen dürfen ohne List.

Deine Mängel, Deine Fehler sind
gegen das gewogen harmlos klein.
Heut nach vierzig Jahren wirst du sein:
immer noch ein Geburtstagskind.

Möchtest Du: nie lange traurig oder krank
sein. Und wenig Hässliches erfahren.-
Deinen Eltern sagen wir unseren
fröhlichen Dank dafür,
dass sie Dich gebaren.

Gott bewinke Dir
alle Deine Schritte;
ja, das wünschen wir,
Deine Freunde und darunter (bitte)

Dein...............

- Joachim Ringelnatz -

Dekoration für die Mitte des Stuhlkreises: Als Unterlage benutzen wir eine bunte Tischdecke, darauf drapieren wir eine Papiergirlande oder Wimpelkette, aufgeblasene Luftballons, Papierhüte (aus der Karnevals-Kiste), LED-Teelichter in bunten Gläsern, einen Strauß (künstlicher) Blumen oder eine blühende Topfpflanze.

Material: Papiertröten / sogenannte „Elefantenrüssel", die sich beim Hineinblasen entrollen und tröten. Als Variante möglich: Statt Luftrüssel Seifenblasen benutzen. Wer gerne fegt, bringt eine Tüte voll Konfetti für die entsprechende Übung mit, in die alle hineingreifen und dann eine Handvoll Konfetti werfen dürfen.

Wir räkeln uns im Bett (auf dem Stuhl oder im Stehen) wie eine Katze, noch ganz schläfrig, und uns fällt ein, dass wir heute Geburtstag haben! Wir runden den Rücken, schieben die Brust raus, lehnen uns nach links und rechts und werden ganz schief: Katzen können sich bekanntlich in alle Richtungen dehnen.

Sanft wollen wir in die Stunde einsteigen, weiches Dehnen und Lockern soll den Körper aufwecken und auf die folgenden Übungen vorbereiten.

Wir stehen auf und recken und strecken uns (motorisch eingeschränkte Personen bleiben auf dem Stuhl sitzen, rutschen an die Stuhlkante). Wir strecken die Arme in die Luft und ziehen sie so lang wie möglich. Jetzt breiten wir die Arme seitlich aus und dehnen unseren Brustkorb weit auf. Danach bewegen wir die seitlich gestreckten Arme nach hinten Richtung Rücken und schieben den Brustkorn nach vorn.

Das Strecken und Dehnen des Oberkörpers soll eine aufrechte Haltung fördern und den Brustkorb öffnen, damit anschließend tief geatmet werden kann.

Wir schlüpfen in ein besonders schönes Kleid oder ein schickes Hemd: Wir strecken die Arme nach oben, sodass das imaginäre Kleid / Hemd über Kopf und Schultern rutscht, dann streichen wir es entlang des Körpers glatt: Wir streichen fest mit der Handfläche die Schultern entlang, dann über den Brustkorb nach unten, die Arme hinab, den Bauch hinunter, den Rücken entlang, zum Schluss über den Po.

Auch der Nachbarin streichen wir das Kleid glatt, um ihr zu helfen: Mit flachen Händen gleiten wir die Schultern entlang Richtung Arme und dann von den Schultern den Rücken hinunter.

Durch Berührungen wird die Ausschüttung von Botenstoffen angeregt, die wir „Glückshormone" nennen. Viele SeniorInnen haben bereits ihre Partnerin / ihren Partner verloren und erleben nur sehr wenig Berührungen und Zärtlichkeit. Selbstmassage ist eine Möglichkeit, dem Körper diese lebensnotwendige Aufmerksamkeit zu schenken.

Zusätzlich wird der eigene Körper leichter spürbar – nur was gespürt wird, kann sich positiv durch vermehrte Durchblutung oder die Lockerung von Verspannungen verändern.

Wir gähnen längs und quer: „Lang" ziehen wir den Kiefer nach unten und gähnen so, dass der Mund wie eine Null aussieht. Dann grinsen wir breit und ziehen die Mundwinkel zu den Ohren, gähnend öffnen wir den Mund: So könnten wir „eine Banane quer essen" (siehe Fotos unten).

Durch das ausgiebige Gähnen soll der Unterkiefer gelockert und Spannung im Mundraum abgebaut werden. Das Gähnen öffnet den Mund bis hinunter zum Rachen. Die entstandene Weite unterstützt den Atemstrom.

Wir pusten imaginäre Luftballons auf: Mit den Fingerspitzen halten wir zu Beginn das vorgestellte Mundstück fest. Dann blasen wir Luft in den Ballon und zeigen mit den Händen, wie er immer größer wird. Jeder Atemzug lässt den Ballon wachsen, wir formen immer größere Bälle mit den Händen vor dem Gesicht. Plötzlich platzt der Ballon versehentlich (die Kursleitung klatscht auf einmal laut in die Hände und „lässt ihn laut platzen") – wir fangen noch ein mal von vorn an!

Die Atmung soll durch die Übung vertieft werden, das Zwerchfell direkt aktiviert und gekräftigt werden. Auch die Zwischenrippenmuskeln arbeiten kräftig mit, wenn starke Atemzüge erfolgen.

Während der Übung sollte die Kursleitung die TeilnehmerInnen gut im Blick behalten und ggf. zu einer Pause auffordern, damit niemand hyperventiliert oder versehentlich den Kreislauf negativ beeinflusst. Erfahrungsgemäß sind

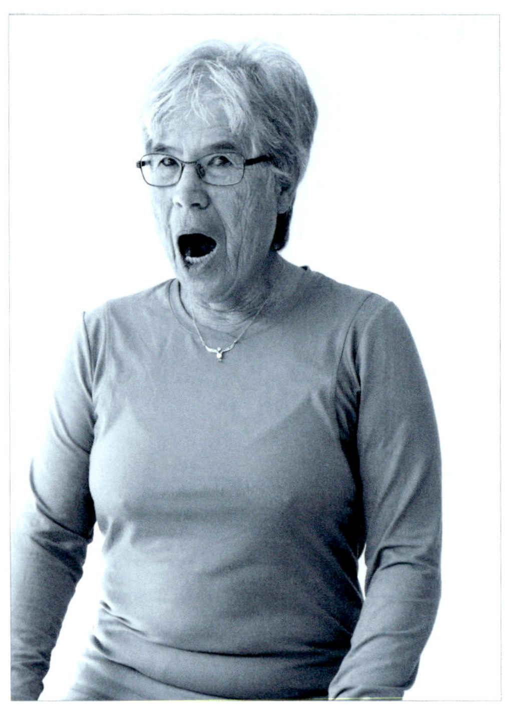

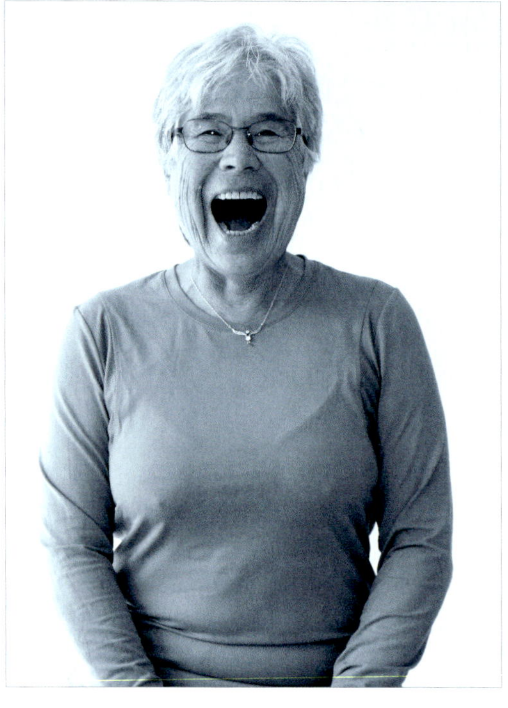

in jeder Runde einige Personen dabei, die diese Übung nur kurz mitmachen sollten.

Wir werfen mit weiten Armbewegungen (echtes oder vorgestelltes) Konfetti und rufen dabei laut „Konfettiiii!" Dabei sitzen oder stehen wir aufrecht, lächeln, werfen das Konfetti (pantomimisch) so weit und hoch wie möglich. Eine ausgelassene Gruppenleitung, die dazu animiert, möglichst kräftig und fröhlich zu rufen, ist für diese Aufgabe besonders wichtig.

Durch das Rufen und die schwungvolle Armbewegung entstehen dynamische Impulse zur Vertiefung der Atmung. Die Aufgabe gelingt dann, wenn wirklich „gerufen" und „Konfetti geworfen" wird. Wer mit gesenktem Kopf und krummen Rücken sitzt und nur „Konfetti" murmelt, wird den Effekt der Übung nicht spüren.

Wir schmücken das Haus festlich. Dazu hängen wir Girlanden und Wimpelketten auf: Nach links oben strecken wir uns in die eine Zimmerecke, ziehen dann die imaginäre Girlande pantomimisch durch das Zimmer und befestigen sie rechts oben an der anderen Zimmerecke. Dabei sollen alle, ob im Stehen oder Sitzen, den statischen Körperschwerpunkt verlassen und das Gleichgewicht halten! Eine einzige Girlande reicht natürlich nicht für eine festliche Atmosphäre, wir strecken uns noch mehrfach nach schräg oben und hängen weitere imaginäre Girlanden auf.

Das Dehnen und Strecken wird noch einmal aufgenommen und mit einer Balanceübung kombiniert.

Wir halten nach unseren Gästen Ausschau. Da hinten kommen sie! Wir winken und rufen „Hallo!" Alle sitzen aufrecht und winken mit großen Armbewegungen: In den Stuhlkreis, zur Nachbarin nach links und zum Nachbar nach rechts. Auch nach oben winken wir einer Freundin im gegenüber stehenden Haus zu, sie kommt gerade auf den Balkon.

Die „Hallo!"-Rufe beginnen leise und steigern sich in der Lautstärke. Dabei rufen wir Ha-llo in zwei verschiedenen Tönen, um auch die Tonlage dynamisch zu gestalten.

Die Rufe sollen die Stimme einerseits kräftigen und andererseits das Bewusstsein schulen, wie stark sie sein kann. Viele Seniorinnen sprechen im Alltag immer weniger und immer leiser. Diese Übung soll den Mut zum lauten Sprechen wecken.

Wir öffnen die Tür: Die Gäste kommen und knicksen alle. Wir stehen alle, wer Unterstützung braucht, hält sich an der Stuhllehne fest. Wir bewegen uns locker in den Fußgelenken und Knien, der Oberkörper bleibt aufrecht! Es kommen sooooo viele Gäste, dass wir sehr oft knicksen… Wenn sich Einzelne wackelig fühlen, hält die Kursleitung zur Unterstützung die Hand. Auch können sich stabile Teilnehmende und unsichere gegenseitig stützen.

Die Aufgabe dient der Lockerung der Gelenke in den Beinen und der Verbesserung der Balance. Ein gutes Gleichgewicht schützt im Alltag vor Stürzen! Parallel muss die Rumpfmuskulatur gut mitarbeiten, indem sie den Körper aufrecht hält. Besonders die Bauchmuskeln werden angesprochen, die im Alltag wenig benutzt werden und essenziell wichtig für eine gute Haltung und eine tiefe Atmung sind.

Wir bekommen einen Hula-Hoop-Reifen geschenkt und probieren ihn gleich aus! Wir stützen im Stehen oder Sitzen die Hände locker in die Seiten. Das Becken kippen wir leicht nach hinten, indem wir die Lendenwirbelsäule etwas einrollen und uns gedanklich nach hinten auf das Steißbein setzen. Dann kippen wir das Becken nach vorn und gehen leicht ins Hohlkreuz. Diese Kippbewegung wiederholen wir mehrfach. Dann verlagern wir das Gewicht auf die rechte und linke Pobacke abwechselnd, dadurch entsteht eine seitliche Bewegung. Jetzt verbinden wir das Kippen nach vorn und hinten mit der seitlichen Gewichtsverlagerung, sodass ein Kreisen der Hüfte entsteht. Nach einigen Runden wechseln wir die Richtung der Beckenkreise. Auch hier bleibt der Oberkörper aufrecht, der Blick geht in die Runde (nicht auf den Boden).

Die Übung soll die Gelenke in den Beinen lockern und die Hüfte flexibilisieren. Parallel wird der untere Rücken beweglicher, während eine gute Grundspannung den Oberkörper aufrecht und ruhig hält.

Wir spielen auf dem Klavier ein Geburtstagslied: Auf Brusthöhe spielen wir mit beiden Händen pantomimisch Klavier. Die Finger bewegen sich flink und lebhaft. Dabei bewegen wir uns „auf den Tasten" seitlich bis ganz hinauf zu den hohen Tönen und gleiten ganz hinunter zu den tiefen Tönen. Währenddessen bewegt sich der Oberkörper seitlich nach rechts und links mit, statt starr in der Mitte sitzen zu bleiben.

Die Fingerbewegungen sollen die Handmotorik anregen und durch Arthrose verkrampfte Finger lockern.

Ich verströme meine Liebe um mich herum und sie spiegelt sich in anderen wider.

Anaïs Nin

Der Geburtstagskuchen / die Torte wird hereingetragen. Alle sollen sich einen Kuchen oder eine Torte vorstellen, die ihnen gefällt und schmeckt. Sie ist mit lauter brennenden Kerzen bestückt. Wir rufen staunend „Ooooh!" und „Aaaah!"

Durch die Ausrufe wird die Atmung indirekt vertieft und verlängert.

Wir pusten die Kerzen auf dem Kuchen aus: Sanft, aber nachdrücklich! Wir pusten alle Kerzen in einem weiten Kreis rund um die vorgestellte Torte aus, ohne Wachs zu verspritzen.

Überleitung zur Atemwahrnehmung: Wir genießen den Kuchen und machen danach ein kleines Päuschen. Alle lehnen sich zurück, legen die Hände im Schoß ab und lassen die Füße in eine angenehme Position gleiten. Die Kursleitung liest das folgende Zitat zwei Mal langsam und deutlich vor: Ich verströme meine Liebe um mich herum und sie spiegelt sich in anderen wider. *Anaïs Nin*

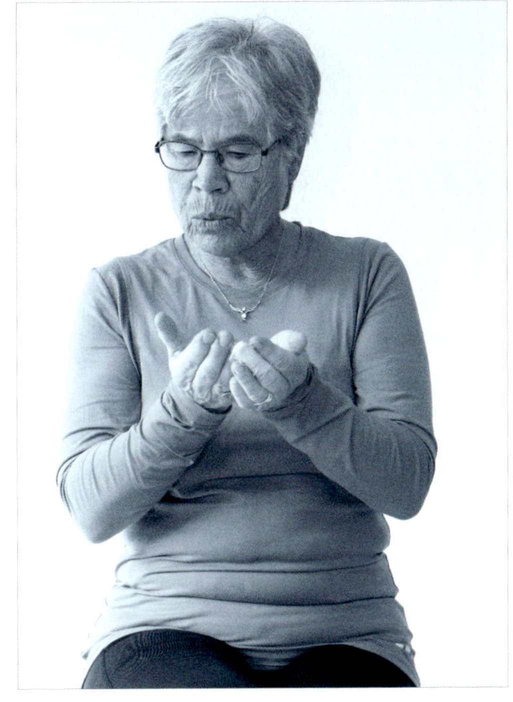

Wir atmen ein und lächeln dabei uns selbst zu. Mit jedem Einatem schenken wir uns ein Lächeln. (Kurzes Pause, damit alle Zeit zum Atmen und lächeln haben) Mit dem nächsten Ausatem schicken wir Gedanken des Friedens in die Welt. Wir atmen ein und lächeln uns zu, wir atmen aus und senden Frieden an alle in der Runde. Dabei denken wir an die Menschen, die wir gern haben. Auch an die, die wir lange nicht gesehen haben. Allen schicken wir mit dem Ausatem Liebe und Frieden. (Kurze Pause, damit alle in Ruhe atmen können).

Einatmend lächle ich mir zu, ausatmend lasse ich Frieden und Liebe fließen. (Pause, dann wird noch einmal das Zitat langsam und deutlich vorgelesen)

Wir bewegen uns kreuz und quer durch den Raum und spielen Fangen / Ticken. Dabei rufen wir immer „Tick!" wenn wir jemanden berühren. Motorisch eingeschränkte Personen bleiben sitzen und ticken ihre Nachbarinnen sowie diejenigen, die vorbei kommen.

Danach empfinden wir auf dem Stuhl noch einmal nach, was beim Ruf „Tick" passiert. Dafür liegt eine Hand auf dem Oberbauch und spürt die Zwerchfellimpulse im Moment des Rufens durch das Zucken der Bauchdecke.

Die Aufgabe soll das Zwerchfell aktivieren, das bei jedem „Tick!" zuckt. Dabei ist der Effekt umso stärker, je mehr alle sich im Spiel befinden und tatsächlich im Moment des Fangens „Tick!" rufen. Ein im Sitzen gemurmeltes „Tick" hat kaum Auswirkungen auf das Zwerchfell.

Wir strecken denen, die uns eben getickt haben, die Zunge raus. Und allen anderen auch! Schließlich sind wir wilde Kinder aus einer ausgelassenen Geburtstagsfeier!

Das weite Öffnen des Munds soll den Kiefer dehnen und den Mundraum weiten. Durch das lange und weite Herausstrecken der Zunge, die am Mundboden angewachsen ist, wird auch der Bereich unter und hinter dem Kinn gedehnt.

Wir nehmen alle eine Papiertröte und tröten hinein. Wer trötet besonders laut? Wer besonders lang? Wer kann einen Rhythmus oder ein Geburtstagslied tröten?

Früher oder später werden die Tröten feucht und lassen sich dann nicht mehr entrollen oder tröten nicht mehr. Dann nehmen wir sie mit und lassen sie trocknen, morgen sind sie wieder benutzbar! Wenn die Namen auf den Tröten notiert werden, erhalten alle beim nächsten Mal ihre eigene Tröte wieder.

Variante: Wenn keine Papiertröten vorhanden sind, aber sich Seifenblasen im Fundus befinden, benutzen wir die Seifenblasen. Dabei sollen alle möglichst gleichmäßig und langanhaltend pusten, damit ganze Ketten von Seifenblasen entstehen. Nach drei bis fünf Durchgängen pausieren wir, damit sich niemand überanstrengt.

Die Übung soll die Atmung verlängern und vertiefen. Das Zwerchfell soll gekräftigt werden, indem es den Druck aufwenden und halten muss, um lange oder laut zu tröten.

Wir jubeln dem Geburtstagskind zu: „Hip - hip – hurra!"

Wir rufen drei Mal laut und kräftig, bei „Hip – hip" klatschen wir und zu „Hurra" strecken wir die Arme schwungvoll hoch. Wer mag, trampelt anschließend ausgelassen mit den Füßen.

Durch die vorhergehende Vertiefung der Atmung sollte nun kraftvolles Rufen möglich sein. Da viele SeniorInnen im Alltag immer weniger und immer leiser sprechen, bietet diese Übung ein lautstarkes Gegengewicht.

Wir singen thematisch passende Lieder:
- Viel Glück und viel Segen
- Heute kann es regnen, stürmen oder schnei´n
- Zum Geburtstag viel Glück / Happy birthday to you
- Froh zu sein bedarf es wenig
- Hoch soll´n sie leben

Nachdenklicher Impuls für den Alltag

Am Ende der Stunde werden kleine Karten verteilt, die aus der Kopiervorlage (siehe Download Hinweis Seite 45) stammen: Die Tabelle wird auf farbiges Papier kopiert und in Karten zerschnitten.

Sie dienen als Impuls zur Vertiefung des Themas über die Stunde hinaus. Die SeniorInnen werden damit eingeladen, zu überlegen, ob sie sich selbst beschenken können. Mit einer Kleinigkeit, die sie an gute Zeiten erinnert. Oder ob es etwas gibt, das sie selbst verschenken und damit einer anderen Person eine Freude machen können.

Dazu sollen die Fragen anregen.

- Wann fühlen Sie sich geborgen?
- Was hilft Ihnen dabei, sich geborgen zu fühlen?
- Können Sie selbst etwas dafür tun?

Ausflug in den Zoo

Kurzohrrüsseltiere im Salzburger Zoo

Es gleicht das Kurzohrrüsseltier
der Maus. In mancherlei Manier
dem Elefanten. Doch von beiden
ist's dennoch klar zu unterscheiden.

So wird mir gar nichts übrig bleiben,
als es hier näher zu beschreiben:
Es hat vier Beine, Augen, Ohren,
wird lebend in die Welt geboren.

Die Mutter säugt das Kurzohrkind,
erfolgreich, denn es wächst geschwind.
Ich hoff, es reichen diese Quellen,
das hübsche Tier sich vorzustellen.

- Ingo Baumgartner -
Aus der Sammlung „Gedichte über Salzburg"
mit freundlicher Genehmigung von Rosemarie Baumgartner

Dekoration für die Mitte des Stuhlkreises: Ein Tuch in Naturtönen (grün, beige, braun) dient als Untergrund. Darauf versammeln wir alles Tierische, vom Kuschelaffen über die afrikanische Löwenmaske bis zu Pfauenfedern in der Vase. Manche Seniorin trägt seit Jahrzehnten bestimmte Tiere als Sammlung zusammen und freut sich sicher, wenn sie leihweise etwas aus ihrem Fundus ausstellen darf.

Material: Papiertröten / Lufttrüssel aus der Drogerie, Spielzeugladen oder Partybedarf. Wenn keine Papiertröten vorhanden sind, kann die entsprechende Übung auch ausgelassen werden.

Zu Beginn treten wir durch das wunderschöne Eingangstor des Zoos. Es besteht aus einem hohen Torbogen mit Löwen rechts und links: Alle stellen sich hin und drehen sich der Sitznachbarin zu. Wir strecken die Arme nach oben und fassen die Nachbarin an den Händen, sodass ein hoher „Torbogen" entsteht. Auch im Sitzen auf der Stuhlkante ist die Übung möglich (siehe Foto rechts).

Als erstes nehmen alle SeniorInnen wahr, wer neben ihnen sitzt. So entsteht ein Gemeinschaftsgefühl, das uns als Gruppe verbindet. Ausgiebiges Strecken zu Beginn bereitet uns auf die gemeinsame Stunde vor.

Wie eine Herde Büffel trampeln wir auf der Stelle. Am besten gelingt das im Stehen, sodass die Knie hochgezogen werden können und ein lautes Stampfen zu hören ist. Oder sitzend auf der Stuhlkante mit der Aufforderung, wirklich fest zu treten: Sitzend gerät das Trampeln oft eher zurückhaltend, sodass die Betroffenen eine besonders schwungvolle Aufforderung brauchen.

Die Fußsohlen werden besser durchblutet, sodass ein guter Kontakt zwischen Fuß und Boden entsteht. Wer steht und die Knie in der Bewegung weit hochzieht, trainiert parallel das Gleichgewicht.

Auf einem Bein stehen wir wie ein Flamingo. Dabei können wir die Arme wie Flügel ausbreiten, um die Balance zu halten. Wer unsicher steht, kann sich den Stuhl so drehen, dass die Stuhllehne als Stütze und Halt dient. Mehrfach wechseln wir das Standbein und atmen dabei tief! Vor Anspannung und Furcht, umzukippen, wird das Atmen während der Übung oft flach oder verkrampft.

Eine intensive Übung für das Gleichgewicht, die die Rumpfmuskulatur trainiert: Wenn Bauch- und Rückenmuskulatur den Oberkörper nicht aufrecht halten, verlieren wir das Gleichgewicht.

Wie ein großer Adler fliegen wir mit majestätischen Schwingen. Dazu breiten wir die Arme weit aus und heben und senken sie kraftvoll. Die Arme sind

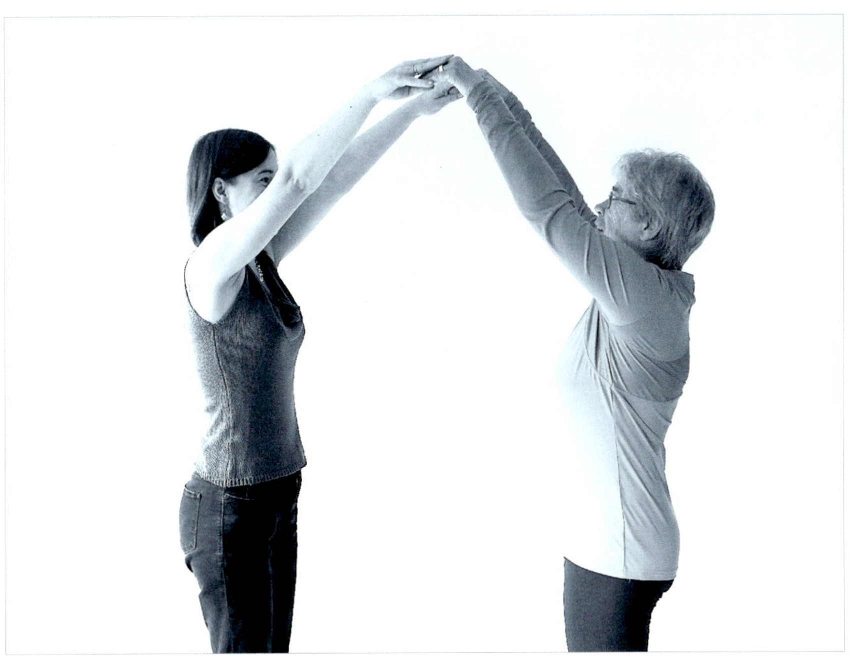

gestreckt und ziehen leicht nach hinten, der Brustkorb öffnet sich. Im Stehen ebenso wie im Sitzen möglich, in beiden Fällen brauchen wir einen aufgerichteten Oberkörper.

Die Übung öffnet den Brustkorb und lockert über die lang gestreckten Arme das Schultergelenk.

Wir falten die Hände und runden die Arme weit vor der Brust, wie ein Bär einen Bienenkorb umfasst. Es sieht aus, als hielten wir eine Tonne umfasst. Der Oberkörper ist dabei, ob im Sitzen oder Stehen, aufgerichtet. Nun heben und senken wir „den Bienenkorb, den wir umfassen“: Denn der Bär will an den Honig, der sich tief im Bienenkorb versteckt. So bewegt er den Korb in der Hoffnung, dass Honig heraus tropft. Nach oben strecken sich die gerundeten Arme bis über den Kopf, während wir uns leicht zurück lehnen. So versucht der Bär, sich den Honig aus dem Bienenkorb in den Mund laufen zu lassen. Nach unten beugen wir uns zwischen den weit geöffneten Beinen tief Richtung Boden, so will der Bär den Honig auskippen. Die Arme bleiben dabei immer gerundet, die Hände fest umfasst. Mehrfach bewegen wir den „Bienenkorb“ hinauf und hinunter, auch seitlich können wir ihn kippen (siehe Foto Seite 189).

Hier lockern wir einmal mehr die Schultern und bewegen indirekt den Brustkorb, um sanft Verspannungen abzubauen.

Schnell wackeln wir mit dem Popo und halten ein imaginäres Schwänzchen in die Luft wie eine winzige Waldmaus. Kleine Mäuse laufen in ihrer Angst oft so schnell, dass man ihre Beinchen kaum noch erkennen kann und nur noch den flitzenden kleinen Rumpf mit einem aufgestellten Schwänzchen sieht. Die Übung ist eine Abwandlung der Beckenkippe: Alle wackeln so schnell und stark es geht mit dem Po, am besten im Stehen (ggf. mit Festhalten an einer Stuhllehne). Oder im Sitzen auf der Stuhlkante.

Alte Menschen sind oft in der Hüfte steif und unbeweglich. Unangenehme Themen wie Inkontinenz oder Verstopfung tragen dazu bei, dass der Beckenraum mit negativen Gefühlen verbunden ist und gedanklich „ausgeblendet“ wird. Dabei hängt eine tiefe Bauchatmung wesentlich mit dem Beckenboden und einer beweglichen Hüfte zusammen. Durch das absichtlich lustige Powackeln sollen die SeniorInnen ihre Beweglichkeit im Unterkörper wiederentdecken.

Wie ein Reiher strecken wir uns im Schilf. Wir stehen aufrecht oder sitzen auf der Stuhlkante, die Arme hängen. Wir öffnen die Arme zu den Seiten. Einatmend strecken wir die Arme langsam und gerade in einem großen Bogen seitlich nach oben, die Handinnenflächen zeigen nach vorn. Die Hände treffen sich über dem Kopf, wir pausieren kurz mit der Atmung. Alle strecken und dehnen sich so weit wie möglich nach oben. Langsam durch den Mund ausatmen und die Arme wieder sinken lassen. Jede Teilnehmerin synchronisiert für sich die Atem- und Armbewegungen, sodass das Tempo sowohl zum Ein- als auch zum Ausatmen passt. Mehrfach wiederholen wir die Übung, alle im eigenen Tempo[5].

Durch das Strecken der Arme wird der ganze Oberkörper gedehnt, die Rippen bewegen sich mit nach oben bzw. sinken wieder nach unten an ihren Platz. Verbunden mit dem tiefen, langsamen Atmen und der bewusst gehaltenen Atempause füllt der Brustkorb sich während der Bewegung mit Luft (siehe Foto unten).

Ein Fisch versteckt sich in den Algen des Aquariums. Damit er nicht entdeckt wird, atmet er nur die Hälfte der Luftbläschen aus: Abwechselnd mit dem einen und dem anderen Nasenloch. Wir sitzen alle aufrecht. Einen Daumen legen wir an das eine Nasenloch, den Zeigefinger der gleichen Hand platzieren wir am anderen Nasenloch. Jetzt atmen wir durch das eine Nasenloch ein, während das andere zugedrückt wird. Und atmen mit dem benachbarten Nasenloch wieder aus, da das andere Nasenloch zugehalten wird. Nach einigen Atemzügen wechseln wir: Das eben einatmende Nasenloch atmet jetzt aus, das ausatmende Nasenloch atmet nun ein.

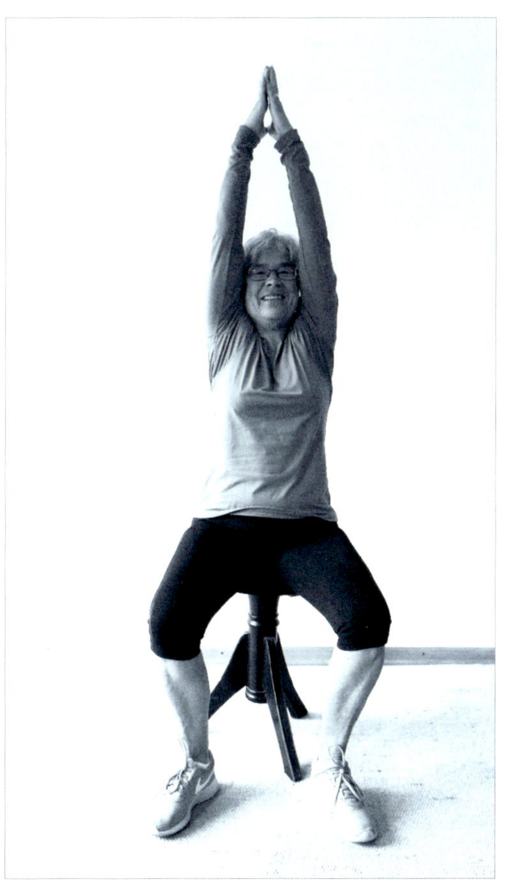

Durch das wechselseitige Atmen werden beide Nasenmuscheln gut spürbar. Oft ist ein Nasenloch „offener" und kann kraftvoller atmen, das andere wirkt leicht verstopft. Das ist ganz normal, da sich die beiden Nasenmuscheln in ihrer Funktion abwechseln: Das eine ist stark durchblutet, feucht und warm, um die Luft intensiv zu filtern, zu befeuchten und zu erwärmen. Die andere Nasenmuschel ist während

5 Aufgabe aus: „Richtig atmen", Dr. med. Delia Grasberger, Ronald Schweppe

dessen eher flach und weniger kräftig durchblutet, hier strömt die Luft schneller durch und sorgt dafür, dass wir genug Sauerstoff aufnehmen. Beide Nasenmuscheln erfüllen beide Funktionen und wechseln sich damit ab. Daher ist meist eine Seite „leicht verstopft" und die andere ermöglicht freies Atmen.

Die Übung verlängert und verlangsamt die Atmung, sodass das schnelle, flache Atemmuster der hochaltrigen Personen verändert wird (siehe Fotos unten).

Wir beobachten das Faultier auf dem Baum: Überleitung zur Atemwahrnehmung, der Text wird langsam und deutlich vorgelesen

Jetzt rutschen wir uns gemütlich auf dem Stuhl zurecht, um eine bequeme Sitzposition zu finden. Dann liest die Gruppenleitung das folgende Zitat zwei Mal langsam und deutlich vor:

Wir stellen uns vor, wir seien ein Faultier. Hoch auf dem Baum liegen wir gemütlich auf einem riesigen Ast, der uns sicher trägt. Der Wind rauscht durch den Baum und wiegt uns sanft. Wir spüren den Wind bis in unseren Körper hinein: Als Ein-

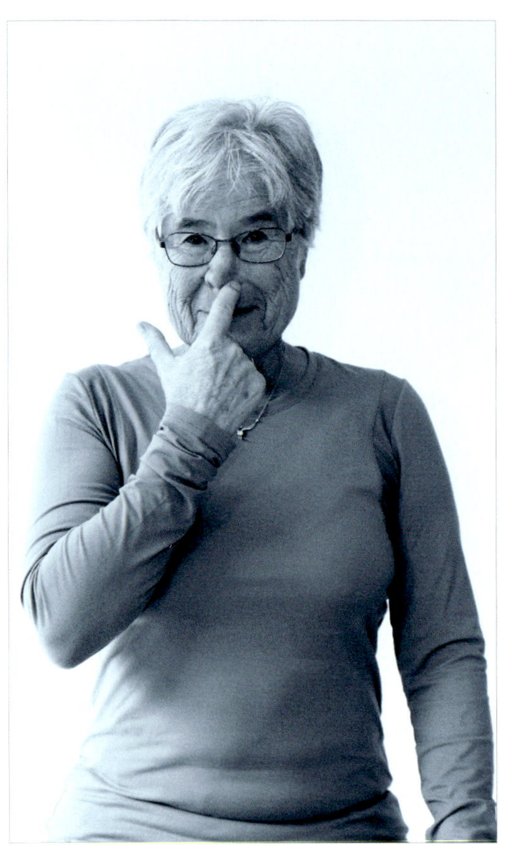

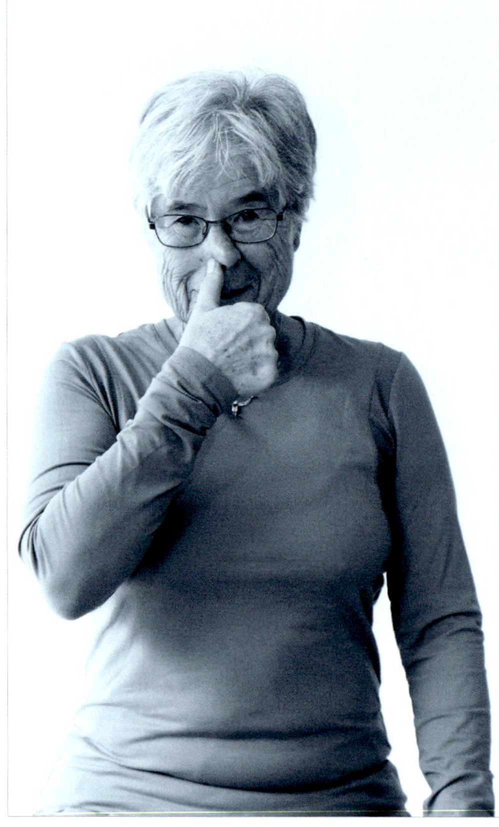

Ich habe mich für ein Leben in Luxus entschieden. Wann immer ich will, lasse ich mich ganz einfach vom Boden tragen oder nehme ein Bad in der Stille.

Hubert Feurstein

atem erfrischt er uns, als Ausatem befreit er uns. Leicht schaukelt uns der Wind, während wir entspannt einatmen und locker ausatmen. (Kurze Pause, alle konzentrieren sich auf den eigenen Körper)

Wir legen eine Hand auf den Bauch, um die Atembewegung wahrnehmen zu können. Ganz von allein hebt und senkt sich die Bauchdecke. Über uns ziehen die Wolken dahin. Vögel zwitschern in den Ästen in der Nähe. Andere Vögel fliegen über uns hinweg. Der Baum wiegt sich sanft im Wind, wir lassen alles los. Der Atem strömt von selbst. (Kurze Pause) Mit dem Wind lassen wir alle dunklen Gedanken und alle Sorgen ziehen. Der Ausatem befreit uns von verbrauchter Luft, der Einatmen erfrischt uns mit neuem Sauerstoff. So lassen wir uns entspannt auf dem Ast im Wind wiegen. (Kurze Pause)

Abschließend lesen wir noch einmal langsam und deutlich das Zitat vor.

Jetzt besuchen wir das spuckende Lama: Wir legen die Hände auf den Bauch, atmen tief in Bauch und Brust ein, und mit lauter kleinen „P" aus. Dabei federt das Zwerchfell dynamisch, was mit einer Hand auf der Bauchdecke erspürt werden kann.

Dynamische Zwerchfellimpulse trainieren unseren größten Atemmuskel [6].

Wir öffnen und schließen den Mund weit wie ein Krokodil. Mit lockerem Kiefer klappen wir den Mund auf und zu.

Der Kiefer soll gelockert werden, da er im Alltag oft unbewusst angespannt wird.

---

6 Idee zur Übung aus: „Atemgymnastik für jeden Tag", Sabine Henkel

Die Zunge strecken wir heraus und hecheln wie ein Wüstenfuchs.

Auch diese Übung unterstützt die Dehnung der angespannten Kiefermuskulatur und öffnet den Mundrachen. Auf diese Weise schaffen wir in den oberen Atemwegen Raum zum befreiten Durchatmen.

Mit der spitzen Nase zucken wir wie ein Kaninchen. Dabei schnüffeln wir, rümpfen die Nase oder blähen die Nasenflügel.

Täglich benutzen wir die Nase durchgehend zum Atmen – und schenken ihr dennoch seltenst Beachtung. Die Übung lädt spielerisch dazu ein, die Nase zu bewegen und dadurch intensiv zu spüren.

Wir blasen die Wangen auf wie ein tropischer, blauer Frosch. Mit geblähten Wangen halten wir einen Moment inne und achten darauf, weiter zu atmen. Das Gaumensegel sorgt dafür, dass einerseits die Luft in den Wangen bleibt und andererseits gleichzeitig durch den Mundrachen Luft aus der Nase in die Lunge und zurück fließen kann. Auf keinen Fall die Luft anhalten!

Die Übung unterstützt einen ausgeglichenen Tonus (Zustand der Muskelspannung) der Wangen. Sie werden durch die Luftblase im Mund gedehnt, während der Mund fest geschlossen bleiben muss, um die Luft einzuschließen. Damit trainieren wir einen festen Mundschluss.

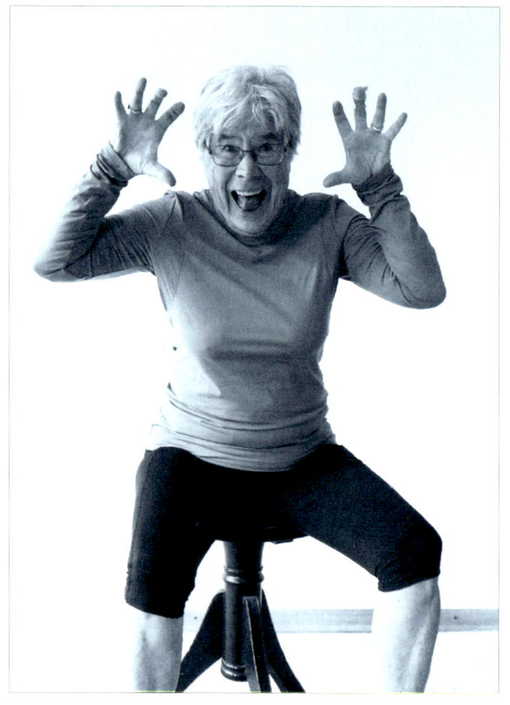

Wir reißen den Mund auf und strecken die Zunge heraus wie ein Löwe: Der Löwe startet einen Überraschungsangriff aus dem Gebüsch. Er springt mit den scharfen Krallen voran hervor, reißt das Maul auf und will mit seiner riesigen Zunge das Opfer verschlingen. Wir halten die Hände neben den Kopf, die Finger wie Krallen gekrümmt. Die Augen öffnen wir weit, den Mund reißen wir auf und strecken die Zunge so lang wie möglich heraus. Das gelingt als „Überraschungsangriff" am besten! Wer es „einfach so" ohne Schwung probiert, wird wesentlich weniger Effekt spüren.

Die Aufgabe aus dem Lachyoga aktiviert die gesamte Gesichtsmuskulatur und erheitert alle im Raum.

Der Elefant trötet: Wir verteilen Luftrüssel / Papiertröten an jede Person im Kreis und tröten kräftig. Erst tröten wir zwei, drei Mal kurz. Danach tröten wir kraftvoll und lang. Durch die feuchte Atemluft machen die Papiertröten bald schlapp, da sie sich durch den Speichel nicht mehr gut ausrollen lassen. Sie können mit Namen markiert, einen Tag trocknen gelassen und wieder verwendet werden.

Der kräftige Ausatem lockt automatisch eine umso tiefer Einatmung.

Der Affe ruft nach Gesellschaft: Wir rufen kräftig und rhythmisch „Uh, uh, uh" wie ein Affe. Dabei reiben wir uns den Bauch und kratzen uns am Kopf – für ein möglichst affiges Gefühl. Wer mag, kann sich auch mit lockeren Fäusten auf die Brust klopfen.

Die „Uh"-Rufe wirken als Zwerchfellimpulse, der Rest ist vorrangig Spaß.

Wir singen thematisch passende Lieder:

- Kommt ein Vogel geflogen
- Kuckuck ruft´s aus dem Wald
- Der Kuckuck und der Esel
- In einen Harung, jung und schlank
- Herr Pastor sin Kau

Nachdenklicher Impuls für den Alltag

Um die positiven Effekte der Stunde mit in den Alltag zu nehmen, kopieren wir die Vorlage (siehe Download Hinweis Seite 45) auf buntes Papier und zerschneiden sie in bunte Kärtchen. Sie werden am Ende der Stunde ausgeteilt, um die Teilnehmenden gedanklich anzuregen, über Tiere nachzudenken.

- Lebten Sie früher mit einem Haustier? Vermissen Sie es?
- Gibt es in Ihrem Familien- oder Bekanntenkreis ein Tier, das Sie einmal besuchen könnten?

Unterwegs im Zug

Auf der Eisenbahn

Für diesmal weist mein Reiseplan
Mich in den Zwang der Eisenbahn:
Doch Morgenduft und Morgenthau
Erglänzen so auf weiter Au,
Daß Schmelz und Perlenglanz und Schein
In meine Wände dringt herein
Und dieses Morgenzaubers Pracht
Auch den Gefangnen glücklich macht.

- Karl Mayer-

Dekoration für die Mitte des Stuhlkreises: Wir bauen eine Spielzeug-Eisenbahn auf oder platzieren einen Rucksack, Kinder- oder Puppenkoffer, Hut, Spazierstock, Proviant, Sonnenbrille, alte Fahrscheine, Teddy als Begleitung für Kinder, Buch als Lektüre unterwegs – alles, was irgendwie mit dem Thema „Reisen" zu tun hat

Material: Wattebäusche

Wir steigen schnell die Treppen zum Bahnsteig hoch. Der Fahrstuhl ist leider kaputt und wir haben es sehr eilig! Wir ziehen die Knie weit hoch und marschieren die Stufen kräftig hoch – schnell, wir wollen den Zug noch erreichen! Wer mag, hält sich dabei mit einer Hand seitlich an der Stuhllehne fest.

Die Übung soll den Kreislauf in Schwung zu bringen, die Fußsohlen durch das Marschieren „aufwecken" und die Kniegelenke trainieren. Ein fester Stand auf den Fußsohlen und lockere Kniegelenke bilden die Basis für eine aufrechte Haltung.

Der Zug fährt ein. Leider ist der Eingang zum Abteil ein ganzes Stück vom Bahnsteig entfernt. Wir machen also im Stehen oder im Sitzen auf der Stuhlkante einen groooßen Schritt nach vorn auf das imaginäre Trittbrett. Und noch einen ausholenden Schritt mit dem anderen Fuß. Dann helfen wir einer jungen Frau mit Kind, sicher einzusteigen. Also machen wir noch einmal mit jedem Fuß einen laaangen Schritt nach vorn! Wir beugen uns hinab zum Kinderwagen und strecken uns nach oben, um der Mutter zu helfen, sicher in die Bahn einzusteigen.

Die Aufgabe dient der Förderung des Gleichgewichts, da wir den Körperschwerpunkt verlassen. Das weite Nach-vorn-Strecken der Beine aktiviert die Bauchmuskulatur, die wir als Stütze des Rumpfs und zur Vertiefung der Atmung benötigen.

Wir nehmen Fahrt auf und der Zug windet sich um viele Kurven und über Berghänge. Wir setzen uns mit dem eigenen Stuhl unserer Nachbarin gegenüber und rutschen auf die Stuhlkante. Wir schaukeln vor und zurück auf den Stühlen, so wie uns die Fahrbewegung des Zugs mitschwingen lässt. Wenn die eine Person sich nach vorn beugt, lehnt sich die andere zurück und umgekehrt. So schaukeln beide im Gleichklang. Wichtig: Der Oberkörper bleibt aufrecht, auch wenn wir uns durch die Beckenkippe nach vorn und hinten lehnen! Beim Zurücklehnen atmen wir ein, beim Nachvornlehnen aus.

Wir versuchen es auch im Stehen! Dazu suchen wir uns eineN PartnerIn, die auch stehen kann / mag.

Das Nach vorn lehnen und Nach hinten kippen soll den unteren Rückens lockern, der oft versteift und unbeweglich ist (siehe Foto unten).

Wir ahmen die Geräusche des Zugs nach: Auf geraden Strecken zischen und schnaufen wir „Tsch tsch tsch". Vor einem Tunnel tuten wir laut: „Tuuut tuuuut". Wenn wir in den Bahnhof einfahren, pfeifen wir.

Das Rufen und Pfeifen vertieft und verlängert die Atmung. Das Zwerchfell arbeitet dynamisch mit, besonders, wenn der Rhythmus der Rufe verändert wird.

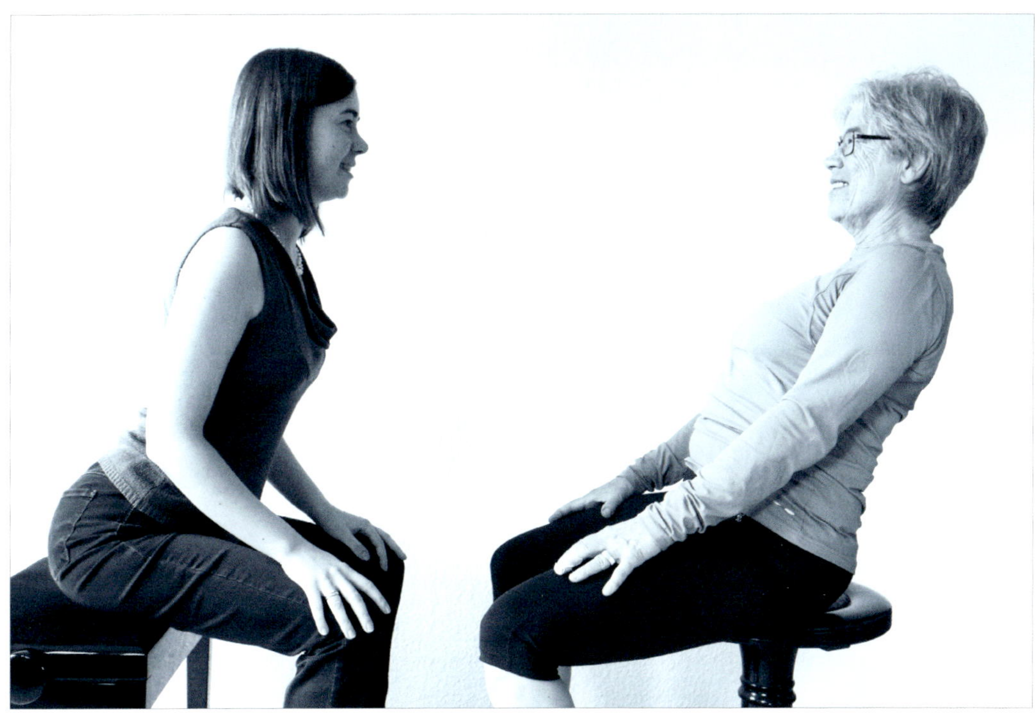

Wir genießen die Landschaft, die an uns vorbei zieht. Gedankenreise:

Aufgabe im Sitzen, alle schließen die Augen. Die Kursleitung liest die Anweisungen mit ruhiger Stimme und viel Zeit zum Spüren für die TeilnehmerInnen.

Unsere Augen lächeln über das fantastische Panorama. (Stille) Draußen zieht eine Landschaft vorbei, die wir genießen. (Stille) Unsere Augen lächeln über die Schönheit der Natur. (Stille) Auch durch interessante Orte und Städte fahren wir und betrachten sie mit lächelnden Augen. (Stille)

Unsere Ohren lächeln über das gleichmäßige Rattern. (Stille) Das Rattern ist genau so laut, dass wir es hören können und angenehm finden. (Stille) Unsere Ohren lächeln über das einschläfernde Rattern. (Stille)

Unsere Nase lächelt über den Kaffeeduft im Abteil. (Stille) Oder der Duft von frischem Tee zieht zu uns herüber. (Stille) Oder wir lächeln mit der Nase, weil frische Waffel in der Bordküche gebacken werden. (Stille)

Unser Mund lächelt über die leckeren Kekse und Salzbrezeln, die unser Proviant sind. (Stille) Oder wir genehmigen uns ein Stück Sahnetorte. (Stille) Aus ganzem Herzen lächelt unser Mund über den Genuss. (Stille)

Unser Rücken lächelt über das gemütliche Polster. (Stille) Wir lassen uns entspannt nach hinten sinken. (Stille) Unser Rücken lehnt sich an und lächelt über den Halt, den er findet. (Stille) Und auch nach unten lassen wir uns ganz tief in den Sitz sinken. (Stille) Wir geben unser Gewicht in das weiche Polster ab und unser Rücken lächelt über die Entlastung. (Stille)

Unsere Beine lächeln über die Entspannung. (Stille) Unsere Füße lassen los. (Stille) Wir lassen uns von dem Zug fahren und die Beine lächeln über die Pause. (Stille)

Unsere Arme lächeln über die bequemen Armlehnen. (Stille) Wir lassen sie im Schoß ruhen. (Stille) Unsere Arme lächeln, weil sie sich ausruhen dürfen. (Stille wirken lassen)

Und so ist unser Körper ein einziges, großes Lächeln. (Stille)

Mit dem Einatem lächeln wir uns selbst zu, mit dem Ausatem schicken wir unser Lächeln in die Runde. Wir lächeln, weil der Einatem uns erfrischt. Wir lächeln, wei der Ausatem und befreit und entspannt. (Stille)

Langsam rollt der Zug in einen Bahnhof und kommt zum Stehen. Wir kommen wieder im Raum an und öffnen langsam die Augen [7].

---

7 Idee zur Übung aus „Stimme, Sprache, Lebensfreude" von Ulrike Pramendorfer, 4. Auflage 2007, als „Inneres Lächeln" auf Seite 65 dargestellt. Text von mir.

Wir halten einen Wattebausch mit Daumen und Zeigefinger und pusten ihn als „Dampfwolke" kräftig und anhaltend an. Dazu verteilen wir Wattebäusche an alle, sie sollen zwischen Daumen und Zeigefinger gehalten werden. Dann pusten wir die Watte mal sanft und lang anhaltend oder mehrfach kurz und kräftig an, so wie der Dampf immer wieder aus dem Schornstein quillt.

Das anhaltende und dynamische Pusten soll den Atem vertiefen und verlängern.

Mit der Nase schreiben wir den Namen des Bahnhofs in die Luft. Welchen Ort sollen wir unbedingt auf unserer Zugfahrt besuchen? Wir lassen die Gruppe Ideen sammeln. Nach eigenem Geschmack schreiben die „Reisenden" jetzt mit der Nase in die Luft, vier bis fünf Stationen können sie schweigend mit der Nasenspitze notieren.

Jedes Wort wird Buchstabe für Buchstabe mit der Nase geschrieben, dabei ist es egal, ob die Teilnehmenden in Druckbuchstaben oder Schreibschrift schreiben – letztlich ist der Sinn die Lockerung des Nackens, und die gelingt auf diese Weise auf jeden Fall.

Durch den Abbau von Verspannungen im Nacken, die sich über Muskelstränge bis zum Brustkorb auswirken können, wird die Beweglichkeit des Brustkorbs verbessert.

Wir gehen ins Bordrestaurant. Dort bekommen wir ein frisches, heißes Essen mit kleinen, heißen Kartoffeln. Wir halten die imaginäre Kartoffel so im Mund, dass wir sie möglichst wenig berühren! Wir lassen sie von der Zunge nach links und rechts rollen, damit sich die Zunge nicht verbrennt. Dabei haben wir weiche Wangen und einen locker hängenden Kiefer.

Die Übung soll den Mundraum weiten, was sich positiv auf Atmung und Stimme auswirkt.

Nun machen wir einen Mittagschlaf. Dabei sinken wir „im Schlaf" nach vorn: Wirbel für Wirbel rollen wir nach vorn unten, bis wir kopfüber hängen. Das gelingt am Besten im Stehen, ist aber auch im Sitzen möglich, wenn die Betroffenen auf der Stuhlkante sitzen und die Beine weit öffnen.

Durch die Aufgaben soll die gesamte Wirbelsäule gelockert werden.

Beim Aufwachen schauen wir aus dem Fenster und erschrecken uns: Draußen stehen wilde Menschen und machen ein „Maori-Gesicht": Wir reißen die Augen weit auf, den Mund öffnen wir ebenfalls möglichst weit und strecken die Zunge lang nach draußen. Mehrfach wiederholen wir diese Grimasse mit Schwung, dabei wollen wir einen möglichst „wilden Eindruck" machen [8].

Die Übung soll den gesamten Mundraum öffnen und weiten. Da der Atem zuerst durch Nase und Mund in den Körper eintritt, verändert eine gesunde Grundspannung (Eutonus) in diesem Bereich die Atmung positiv.

Wir singen thematisch passende Lieder:

- Auf der schwäbsche Eisenbahne
- Theo, wir fahr´n nach Lodz!
- Und wir fahr´n, fahr´n, fahr´n mit der Bahn, Bahn, Bahn, in das schöne Land Tirol
- Heut kommt der Hans zu mir freut sich die Lies´

Nachdenklicher Impuls für den Alltag

Am Ende der Stunde werden kleine Karten verteilt, die aus der Kopiervorlage (siehe Download Hinweis Seite 45) stammen: Die Tabelle wird auf farbiges Papier kopiert und in Karten zerschnitten.

Sie dienen als Impuls zur Vertiefung des Themas über die Stunde hinaus. Die SeniorInnen werden damit eingeladen, zu überlegen, ob es einen Ort gibt, den sie gern einmal wiedersehen wollen. Oder Personen, die woanders leben und lange nicht besucht wurden. Statt Gedanken wie „Das schaffe ich doch alles nicht mehr" zu füttern: Gäbe es eine Möglichkeit, dieser Sehnsucht nachzugehen? Als Tagesausflug mit einer Betreuerin, als Wochenendreise mit Angehörigen? Letztendlich ist die Trauer darüber, etwas nicht versucht zu haben, oft größer als die Angst, nicht mehr fit genug zu sein. Und sei es nur ein begleitetet Abstecher in einen anderen Stadtteil, der der Person etwas bedeutet.

Dazu sollen die Fragen anregen.

- Welche Person wollten Sie immer noch einmal besuchen?
- Welchen Ort wollen sie noch einmal sehen?
- Wer könnte Ihnen helfen, diese Sehnsucht in einen Ausflug zu verwandeln?

8 Übung aus „Stimme, Sprache, Lebensfreude" von Ulrike Pramendorfer, 4. Auflage 2007, als „Grimasse" auf Seite 73 dargestellt

Unterwegs mit dem Flugzeug

Gebet eines Piloten

Herr, wenn ich um den Globus fliege in der Nacht,
mit so viel Power in meiner Hand;
in einer Flughöhe, wo mich kein Vogel und
kein Gewittersturm erreichen kann, hier empfinde und
sehe ich die unermessliche Größe deiner Schöpfung.

So viele Sterne am Himmel, wie wunderschöne Blumen,
mit so viel Brillanz, als wären sie alle lebendig.
Ich sehe die Gegenwart und die Vergangenheit
von Millionen Jahren.
Hier ist die Zeit noch realtiv.

Und wenn am frühen Morgen die Sonne aufgeht und den Tag erhellt,
der Kontinent noch in tiefer Dämmerung,
der Kosmos ringsum so endlos weit -
mit so viel Freiheit in allen Dimensionen und
strahlenden Sternen am Horizont, so könnte das Paradies sein.
Oder Du – oh Herr.

Nur der Wind, der manchmal meine Flügel bewegt,
erinnert mich an meine Arbeit und Verantwortung.
Es ist kein Traum – es ist die Wirklichkeit.

Und wenn der Tag kommt, an dem ich meine Flügel
ablege und gehen muss, will ich Dir danken, Herr,
für alles, was Du für mich getan hast,
und dass ich die Chance hatte, Pilot zu sein...

- Bernd M. Schillen -

Dekoration für die Mitte des Stuhlkreises: Blauer Stoff wird als „Himmel" ausgelegt, Wattebäusche als „Wolken" darauf verteilt. Windräder als Symbol für Luft und Wind in einer Vase aufstellen. Plastikflugzeug aus der Spielzeugkiste oder ein ausgedrucktes Bild eines Flugzeugs auslegen.

Material: Wattebäusche

Wir sind auf einem sehr kleinen Flughafen, daher helfen wir mit. Auf dem Tower halten wir Ausschau nach Flugzeugen im Landeanflug, damit wir wissen, wann die Bahn frei ist und wir fliegen können. Dabei beschirmt die Hand die Augen, wir strecken uns und machen uns groß, damit wir wirklich alles sehen. Wir schauen gerade nach oben und seitlich hoch in die Zimmerecken. Dabei recken wir den Hals und straffen im Sitzen oder Stehen den Oberkörper.

In dieser Aufgabe soll der Oberkörper gedehnt und die Körperhaltung verbessert werden.

Auf der Startbahn entdecken wir Äste von einem Sturm. Die müssen erstmal weggeräumt werden, bevor wir starten können: Wir beugen uns nach vorn unten, strecken die Hände zum Boden und federn leicht, um den unteren Rücke zu lockern. Auf diese Weise „sammeln wir Äste von der Startbahn". Die Übung gelingt am besten im Stehen, ist aber auch im Sitzen möglich.

Die Übung soll die Wirbelsäule lockern, damit anschließend eine anstrengungsfreie aufrechte Haltung möglich wird.

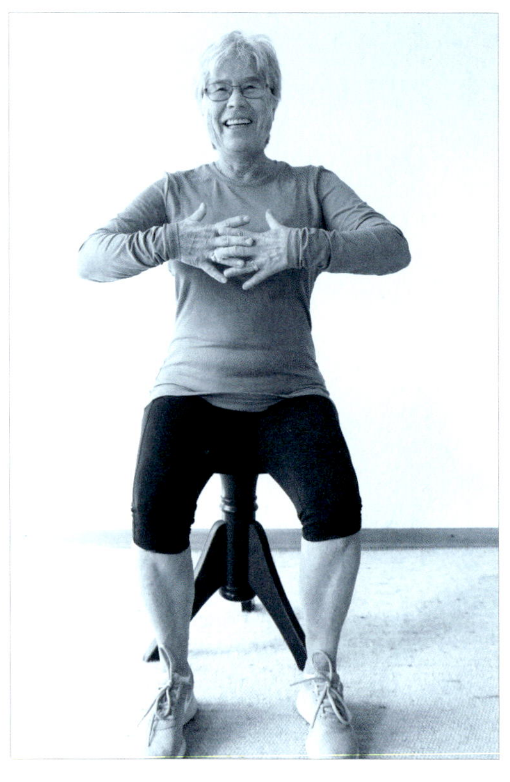

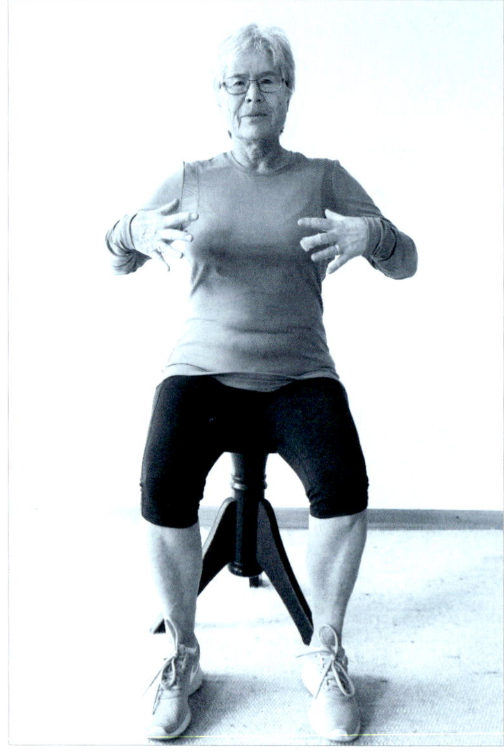

Die große Frontscheibe im Cockpit ist so dreckig, dass die Pilotin nicht hinaus schauen kann. Wir wischen das Fenster sauber. Vor dem Oberkörper ziehen wir mit dem imaginären Putzlappen große Kreise, um das Fenster zu reinigen. Erst mit dem einen Arm, dann ist der andere an der Reihe.

Die großen Kreise sollen das Schultergelenk lockern und den Brustkorb öffnen.

Wir klappen die seitlichen Tragflächen aus: Die Arme winkeln wir auf Brusthöhe an, die Fingerspitzen berühren sich, die Ellenbogen schauen weit nach rechts und links. Beim Einatmen werden die spitzen Ellenbogen nach hinten gezogen, die Hände haben keinen Kontakt mehr. Beim Ausatmen lassen wir langsam locker, die Ellenbogen rutschen seitlich wieder an ihren Platz, die Finger berühren sich wieder (siehe Fotos unten links).

Durch das Zusammenziehen der Schulterblätter hinten und das Aufdehnen des Brustkorbs vorn arbeiten wir gegen die eingefallene Haltung der SeniorInnen im Alltag. Der Brustraum soll dadurch für eine vertiefte Atmung vorbereitet werden.

Wir setzen den Motor des Flugzeugs in Gang: Im hüftbreiten Stand oder Sitz lassen wir die Arme hängen. Die Hände bilden eine „Schale" oder „Schöpfkelle", die während des Einatmens von unten bis auf die Höhe zwischen Brust und

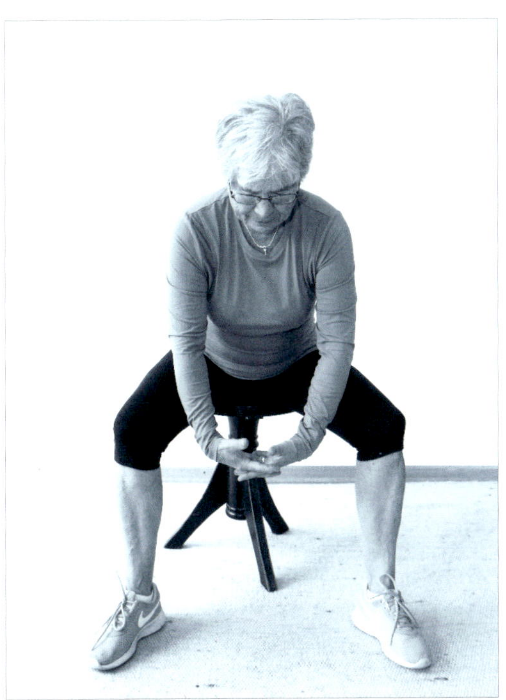

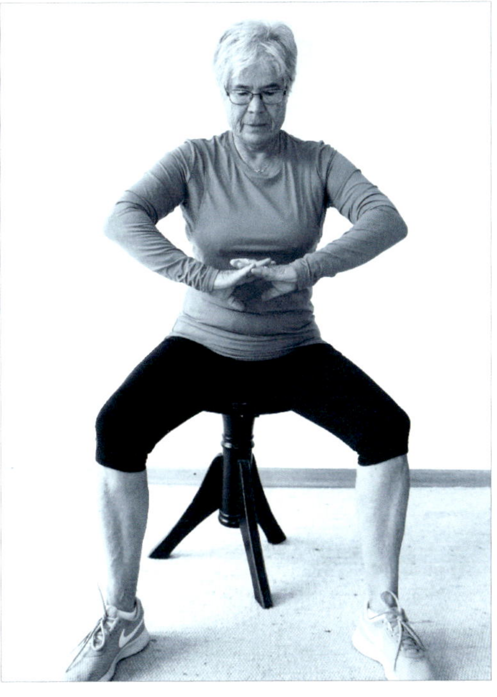

Bauch gehoben wird. Zum Ausatmen drehen wir die Hände mit den Handflächen nach unten und schieben aktiv nach unten, bis die Arme ganz gestreckt sind. Mit dieser Art „Zug- und Druck-Pumpe" springt der Flugzeugmotor an (siehe Fotos Seite 133).

Die rhythmische Bewegung soll den Atem in einen gleichmäßigen Fluss bringen. Durch das Vorbeugen und Aufrichten kommt der Rücken sanft in Bewegung, was die hinteren Atemräume aktivieren soll.

Wir starten das Flugzeug und heben mit weit geöffneten Armen ab. Wir laufen mit weit geöffneten Armen durch den Raum. Wer sitzen bleibt, soll die Arme ebenfalls seitlich ausbreiten und aus der Taille nach rechts und links „im Flug abbiegen". Wir halten uns aufrecht, mit stolz geschwellter Brust.

Die Übung soll den Brustkorb öffnen und dehnen, um die Atemübungen vorzubereiten.

Im Flugzeug ist es oft kühl. Wir setzen uns und schütteln eine Decke aus, bevor wir sie uns über die Knie legen: Wir halten eine imaginäre Decke in den Händen. Erst schütteln wir sie seitlich rechts neben den Beinen, dann vorne und links. Dabei gehen wir im Oberkörper seitlich und nach vorn mit und bleiben in einer aufrechten Haltung! Zum Schluss breiten wir die Decke über den Knien aus.

Durch die Drehung des Oberkörpers lockeren wir den unteren Rücken und öffnen die seitlichen Atemräume.

Wir trinken imaginären Tomatensaft und legen dazu den Kopf in den Nacken. Danach trinken wir Mineralwasser und kippen wieder den Kopf in den Nacken. Und ein Glas Orangensaft trinken wir ebenfalls. Und Sekt. Und Whisky!

Das sanfte Kippen des Kopfs nach hinten soll den Nacken lockern, der über Muskelstränge mit dem Brustbein verbunden ist. Darüber können sich Verspannungen in den Brustkorb fortsetzen, die die Atmung behindern. Diese wollen wir reduzieren.

Wir cremen das Gesicht ein – gegen die trockene Luft im Flugzeug. Mit den Händen massieren wir uns das Gesicht: Wir streichen die Stirn entlang, rund um die Nase, die Wangen längs, streichen die Schläfen bis hinab zum Kinn und lockern den Kiefer.

Die Aufgabe soll die Muskulatur im Gesicht lockern und die Durchblutung anregen. Viele alte Menschen haben unbewusst angespannte mimische „Fehlhaltungen" durch Schmerzen oder Anstrengung (Hochgezogene Augenbrauen und angespannte Stirn, zusammen gekniffener Mund, vorgeschobenes Kinn, usw.). Andere lassen den Kiefer hängen und atmen flach durch den Mund, was eher bei demenziell veränderten Personen auftritt. Die Massage lässt das Gesicht spürbar werden, wodurch eine gesunde Grundspannung angeregt wird. Sowohl Anspannung als auch Unterspannung werden harmonisiert. Da der Atem zuerst durch Nase und Mund in den Körper eintritt, verändert eine gesunde Grundspannung (Eutonus) die Atmung positiv.

Wir haben aus dem Cockpit eine schlechte Sicht, daher pusten wir die Wolken weg: Wir verteilen Wattebäusche (oder lassen alle nacheinander Watte aus einer Tüte zupfen), halten sie mit Daumen und Zeigefinger vor das Gesicht und pusten.

Das Pusten soll die Atmung vertiefen und verlängern.

Für den langen Flug legen wir die Füße hoch: Alle sitzen auf ihrem Stuhl. Nun heben wir die Beine so weit, dass ein rechter Winkel (90°) zwischen Beinen und Oberkörper entsteht. Wer mag, hält sich mit den Händen an der Sitzfläche fest. Einen Moment angespannt halten, die Füße wieder absetzen und kurz ausruhen, danach die Beine mit Hilfe der Bauchmuskeln wieder anheben. Wir wiederholen die Übung mehrfach, wer mag, hält sich für mehr Stabilität an der Sitzfläche fest.

Als Training für die Bauchmuskeln, die eine aufrechte Haltung ermöglichen und die vertiefte Atmung unterstützen.

Wir hören den Wind in den Turbinen: Mit lautem Rauschen atmen wir mit „Sch" aus. Dabei spielen wir mit den rauschenden und zischenden Geräuschen der Ausatmung mal lauter und mal leiser. Bei welchem Geräusch fliegen wir schnell, bei welchem klingt es eher langsam?

Durch die Übung soll der Atem vertieft und verlängert werden.

Über den Wolken genießen wir die klare Luft und das strahlende Licht: Überleitung zur Atemwahrnehmung, den Text langsam vorlesen oder selbst formulieren. Wir atmen die saubere Luft ein und spüren, wie sie sich hell und warm wie Sonnenstrahlen in unserem Körper ausbreitet. Der frische Sauerstoff fließt durch unsere Nase, die Nebenhöhlen und in den Nasenrachen. Von dort breitet sich die Luft am Gaumensegel vorbei im Mund aus und strömt in den Hals. Durch den Kehlkopf fließt der Sauerstoff in unsere Luftröhre bis in die Bronchien. Die reinigende Luft dringt tief in unsere Lungen ein und erfrischt uns. (Pause)

Währenddessen genießen wir die warme Sonne hier oben, weit über den Wolken. Die fröhlichen Sonnenstrahlen reichen in alle Glieder, sie wärmen und lockern jeden Körperbereich.

Die Atemwahrnehmung dient der indirekten Vertiefung und Verlängerung der Atmung. Durch das Bild der „klaren Luft" und der „angenehmen Wärme" werden positive Assoziationen ausgelöst, die indirekt zur Entspannung einerseits und zu einer positiven Grundspannung (Eutonus) andererseits anregen.

Wir singen thematisch passende Lieder:
- Kommt ein Vogel geflogen
- Wenn die bunten Fahnen wehen (erste Strophe)
- Über den Wolken von Reinhard Mey

Nachdenklicher Impuls für den Alltag

Am Ende der Stunde werden kleine Karten verteilt, die aus der Kopiervorlage (siehe Download Hinweis Seite 45) stammen: Die Tabelle wird auf farbiges Papier kopiert und in Karten zerschnitten.

Sie dienen als Impuls zur Vertiefung des Themas über die Stunde hinaus. Die SeniorInnen werden damit aufgefordert, ihre Sorgen und Ängste mit mehr Abstand „wie aus dem Flugzeug" zu bewerten.

„Über den Wolken muss die Freiheit wohl grenzenlos sein.
Alle Ängste, alle Sorgen, sagt man,
blieben darunter verborgen und dann würde,
was uns groß und wichtig erscheint, plötzlich nichtig und klein."
Reinhard Mey

- Welche Sorgen schleichen sich in Ihre Gedanken
- und werden dort übermächtig groß?
- Wie können Sie Abstand zu Ihren Befürchtungen gewinnen?

Auf dem Wochenmarkt

Mitsprechgedicht:
Die Teilnehmenden sollen die fehlenden Reime ergänzen

Der Freitag, der ist immer schön
Wenn alle Leut' zum Markt hin…geh'n.
Da steht der Fleischer mit der Schürze
Und gibt der Wurst die letzte … Würze.

Vom Bauernhof her kommt Gemüse
Es wird gekocht in der Kom…büse.
Am Obststand plaudern wir gemeinsam
Freitags muss niemand dort allein…sein.

Wir kaufen gleich den frischen Fisch
Noch heute kommt er auf den…Tisch.
Den Markttag, den lieb ich so sehr
Man trifft dort Müller, Schulze und noch…mehr.

- Annika Schneider -

Dekoration für die Mitte des Stuhlkreises: Als Unterlage benutzen wir einen ländlich wirkender Stoff, kariert oder gestreift, oder einen Kartoffelsack. Darauf platzieren wir einen geflochtenen Korb mit Obst, ein (ggf. leeres) Glas Honig, (leere) Milchflasche oder -packung, einen Einkaufsbeutel (mit geknüllter Zeitung ausgestopft, damit er gefüllt aussieht und stehen kann), Plastikeier, Fisch (aus Plastik wie im Kaufmannsladen der Kinder oder aus Holz aus der maritimen Dekoration), Blumentopf oder Kunstblumen.

Besorgen: Weiches Brötchen wie Milch- oder Rosinenbrötchen, Franzbrötchen, vorher in Stücke schneiden und auf einem Teller anrichten

Material: Tücher zum Auf-dem-Kopf-balancieren, kleine Blätter aus Papier, Glassteine oder Münzen. Wenn vorhanden: Blüten aus Kunststoff oder Papier oder Duftöle.

Wir überlegen, welche Schuhe wir heute anziehen: Entsprechend des Wetters lassen wir zwischen Sandalen und Halbschuhen, Halbschuhen und Winterstiefeln oder Gummistiefeln wählen. Dann nehmen wir unsere imaginären Schuhe und schlüpfen hinein: Erst strecken wir die Füße bis in die Zehen, um durch den Schaft in den Schuh zu rutschen. Dann flexen wir die Füße (Zehen Richtung Schienbein nach oben ziehen), um vorn einen guten Sitz der Füße im Schuh zu gewährleisten. Mehrfach stampfen wir auf: erst mit dem ganzen Fuß, dann nur mit den Zehen und nur mit der Ferse. Auch die Innenseiten und Außenkanten der Füße klopfen wir auf den Boden.

Da viele SeniorInnen die Schuhe lieber anbehalten, verbessern wir einen guten Bodenkontakt und einen sicheren Stand mit gröberen Bewegungen. Der sichere Stand dient uns als Grundlage für die ganze Stunde.

Dann schreiben wir eine Einkaufsliste – nicht mit dem Stift, sondern mit der Nase in die Luft. Alle sollen sich fünf Begriffe ausdenken, die sie tatsächlich gern einkaufen würden (damit die Motivation gegeben ist und die Aufgabe als sinnvoll erlebt wird). Jedes Wort wird Buchstabe für Buchstabe mit der Nase geschrieben, dabei ist es völlig egal, ob die Teilnehmenden in Druckbuchstaben oder Schreibschrift schreiben – letztlich ist der Sinn die Lockerung des Nackens, und die gelingt auf diese Weise auf jeden Fall.

Durch die Bewegungen des Kopfs wird der Nacken sanft in Bewegung gebracht. Verspannungen des Nackens, die sich über die Muskeln des Schlüsselbeins bis in den Brustkorb fortsetzen, werden abgebaut.

Wir kommen auf dem Marktplatz an und nehmen uns ein Beispiel an der Fahne, die oben am Mast in alle Richtungen flattert. Alle stehen mit hüftbreit geöffneten Beinen, locker in den Fußgelenken und Knien. Wir beginnen, uns um die eigene Achse zu drehen. Dabei lassen wir die Arme locker hängen, sodass sie mit der schwungvollen Drehung um den Oberkörper fliegen. Das gelingt im Stehen wesentlich besser als im Sitzen. Wer motorisch unsicher ist, kann sich hinter den Stuhl stellen, um notfalls nach der Lehne zum Abstützen zu greifen.

Die Arme und Schultern werden sehr nachhaltig gelockert: Die Arme fliegen nur, wenn sie wirklich losgelassen werden. Wer die Spannung aufrecht erhält, kann sich zwar drehen, wird aber keinen Effekt in den Armen spüren (siehe Foto Seite 96).

Wir sehen, wie unserer Nachbarin eine Münze runterfällt: Zu Beginn verteilen wir Glassteine oder Plastikmünzen an alle. Sie sollen einen Euro darstellen. JedeR legt den Stein/ die Münze unter oder neben den eigenen Stuhl, bis es gebraucht wird.

Jetzt heben wir die Münze auf, stellen uns alle hin (soweit möglich) und fragen: „Entschuldigung, ist Ihnen das runter gefallen?" Dabei übergeben wir die Münze im Stehen nicht direkt, sondern gestalten eine möglichst schwierige Übergabe: Die Sitznachbarin muss sich strecken, um an unsere Münze zu kommen. Weit nach hinten, hoch nach oben, seitlich nach außen usw. Danach bleiben alle Paare stehen und tauschen die Rollen, sodass beide sich einmal in alle Richtungen gestreckt haben, um die Münze zu erwischen. Bei ungerader Anzahl an Teilnehmenden spielt die Kursleitung mit, damit alle eine Partnerin haben. Wer nicht stehen kann, auch nicht durch das Festhalten an der Stuhllehne unterstützt, führt die Übung auf der Stuhlkante sitzend aus.

Die Aufgabe dient neben dem Recken und Strecken auch der kognitiven Aktivierung: Dabei wird die eine Partnerin kreativ, indem sie sich möglichst viele Tricks ausdenkt. Die andere muss ebenfalls nachdenken, um ihr den Weg abzuschneiden und den Glasstein schnell zu erwischen.

Wir winken Bekannten, die wir auf dem Marktplatz entdecken, dazu nehmen wir erst einen Arm, dann den anderen. Diese Leute sind aber auch wirklich kurzsichtig! Kräftig winken! Sie gucken gerade in unsere Richtung, jetzt winken wir heftig mit beiden Armen! Wer mag, ruft noch „Huhu! Hier drüben" dazu.

Hier werden die Schultern über die Bewegung der Arme gelockert. Mit kräftigen „Huhu!"-Rufen schwingt das Zwerchfell dynamisch mit.

Wir beobachten, wie eine afrikanische Frau ihren Einkauf auf dem Kopf nach Hause balanciert. Dazu legen wir ein Tuch auf den Kopf und schreiten möglichst aufrecht durch den Raum: Mit offenem, aufgerichtetem Brustkorb, langem Hals und geradem Kopf, damit das Tuch oben bleibt. Wer einen Rollator braucht, nimmt ihn mit und achtet umso mehr darauf, sich beim Schieben **nicht** nach vorn zu beugen!

Die gesamte Körperhaltung wird trainiert, dabei sorgen kleine Ausgleichsbewegungen dafür, dass das Tuch auf dem Kopf liegen bleibt. Auf diese Weise wird auch das Gleichgewicht indirekt mit angesprochen.

Wir atmen aus, bis ein kleines Blatt am Boden liegt, das wir aus der nach oben gestreckten Hand über dem Kopf fallen lassen. Dazu grüne Blätter (in Frühling und Sommer), gelbe und rote Blätter (im Herbst) oder weiße Schneeflocken (im Winter) verteilen. Im Sitzen oder Stehen strecken wir das Blatt weit nach oben und atmen während des hinunter Sinkens langsam mit Lippenbremse aus. Dann heben wir das Blatt auf und beginnen von vorn.

Die Ausatmung wird vertieft und verlängert. Bereits die gerichtete Wahrnehmung auf die Länge des Ausatems unterstützt das Atemvolumen.

Wir lachen auf viele verschiedene Arten:
Tief wie der Schlachter, hoch wie die Blumenfrau, kichernd wie die Kinder.

Dabei legen wir eine Hand legen auf den oberen Bauch, um die Zwerchfellbewegungen beim Lachen zu spüren. Wir fragen in die Runde, wem noch eine Art zu lachen einfällt. Wer lacht so? Und wie klingt das?

Beim Lachen zuckt das Zwerchfells rhythmisch und wird damit elastisch und anstrengungsfrei trainiert.

Bei der Blumenfrau: Wir schnuppern an unseren Lieblingsblumen am Blumenstand. Wenn vorhanden, verteilen wir dazu Blüten aus Kunststoff / Papier oder Duftöle. JedeR soll sich drei verschiedene Blumen vorstellen, die sie oder er gern riechen mag. Wir schnuppern an allen drei und sagen, welcher Duft am schönsten riecht. Wenn Duftöle vorhanden sind, schnuppern alle schweigend und geben die Fläschchen weiter, erst am Ende überlegen alle zusammen, welche Düfte es gab.

Durch das Schnuppern wird mehrfach hinter einander federnd eingeatmet, das vertieft die Atmung und dient als kräftigende Übung für das Zwerchfell.

Beim Bäcker: Kausummen (nach Froeschels) mit einem Stück Brötchen vom Bäcker.

Vor der Stunde kaufen wir entsprechend der anzunehmenden Teilnehmerzahl ein bis drei Brötchen, am besten weiche und süße wie Franzbrötchen, Milchbrötchen, evtl. Rosinenbrötchen. Vor der Stunde die Brötchen in Stücke zerschneiden, damit sie auf einem Teller herumgegeben und mundgerecht portioniert genommen werden können.

Zu Beginn nimmt sich JedeR ein Stück Brötchen und **wartet, bis alle versorgt sind.** Dann kauen wir gleichzeitig alle zusammen genießerisch auf dem Brötchen und summen dabei: „Mjamm, hmmm, mjommm". Lautstarkes Mümmeln und genießerisches Kauen sind der Sinn und das Ziel der Übung! Wer leise kaut und schnell schluckt, profitiert von der Übung nicht. Entsprechend ist das darstellerische Talent der Anleitung gefragt, übertrieben verzückt das Brötchen zu kauen und dabei vor Glück „Hmmmm!" zu seufzen.

Neben der intensiven Wahrnehmung der Textur des Brötchens im Mund und dem gesteigerten Geschmacksempfinden liegt der Zweck der Übung in der Lockerung der Kiefermuskulatur. Dadurch bewegen sich die Wangen natürlich und geschmeidig, sodass eine verbesserte Wahrnehmung des Mundraums angeregt wird. Diese unterstützt die Atmung und die Stimme, da der Mund zusammen mit der Nase den „Eingang" in den Atemtrakt darstellt.

Wir setzen uns auf eine Bank und lassen den Genuss ausklingen. Überleitung zur Atemwahrnehmung, der Text wird langsam vorgelesen oder nach eigenen Vorstellungen moderiert.

Wir nehmen eine bequeme Position ein: Den Rücken lehnen wir an die Stuhllehne, die Hände legen wir in den Schoß, die Füße rutschen entspannt über den Boden. Wer mag, schließt die Augen. Wir stellen uns vor, wir säßen auf einer Bank am Rand des Marktplatzes. Von hier aus können wir alles miterleben und haben gleichzeitig Ruhe für uns. Mit geschlossenen Augen atmen wir genießerisch ein. Wir riechen den Duft der Blumen, die angeboten werden. Üppige Rosen, zarte Tulpen, kräftige Sonnenblumen. Sanft atmen wir ein und aus. Wir genießen den Blumenduft. (Stille, die Vorstellung wirken lassen)

Dann zieht uns der Duft vom Bäckerwagen in die Nase: Knusprige Brötchen, süße Kekse, saftige Torten, salzige Brezeln. Tief atmen wir ein und aus. Wir genießen den Geruch von Brot. (Stille, die Vorstellung wirken lassen)

Jetzt riechen wir den Fleischer oder Fischmann, je nach dem, was uns lieber ist. Wer mag, stellt sich einen Käsewagen vor. Würzige Gerüche strömen in unsere Nase! Wir atmen kräftig ein und aus. Wir genießen die herzhaften Düft. (Stille, die Vorstellung wirken lassen)

Als nächstes erreichen uns die Verlockungen des Obst- und Gemüsestands. Fruchtige Düfte von Äpfeln, Trauben, Pfirsichen oder Bananen ziehen zu uns. Auch erdverbundene Gerüche von Karotten, Kürbissen, Radieschen nehmen unsere Nasen auf. Entspannt atmen wir ein und aus. (Stille, die Vorstellung wirken lassen) Dann blinzeln wir langsam und kommen wieder im Raum an.

Beim Fischmann beobachten wir die Karpfen im Becken.

Zuerst machen wir „Karpfen-Wangen": Den Kiefer lassen wir hängen, um Weite am Mundboden zu spüren. Auch die Wangen lassen wir locker und spüren weit oben den Gaumen als Dach des Mundraums. Innerlich füllen wir den Mund mit etwas Luft: So weiche, schlabberige Wangen hat der Karpfen.

Die Übung dient sowohl der Lockerung von Kiefer, Wangen und Mundboden als auch zur Wahrnehmung des Mundraums.

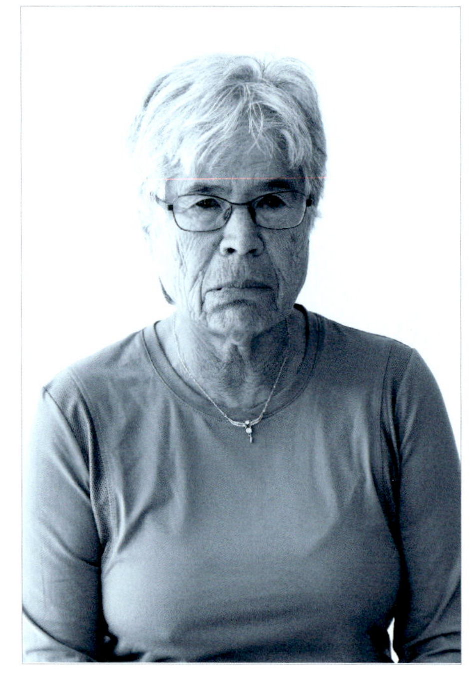

Der Karpfen macht Luftblasen: Die Lippen schließen und spitzen wir. Mit kleinen Bewegungen öffnen und schließen wir die gespitzten Lippen, als ob lauter winzige „O"s entstehen. So geben wir, wie der Karpfen im Becken, Luftblasen ab.

Die mimische Muskulatur wird ebenso trainiert wie die Koordination von Wangen und Lippen [9].

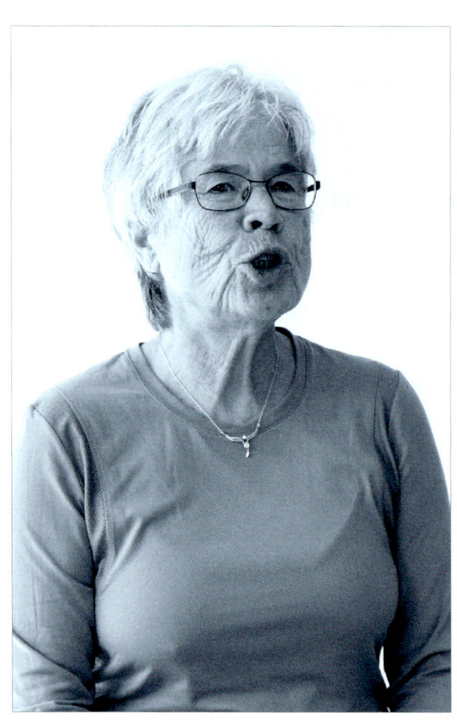

Bei der Obstfrau wird uns ein Stück Zitrone angeboten, frisch aus Sizilien, besonders aromatisch. Wir beißen gedanklich in eine Zitrone, alles zieht sich im Mund zusammen. So zerknautschen wir auch äußerlich unser Gesicht vor lauter Säure: Den Mund verziehen wir, die Augen pressen wir zusammen, die Wangen saugen wir ein. Danach schütteln wir mit lockerem Kiefer den Kopf und lassen die Wangen schwabbeln. Jetzt bietet uns die Obstfrau be-

9 Übung aus „Myofunktionelle Therapie" von Anita Kittel, Lippenübung 3, S. 83, 7. Auflage 2004

sonders fruchtige Apfelsinen an, leider finden wir sie auch furchtbar sauer (Aufgabe wiederholen).

Das Lippen-spitzen der vorherigen Aufgabe wird hier wiederholt und vertieft.

Wir singen thematisch passende Lieder:
- In einem kleinen Apfel
- Bei einem Wirte wundermild
- In einen Harung, jung und schlank (passend zum Fischmann)
- Wir pflügen und wir streuen

Nachdenklicher Impuls für den Alltag

Am Ende der Stunde werden kleine Karten verteilt, die aus der Kopiervorlagen (siehe Download Hinweis Seite 45) stammen: Die Tabelle wird auf farbiges (oranges oder grünes) Papier kopiert und in Karten zerschnitten.

Sie dienen als Impuls zur Vertiefung des Themas über die Stunde hinaus. Die SeniorInnen werden damit eingeladen, im Alltag darauf zu achten, was sie gern schmecken. Da alle Sinneskanäle sich im Alter verändern und insgesamt abbauen, hilft Achtsamkeit, um das wertzuschätzen, was noch wahrnehmbar ist. Auch wenn der Geschmack sich über die Jahre verändert, ist für viele alte Menschen das Essen eine der letzten Freuden. Gibt es etwas, das sie als Kind gern aßen? Könnten sie das heute wiederholen? Gibt es Nahrungsmittel oder Gerichte, die an Familienmitglieder, Urlaube o.ä. erinnern? Könnte sie jemand besorgen und mitbringen?

Dazu sollen die Fragen anregen.

- Was schmecken Sie gern?
- Welche Erinnerungen sind damit verbunden?
- Was haben Sie als Kind gern gegessen?
- Gibt es Gerichte, die Sie im Urlaub genossen haben?
- Können Sie etwas davon hier in Ihren Alltag holen?

Im Künstler-Atelier

„Die Kunst kommt vom Menschen
und ist für den Menschen gemacht
– nicht für die Experten."

- Emil Nolde -

Dekoration für die Mitte des Stuhlkreises: Das Bühnenbild besteht aus einem ausgebreiteten farbbekleckssten Kittel, zum Beispiel vom Hausmeister, aus der eigenen Werkstatt oder von den Renovierungsarbeiten bei einer Kollegin. Auch entsprechende Planen oder Decken zum Schutz des Untergrunds, farbbespritzt, dienen als Basis.

Darauf werden Farbtuben aus dem Kreativ-Fundus oder Tuschkästen (aufgeklappt) arrangiert. Auch Farbeimer vom Hausmeister, wenn vorhanden, können dazu gestellt werden. Dazu ein Glas mit Pinseln, die in die Luft ragen und Interesse wecken.

Wer nichts davon zur Verfügung hat, kann bunte Bastelpappen (Tonpapier) aufgefächert ausbreiten und Buntstifte in Gläsern arrangieren.

Kein Material nötig.

Einleitung

Zu Beginn lade ich alle ein, sich innerlich eine Werkstatt oder ein Künstler-Atelier vorzustellen. Befindet es sich in einer alten Bauernkate auf dem Land, damit wir KünstlerInnen darin Ruhe finden? Oder entdecken wir in einem Hinterhaus in der Stadt einen Raum für die Kreativität? Vielleicht eignet sich auch eine kleine Villa am Park? Alle sollen einen Moment die Augen schließen und sich genau die Art Atelier vorstellen, die ihnen gefällt.

Zu Beginn laufen wir los zu unserem Atelier. Unterwegs überrascht uns ein Schauer, sodass wir ganz nass in der Werkstatt ankommen. Daher treten wir uns auf einem alten Lappen an der Tür die Schuhe trocken: Kräftig und nachdrücklich treten wir uns die Füße ab, entweder im Stehen oder auf der Stuhlkante sitzend. Dabei stampfen wir nicht, denn niemand stampft mit nassen Schuhen auf einem Lappen. Eher energisch und leise die Fußsohlen in den Boden drücken. Die inneren und äußeren Seiten der Füße reiben wir am Boden, auch die Zehen und die Ferse. So reinigen wir die Schuhe von imaginärer Nässe und Dreck.

Die Füße sollen durchblutet werden, damit sie sich „wach" anfühlen und einen sicheren Stand ermöglichen.

In der Werkstatt geht es naturgemäß dreckig zu: Egal, ob wir mit Farbe, Holz, Ton oder anderen Materialien arbeiten, wir brauchen Arbeitskleidung.

- **Also steigen wir in eine alte Hose (auf dem Stuhl sitzend oder daneben stehend):** Die Knie ziehen wir weit hoch, um in die imaginäre Hose zu steigen, und dann strecken wir das Bein weit von uns, um in das Hosenbein hinunter zu rutschen. Das andere Bein steigt ebenfalls in die Hose.
- **Und wir schlüpfen in einen Kittel:** Die Arme strecken wir weit und lang nach oben, dann lassen wir sie seitlich sinken. Anschließend streichen wir den Kittel an Armen und Oberkörper „glatt".

Die Übung dient der ganzkörperlichen Aktivierung. Durch das Hochziehen und Strecken des Beins wird die Balance trainiert, im Stehen natürlich mehr als im Sitzen. Dies trägt indirekt zur Sturzprophylaxe bei, da die SeniorInnen trainieren, in gezielten Bewegungen das Gleichgewicht zu halten.

Überall stehen noch halbhohe Schubladen von gestern offen: Mit einem lockeren Schwung aus der Hüfte schließen wir sie. Dabei stehen wir mit leicht geöffneten Beinen, circa Hüftbreit. Wir schwiegen die Hüfte seitlich nach rechts und links, um die imaginären Schubladen zu schließen. Im Sitzen ist diese Übung nicht so gut auszuführen, klappt aber auch: Die Hände auf die Oberschenkel legen und abwechselnd eine Pobacke anheben, sodass die Hüfte indirekt in Bewegung gerät.

Diese Aufgabe hat zum Ziel, dass der Oberkörper aufgerichtet auf dem Becken „thront". Das Becken als tragender Baustein einer guten Haltung ist im Alltag wenig präsent. Durch Inkontinenz im Alter gerät dieser Körperbereich zu einer Zone, die negativ bewertet wird. Die Übung lockert durch den Hüftschwung die Lendenwirbelsäule und macht Spaß. Auch die Balance wird trainiert.

Damit wir genug Licht zu Arbeiten haben, gehen wir zum Fenster und drücken die alten, hölzernen Fensterläden auf. Die Arme strecken wir vor der Brust gerade nach vorn. In der Streckung winkeln wir die Hände an, sodass die Handflächen aufgestellt nach vorn zeigen. Auf diese Weise drücken wir gegen die vorgestellten geschlossenen Fensterläden, sodass die Arme in ihrer ganze Länge einen Moment die Streckung halten. Dann öffnen wir die gestreckten Arme seitlich, als ob die beiden Hälften der Fensterläden nach rechts und links auseinander gedrückt werden. Am Ende der Bewegung, wenn die Arme ganz geöffnet sind, „drücken wir die Fensterläden an die Hausmauer" und federn dabei leicht.

Der Brustkorb soll geöffnet und geweitet werden, um vertieftes Atmen zu erleichtern.

Jetzt winken wir der Nachbarin zu, die draußen vorbeiläuft. Und der rotgestreiften Katze, die unten an der Hausmauer entlang schleicht. Und dem Briefträger. Gerade aufgerichtet winken wir in alle Richtungen, dabei drehen wir im Oberkörper mit. Wir wechseln den winkenden Arm, sodass auch der andere mal an der Reihe ist.

Die Übung soll durch das Drehen sanft Verspannungen im Rücken abbauen und die seitlichen Atemräume in den Flanken bewegen. Das Winken soll das Schultergelenk lockern.

Wo sind denn die Skizzen von gestern, als uns die Muse küsste? Auf den Boden geflattert, als wir das Fenster geöffnet haben! Alle setzen sich. Mit geradem Rücken neigen wie uns etwas seitlich nach rechts, um mit lang gestrecktem rechten Arm nach den Blättern zu fischen. Dabei bleibt der Rücken ganz aufrecht! Wir kippen eher, als wir uns neigen. Auf keinen Fall nach vorn krümmen und beugen, denn das tun die SeniorInnen sowieso den ganzen Tag! Wir bleiben gestreckt in der Wirbelsäule, der Blick schaut geradeaus, nicht nach unten!

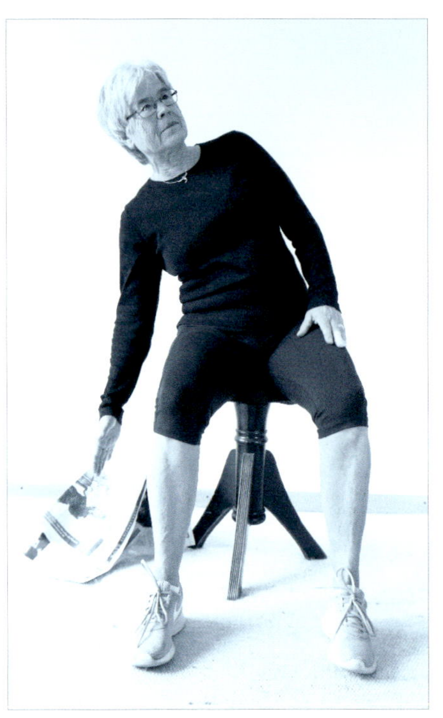

Dann kippen wir nach links und strecken den linken Arm nach unten. Mehrfach wechselnd wiederholen.

Die Übung dient der Dehnung der Rippen sowie der Flanken, dem Bereich zwischen Rippen oben und dem Becken unten. So kann die Atembewegung sich nicht nur in den Bauch fortsetzen, sondern bis in die Flanken (im Bereich der Taille). Dabei wird ebenfalls die Bauchmuskulatur trainiert und das Gleichgewicht angeregt.

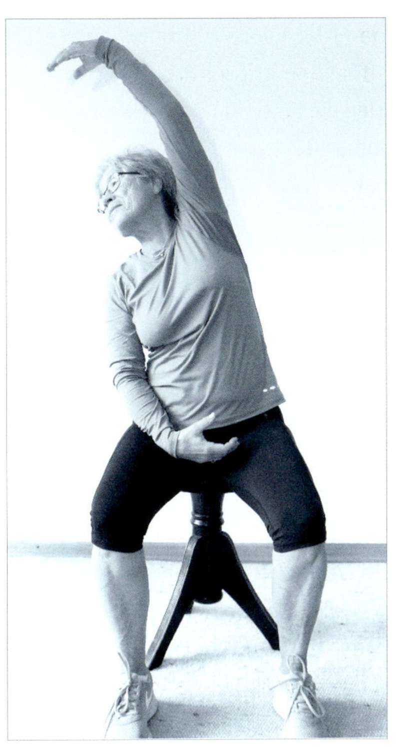

Wir holen unsere Büchsen mit Farbe vom Regal (Halbmond-Übung): Im Sitzen strecken wir den linken Arm nach rechts über den Kopf, um die Dehnung der Rippen noch einmal zu wiederholen und zu intensivieren. Dabei tun wir so, als würde „dort oben auf dem Regal der Farbtopf stehen". Auch hier bleibt der Oberkörper weitgehend aufrecht. Viele Teilnehmende neigen dazu, sich dabei nach vorn zu neigen oder einzusinken. Daher immer wieder daran erinnern, im aufrechtem Sitz an der Stuhlkante zu beginnen und sich nur seitlich zu dehnen. Wie immer werden die Seiten gewechselt, als nächstes zieht der rechte Arm links über den Kopf, die rechte Hälfte des Brustkorbs wird gedehnt.

Die Übung soll die Rippen aufdehnen und damit mehr Platz für die Atmung im Brustkorb schaffen.

Los geht´s! Den Pinsel tauchen wir in die Farbe und beginnen zu malen. Dazu nehmen wir ein Atemsprechzeichen.

Atemsprechzeichen verbinden einen Atem- mit einem Sprechrhythmus. Dies geschieht durch eine schwungvolle und konzentrierte Bewegung, die unendlich fortgesetzt werden kann.

Viel Material ist für Kinder konzipiert worden, daher habe ich überlegt, welche Gedichte für Erwachsene sich mit passenden Zeichenbewegungen verbinden lassen.

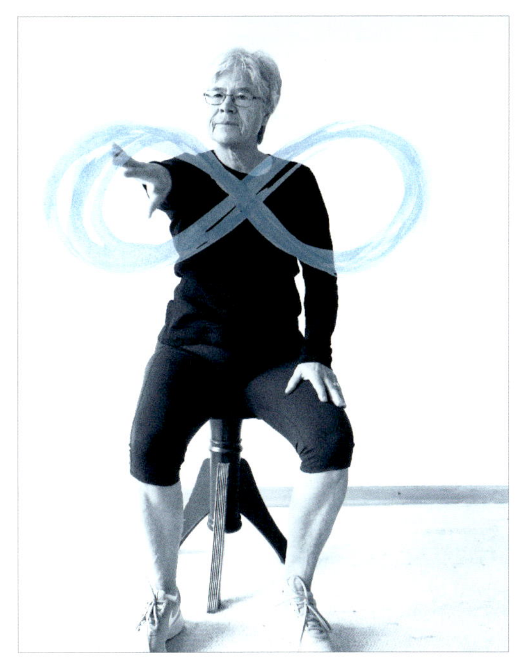

Ameisen haben einen dreiteiligen Körper, der wie aus Ellipsen zusammen gesetzt scheint. Daher finde ich die „liegende Acht“ als Illustration für das Ameisengedicht von Ringelnatz passend. Wir beginnen in der Mitte, schwingen eine Hälfte der Acht nach links, durch die Mitte nach rechts und finden in einen gleichmäßigen Bewegungsfluss (siehe Illustration Seite 147).

Während dessen sprechen wir, rhythmisch und langsam, das Ameisengedicht:

In Hamburg lebten zwei Ameisen,
Die wollten nach Australien reisen.
Bei Altona auf der Chaussee
Da taten ihnen die Beine weh,
Und da verzichteten sie weise
Dann auf den letzten Teil der Reise.
So will man oft und kann doch nicht
Und leistet dann recht gern Verzicht.

- Joachim Ringelnatz -

Wir sind ganz innovativ und malen mit der Nase in die Luft. Wir stellen uns vor, wir hätten einen Farbklecks auf der Nase und könnten damit auf eine große Leinwand malen. Dabei ermuntern wir die SeniorInnen, zu erzählend, was sie malen: Eine Blume, einen Hund, ein Herz, die Sonne…

Durch das Malen der Nase in der Luft wird der Nacken sehr effektiv indirekt und weich bewegt und gelockert.

Wir tragen einen imaginären Pinsel auf dem Kopf und malen damit Punkte an die Decke. Das zeigt die Kursleitung mit einem echten Pinsel, den sie an ihrem Hinterkopf festhält und weit über den Scheitel in die Luft ragen lässt. Alle sitzen auf der Stuhlkante, die Hände locker im Schoß, und strecken sich wippend nach oben, um mit jedem Strecken an die Decke „Punkte zu malen“. Dabei machen wir einen langen Hals und ziehen das Kinn leicht zur Brust. Vom Scheitel aus tupfen wir mit dem imaginären Pinsel Punkte an die Decke.

Dies unterstützt die gestreckte, aufrechte Körperhaltung als Gegenpol zur eingesunkenen Haltung, die die alten Menschen im Alltag meist haben.

Nun wollen wir eine Runde mit Ton modellieren, aber das gefällt uns nicht. Leider klebt der Ton so hartnäckig an uns, dass wir uns schütteln, um ihn loszu-

werden: Wir schütteln die Hände aus, dabei lassen wir die Finger locker fliegen. Das Schütteln geht auf die Arme, Schultern und schließlich den ganzen Oberkörper über: Wir schütteln alles locker und kraftvoll aus!

Das Schütteln soll die Durchblutung anregen und Verspannungen lösen.

Jetzt ruhen wir uns erstmal aus: Überleitung zur Atemwahrnehmung, der Text wird langsam vorlesen oder ähnlich mit eigenen Worten moderiert

Wir rutschen auf dem Stuhl in eine entspannte Position, der Rücken ruht an der Lehne, die Hände liegen im Schoß, die Füße gleiten über den Boden in eine angenehme Lage. Die Augen schließen wir, soweit das angenehm ist.

Jetzt stellen wir uns vor, dass wir eine besondere Gabe haben: Wir können sehen, welche Farbe die Luft hat. Zu Beginn stellen wir uns eine erfrischende Farbe vor (kurze Stille, damit sich alle eine Farbe vorstellen können). Diese erfrischende Farbe zieht mit sauberer Luft durch Nase, Mund, Hals und Bronchien bis in die Lunge. Dort breitet sich die erfrischende Farbe aus. (Stille) Die erfrischende Farbe erfüllt uns mit Leichtigkeit. (Stille) Mit dem Ausatem verlässt uns die erfrischende Farbe und nimmt alles, was uns belastet, mit. Davon sind wir jetzt befreit. (Stille)

Jetzt sehen wir vor uns eine wärmende, kräftigende Farbe (alle stellen sich eine Farbe vor, Stille). Diese wärmende Farbe atmen wir ein, sie zieht durch Nase, Mund, Hals und Bronchien bis in die Lunge. Hier dehnt sich die wärmende Farbe aus. (Stille) Die wärmende Farbe schenkt uns neue Kraft. (Stille) Mit dem Ausatem weicht alles Dunkle, Bedrückende von uns, nur die wärmende Farbe bleibt und gibt uns neue Energie. (Stille wirken lassen)

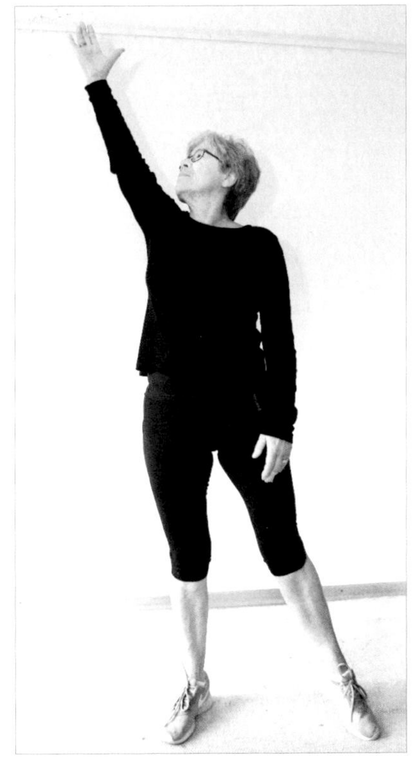

Langsam bewegen wir die Hände und Füße, öffnen die Augen und kommen wieder im Raum an.

Wir zeichnen heute ein Modell, das bringen wir in die richtige Position. Dazu strecken wir im Stehen oder auf der Stuhlkante sitzend das linke Bein so weit seitlich, wie es möglich ist. Der rechte Arm streckt sich seitlich nach oben, sodass von der Fußspitze des linken Beins bis zu den Fingerspitzen des rechten Arms eine lange Diagonale entsteht. So weit wie möglich ziehen wir den Köper in die Länge, dann wechseln wir die Seiten und wiederholen die Übung mehrfach.

Zur Dehnung und Streckung des gesamten Körpers und zur Unterstützung einer aufrechten Haltung.

Das Modell malen wir ganz unkonventionell mit den Ellenbogen. Wir stellen uns vor, dass die Ellenbogen voll Farbe sind. Dazu legen wir die Hände locker oben auf die Schultern und „malen" mit den Ellenbogen in alle Richtungen. Nicht nur seitlich bewegen wir die Ellenbogen, auch vor und zurück!

Auf diese Weise werden die Schultern gelockert und mit ihnen die Muskelstränge, die von hier aus zu den Schlüsselbeinen und Rippen führen (siehe Foto unten links).

.

Wir KünstlerInnen lieben den Exzess:

- **Also trinken wir!** Wir legen den Kopf weit in den Nacken und kippen uns ein imaginäres Getränk in den Mund, mehrfach wiederholen.

Zur Flexibilisierung des Nackens.

- **Und wir rauchen die ganze Zeit!** Tief ziehen wir an einer imaginären Zigarette, mehrfach wiederholen.

Zur Vertiefung des Einatems.

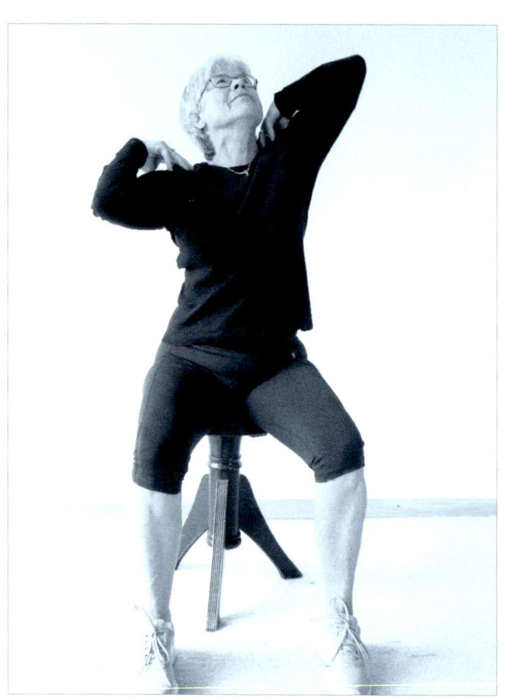

- **Und statt Schwarzbrot mit Käse essen wir Eis!** Mit weit heraus gestreckter Zunge lecken wir ein vorgestelltes Eis, rundherum um die Kugel bewegt sich die Zunge.

Zur Lockerung des Mundbodens, von dem aus sich die Zunge nach vorn streckt. Und zur Öffnung des Rachens, um die Atmung in den oberen Luftwegen zu unterstützen (siehe Foto oben rechts).

Mit unserer Stimme malen wir ein Bild: Hohe Töne sind helle Farben, tiefe Töne sind dunkle Farben. Leises Summen lässt zarte Farben entstehen, kräftiges Summen intensive Farben. Wir summen laut und leise, tief und hoch, ganz nach eigenem Geschmack und ganz entspannt.

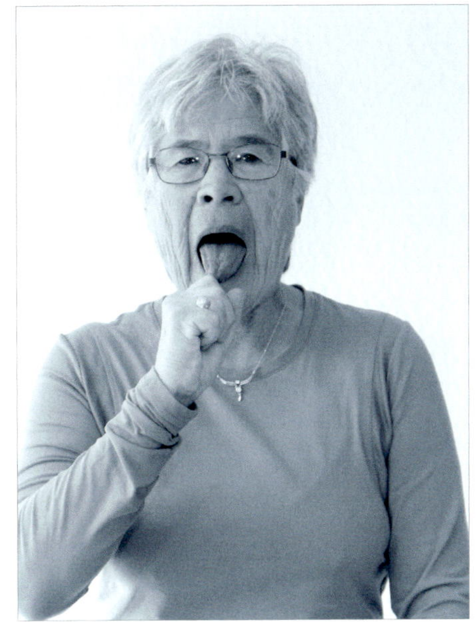

Das Summen braucht eine anhaltende und gleichzeitig dynamische Zwerchfellspannung. Der wichtigste Atemmuskel wird damit trainiert.

Thematisch passende Lieder:

- Grün, grün, grün sind alle meine Kleider
- Wer will fleißige Maler sehn? Der muss zu uns Senioren gehn!
  - 1.) Blau und rot, rot und blau, lila wird das ganz genau.
  - 2.) Gelb und blau, blau und gelb, grün ist da schnell hergestellt.
  - 3.) Rot und gelb, gelb und rot, orange das ist dann in dem Pott.

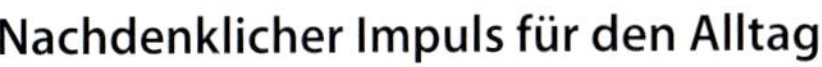

Nachdenklicher Impuls für den Alltag

Damit die Teilnehmenden die kreative Atmosphäre noch ein Stück mit den Alltag tragen, werden kleine Karten verteilt, hergestellt aus der kopierten und zugeschnittenen Vorlage (siehe Download Hinweis Seite 45) .

- Gibt es etwas, das Sie früher gern mit den Händen getan haben?
- Etwas gezeichnet, repariert, gebastelt, geformt, genäht, arrangiert?
- Oder formuliert, gedichtet, komponiert?
- Können Sie es aus Spaß wieder aufleben lassen?

Advent und Weihnachten

In der heiligen Nacht
tritt man gern einmal aus der Tür
und steht allein unter dem Himmel,
nur um zu spüren, wie still es ist,
wie alles den Atem anhält,
um auf das Wunder zu warten.

- Karl Heinrich Waggerl -

Dekoration für die Mitte des Stuhlkreises: Ein farbiges Tuch, z. B. rot mit Sternen oder goldglänzend, als Unterlage ausbreiten. Darauf arrangieren wir echtes oder künstliches Tannengrün und Kerzen mit LED-Lichtern (aus Sicherheitsgründen). Dazwischen ordnen wir Tannenbaumkugeln, Strohsterne, Tannenzapfen und ähnliche Weihnachtsdekoration an.

Material: Glänzende Glassteine für die Sonnen/Mond-Übung. Als Variante lassen sich typische saisonale Gegenstände verwenden wie ein Strohstern pro Person.

Wir stellen den Tannenbaum auf: Im Stehen bücken wir uns zum Boden, um den Tannenbaum in den Ständer zu stellen. Wer sitzt, öffnet dazu die Beine weit und dehnt sich zwischen den Beinen nach unten. Dann kommen wir langsam hoch und strecken uns bis zur Decke, um die Tannenbaumspitze aufzustecken. Je nach dem, wie fit die SeniorInnen sind und wie stabil der Kreislauf, wiederholen wir das Beugen und Strecken mehrfach.

Die Übung soll dazu dienen, den Rücken von unten nach oben zu flexibilisieren und damit die aufrechte Haltung zu stärken.

Wir schauen, dass der Baum sicher steht: Dazu kippen wir im Stehen leicht nach vorn und nach hinten, wie ein Pendel. Weiche Knie sind dabei wichtig! Mehrfach wiederholen, dann kippen wir nach rechts und links. Zum Schluss verbinden wir alle vier Richtungen, „wie ein Kompass, der in alle vier Himmelsrichtungen zeigt". Das Ende der Übung besteht darin, tatsächlich aufgerichtet und mittig über den Füßen zu stehen.

Die Balance soll gefördert und ein dynamischer, sicherer Stand unterstützt werden.

Wir schmücken die Tanne, dabei strecken wir uns in alle Richtungen: Wir stellen uns viele Kartons voller Strohsterne, Kugeln und Girlanden vor. Wir nehmen uns eine imaginäre Kugel und strecken uns nach oben, um sie an die Tannenzweige zu hängen. Dann strecken wir uns mit weiteren Schmuckstücken nach rechts, nach links, bis an den Rand des noch zu haltenden Gleichgewichts. Dabei sagt die Kursleitung an, was aufgehängt wird: „Eine goldene Kugel... ein Strohstern... ein Engel... Lametta... ein rotes Herz... eine silberne Kugel... eine Kerze... ein Äpfelchen" usw., bis alles aufgehängt ist. Die Teilnehmenden können eigene Ideen des Tannbaumschmucks beitragen..

Die Aufgabe dient der ganzkörperlichen Dehnung und der Unterstützung des Gleichgewichts.

Wir tanzen um den Baum, wie in Skandinavien: Alle fassen sich im Kreis an den Händen. Wir strecken jeweils ein Bein überkreuzend über das andere zur Seite und tippen auf den Boden. Dabei atmen wir in der Mitte der Bewegung, im Stehen, ein. Beim Strecken des Beins und Tippen mit dem Fuß, abwechselnd nach

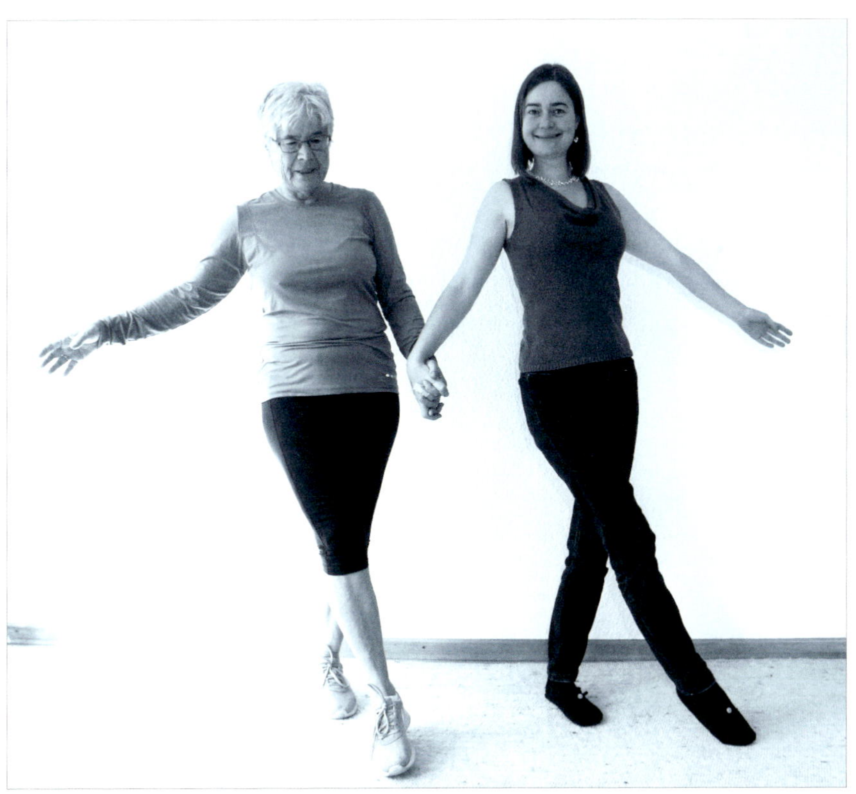

rechts und links, atmen wir aus. So entsteht ein angenehmer Fluss aus Bewegung und Atmung.

Die Atmung soll indirekt durch die gleichmäßige Bewegung vertieft werden. Auch hierbei wird wieder die Balance trainiert.

Wir backen Plätzchen. Dabei werden die Übungen „Ofentür öffnen" und „Blech in den Ofen schieben" kombiniert:

- **Wir öffnen die Ofentüren für die Backbleche weit:** Erst öffnen wir die beiden Hälften der Tür zum Bauch hin und runden den Rücken dabei. Dann strecken wir den Rücken und die Arme, um die Türhälften weit auseinander zu klappen (und den Bauch zu wärmen…). Dabei dehnt sich der Rücken leicht ins Hohlkreuz. Wir wiederholen die Bewegungsfolge mehrfach, weil die Tür klemmt!

Die Übung soll die Wirbelsäule und den Brustkorb mobilisieren. Das Runden des Rückens lockert die Wirbelsäule, das Aufrichten und Nach-vorn-strecken beim Ausbreiten der Arme öffnet den Brustkorb (siehe Fotos unten).

- **Wir schieben das Backblech in den Ofen:** Mit kräftiger Ausatmung strecken wir die Arme gerade nach vorn, auf den flachen Händen tragen wir das imagi-

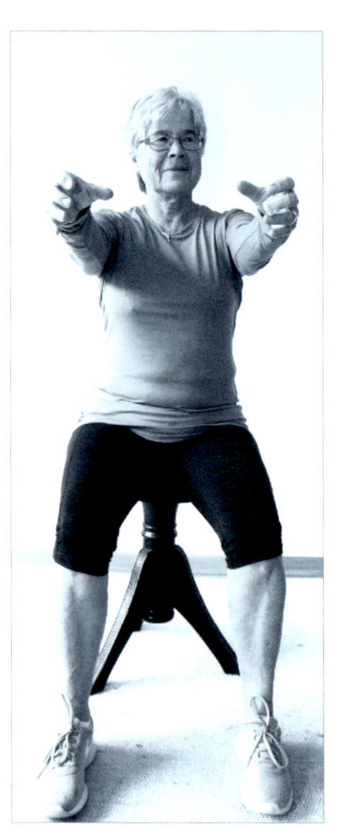

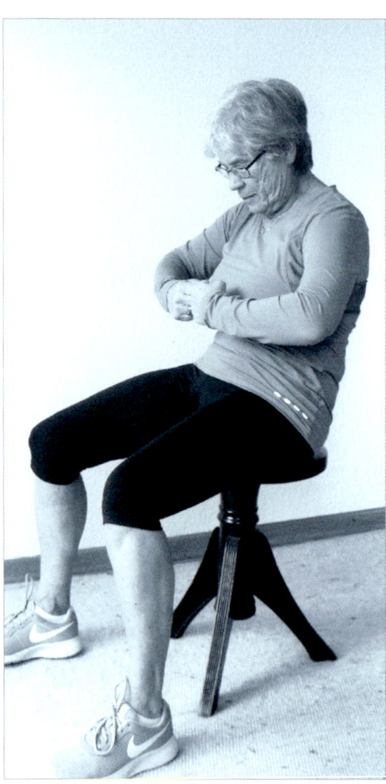

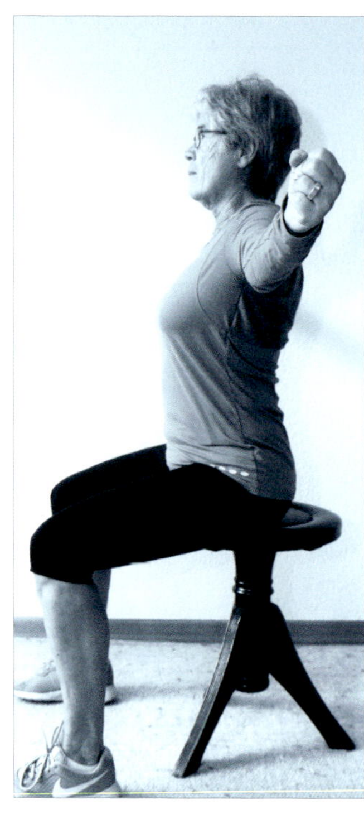

näre Backblech. Mit Schwung schieben wir das Brot in den Ofen. Die Übung beginnt mit der Einatmung, wir halten die offenen Hände vor dem Oberbauch, die Ellenbogen ragen entspannt nach außen. Dann schieben wir die Hände kräftig nach vorn und atmen aus, das wiederholen wir mit mehreren Backblechen. Die Haltung bleibt sehr aufrecht!

Die Aufgabe soll den Atem verlängern und vertiefen.

Während dessen geht bereits die Sonne unter und der Mond auf. So kurz sind die Tage im Dezember! JedeR erhält einen glänzenden Glasstein, einen Strohstern, einen goldenen Kreis aus Papier o.ä. Alle stehen oder sitzen mit weit geöffneten Armen, die zur Seite gestreckt werden, sodass sie auf einer Linie mit den Schultern sind. Nun werden die gestreckten Arme über dem Kopf zusammen geführt und der kleine Gegenstand wechselt über dem Kopf von einer Hand in die andere. Danach sinken die Arme wieder seitlich auf die Höhe und in einer Linie mit den Schultern. In der ersten Rund geht die Sonne unter. In der zweiten Runde geht der Mond auf. Dann geht der Mond wieder unter und für einen neuen Tag die Sonne auf.

Die Schulter und der Nacken sollen gelockert und gedehnt werden.

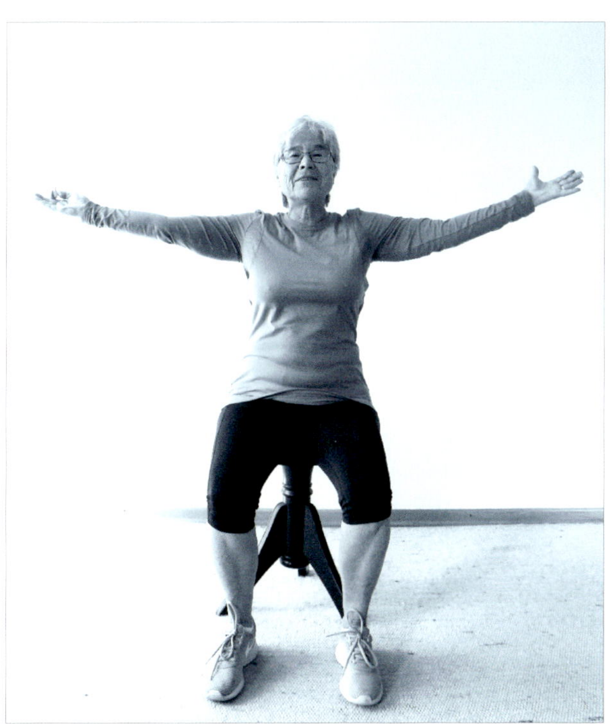

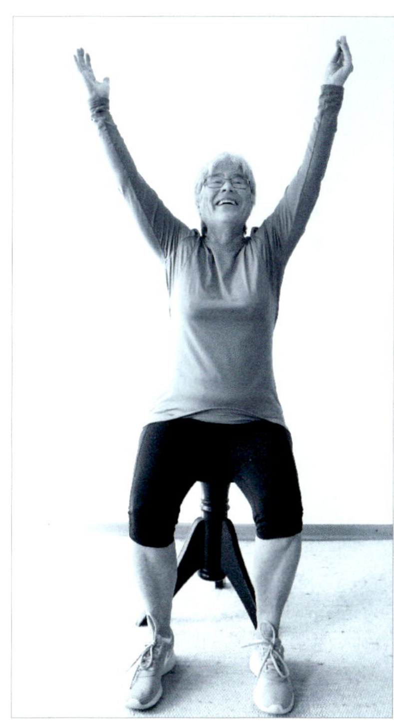

Wir gehen nach draußen und bauen einen Schneemann:

Erst wird die dicke Bauchkugel gerollt, dann die kleinere Brustkugel. Wir atmen bewusst in den Bauch und versuchen, die Atemluft nur in den Bauch zu schicken. Er soll mit dem Einatmen so rund werden wie der Schneemannbauch und zum Ausatmen abflachen. Auch seitlich in der Taille wird der Bauch rund, denn der Schneemannbauch ist schließlich eine Kugel!

Danach wird besonderes Augenmerk auf die Brust gelegt, wir atmen kräftig und vorrangig in die Brust. Sie hebt sich beim Einatmen und senkt sich beim Ausatmen. Wir schicken den Atem auch in den hinteren Bereich der Rippen Richtung Rücken. Schließlich ist auch die Brust des Schneemanns in alle Richtungen rund!

Anschließend verbinden wir beide Atemräume. Der Bauch rundet sich einatmend kräftig und danach hebt der Atem auch die Brust. Wir atmen aus und finden langsam in einen angenehmen Rhythmus.

Die direkte Konzentration auf die Atembewegung und die Atemräume soll den Atem vertiefen und verlangsamen.

Der Schneemann braucht eine Nase: Wir drücken ihm gedanklich eine Karotte, einen Stock oder ein Stück Kohle ins Gesicht. Dabei wackeln und zucken wir mit der Nase in alle Richtungen.

Diese Übung trainiert die mimische Muskulatur sowie deren Koordination, denn mit der Nase zu zucken, ist schwerer als gedacht …

Oh, riecht es hier schon nach Plätzchen? Wir laufen nach drinnen und schnuppern: Wir schnüffeln und schnuppern, dabei spüren wir mit einer Hand auf dem oberen Bauch die Zwerchfellzuckungen. Wer nichts oder nur wenig spürt, schnuppert kräftiger und rhythmischer.

Die schnelle Zwerchfellfederung soll durch das rhythmische Schnüffeln aktiviert werden.

Wir müssen noch warten, bis die Plätzchen auskühlen. Leider können wir sie noch nicht naschen. Also stärken wir uns auf dem Weihnachtsmarkt, der gleich vor der Haustür liegt:

- **Heiße Schokolade oder Glühwein trinken wir:** Wir halten Luft im Mund wie ein dicker Frosch. Die Luft verschieben wir von einer Wange zur anderen, als ob das Getränk besonders heiß sei. Dabei atmen wir bewusst tief durch die Nase ein und aus! Viele halten unbewusst den Atem an, um die Luft im Mund zu halten. Dabei trennt das Gaumensegel die Luftblase im Mund von der Atmung im Rachen, sodass beides parallel passieren kann.

Die Übung soll die Muskelspannung in der Gesichtsmuskulatur trainieren, besonders in den Wangen. Durch das parallele Halten der Luft im Mund einerseits und der Atmung durch die Nase andererseits wird die Koordination trainiert.

- **Wir kühlen heiße Maronen, Bratwurst, Maiskolben oder Erbsensuppe durch Pusten:** Die Hände legen wir wie eine Schale zusammen und pusten darauf. Dabei lassen wir den Kopf leicht kreisen, sodass der Atemstrom in einem Kreis die Hände umrundet (siehe Foto Seite 115).

Die Atmung soll verstärkt und die Zwerchfellspannung durch den anhaltenden Atemstrom gekräftigt werden.

- **Wir reiben den Bauch und summen „Hmmmmmmm" weil es so gut schmeckt.**

Das genussvolle Summen soll die Stimmlippen sanft in Schwingung bringen.

Zurück im Haus stolpern wir über eine Girlande / Kette, die wir noch in den Baum hängen wollten. Mit kreisenden Armbewegungen wickeln wir die Kette um den Baum und summen dabei. Die Stimme steigt in hohe Töne und sinkt in tiefe Töne, so wie die Girlande um alle Höhen des Baum gewickelt wird. Dabei gleitet die Stimme weich, jedeR wählt die Lautstärke, wie es passt.

Nun steigt die Stimme aus dem „genussvollen Brummen" von eben dynamisch auf und ab, was auf anstrengungsfreie Weise den Kehlkopf und damit die Stimmgebung trainiert.

Wir zünden die Kerzen auf dem Tannenbaum an und genießen den Anblick: Überleitung zur Atemwahrnehmung. Der Text wird langsam gelesen oder ähnlich moderiert

Wir machen es uns auf dem Stuhl so bequem wie möglich: Stützen den Rücken an der Lehne ab, legen die Hände in den Schoß, lassen die Füße auf dem Boden ausgleiten. Wer mag, schließt die Augen.

Jetzt lassen wir den Atem bewusst langsam ein- und ausströmen. Wir spüren, wie er unseren Brustkorb und Bauch füllt. Wir spüren, wie sich beim Einatmen der Bauch wölbt und die Brust hebt. Und wie beim Ausatmen Bauch und Brust wieder sanft einsinken. (Stille wirken lassen)

Während wir weiter atmen, stellen wir uns lauter Kerzen vor, die wir gedanklich entzünden. Für alle Menschen, die wir gern haben, lassen wir eine Kerze leuchten. Dabei atmen wir langsam ein und aus. (Stille wirken lassen)

Auch für alle Menschen, mit denen wir unsere Schwierigkeiten haben, entzünden wir gedanklich ein Licht. Und schicken ihnen Gedanken des Friedens, während wir weiter tief und langsam atmen. (Stille wirken lassen)

Auch den Menschen, die es weniger gut haben als wir, schicken wir einen lieben Gedanken. (Stille)

Mit einigen abschließenden Atemzügen stellen wir uns das helle, warme Kerzenlicht vor, dessen Strahlen das Dunkel um uns erhellen. (Stille)

Langsam öffnen wir die Augen und kommen wieder im Stuhlkreis an.

Wir singen thematisch passende Lieder:

- Lasst uns froh und munter sein
- Ihr Kinderlein kommet
- Kling, Glöckchen, klingelingeling
- Morgen kommt der Weihnachtsmann
- Oh Tannenbaum
- Alle Jahre wieder
- Oh du fröhliche, oh du selige, gnadenbringende Weihnachtszeit
- Leise rieselt der Schnee
- Schneeflöckchen, Weißröckchen

Wir pusten die Kerzen aus. Rund um den Tannenbaum pusten wir im aufrechten Sitzen die Kerzen aus: Mit spitzen Lippen pusten wir nach oben, unten, seitlich, schräg... Nun können wir beruhigt den Raum verlassen, alle Kerzen sind gelöscht!

Die abschließende Pusteübung soll das Zwerchfell über die Stunde hinaus aktivieren.

Nachdenklicher Impuls für den Alltag

Am Ende der Stunde werden kleine Karten verteilt, die aus der Kopiervorlage (siehe Download Hinweis Seite 45) stammen: Die Tabelle wird auf farbiges Papier kopiert und in Karten zerschnitten.

Sie dienen als Impuls zur Vertiefung des Themas über die Stunde hinaus. Die SeniorInnen werden damit eingeladen, zu überlegen, über welches Geschenk (materiell oder immateriell) sie sich freue würden. Können sie sich, wenn Freunde und Angehörigen fehlen, selbst beschenken? Und können sie wiederum anderen Menschen eine Freude machen? Denn auch, andere zu überraschen und zu erfreuen, bringt Licht ins eigene Herz.

- Über welches Geschenk würden Sie sich freuen?
- Können Sie es sich selbst schenken?
- Gibt es etwas, das Sie anderen Menschen schenken können?

Silvester

Ich wünsche dir für das neue Jahr....

365 Blumen, für jeden Tag eine.
Ich wünsche dir die Augen eines Kindes,
den Traum eines Kindes, das Herz eines Kindes.
Dann kannst du im neuen Jahr alles neu sehen.
Ich wünsche dir,
daß du wenigstens einen Menschen hast,
bei dem du Geborgenheit findest.
Ich wünsche dir, daß du wenigstens
einmal am Tag voller Freude bist.
Ich wünsche dir, daß du wenigstens
ein paar Menschen
mit deiner Freundschaft
glücklich machst.

- Phil Bosmans -

Dekoration für die Mitte des Stuhlkreises: Als Unterlage nehmen wir ein glänzendes Tuch oder eine Folie in Silber und dekorieren darauf Luftschlangen, Luftballons, Knallbonbons o. Ä. Wer keinen glitzernden Stoff findet, nimmt einen blauen oder schwarzen Stoff und dekoriert ihn mit glitzernden Sternen und obigem Material. Wer mag, stellt in einer Vase (mit Sand gefüllt) eine Silvesterrakete auf.

Bevor alles nach Rauch riecht, lüften wir noch einmal ordentlich:

Wir halten die Arme angewinkelt vor der Brust, die Fingerspitzen berühren sich. Unsere Schultern bleiben locker, ggf. lassen wir die Arme etwas sinken, sodass die Schultern wirklich entspannt sind! Beim Einatmen ziehen wir die Schultern nach hinten und öffnen damit den Brustkorb, so „öffnet sich das Fenster". Beim Ausatmen lassen wir die Ellenbogen locker, sodass die Arme wieder vor dem Brustkorb einander entgegen kommen, die Fingerspitzen berühren sich.

Wir wiederholen die Übung mehrfach, dabei achten wir immer wieder auf lockere Schultern und lassen die Arme etwas tiefer sinken, um die Schultern zu entlasten. Auf Seite 133 finden Sie unter der Übung „Die seitlichen Tragflächen ausklappen" zwei Fotos zur Durchführung.

Der Brustkorb soll gedehnt und geöffnet werden, um gleich zu Beginn die Arbeit der Lunge zu stärken.

Bis es Zeit ist, das Feuerwerk zu starten, setzen wir uns in den Schaukelstuhl.

Dabei rutschen wir auf die Stuhlkante nach vorn. Auf den Sitzbeinhöckern (im Po) verlagern wir das Gewicht nach vorn und hinten. Dabei kippen wir das Becken leicht nach vorn (dezentes Hohlkreuz) und dann nach hinten (dezente Rundung im Kreuzbereich). Hier kommt es nicht auf die Bewegung des Rückens an, sondern auf die des Beckens! Der Oberkörper bleibt aufrecht. Durch die Neigung und Aufrichtung des Beckens bewegt sich der untere Rücken mit, das ist aber nur ein Nebeneffekt.

Wir atmen ein, während wir nach hinten kippen, beim Aufrichten nach vorn atmen wir aus. Diesen Ablauf wiederholen wir mehrfach, bis alle im Rhythmus sind. So „schaukeln wir". Dabei seufzen wir bei der Ausatmung. Alles Anstrengende, Belastende aus dem alten Jahr lassen wir mit den Seufzern raus. Nach stimmlosen Seufzern lassen wir Vokale mittönen: Aaaah, Eeeeh, Ooooh, Uuuuh.

Diese Übung soll den unteren Lendenwirbelbereich lockern, der den Großteil unseres Gewichts trägt und im Alltag besonders belastet ist. Das Kippen des Beckens trainiert nebenbei den Beckenboden und öffnet den Bereich der tiefen Atemräume.

Nun ziehen wir den Wintermantel an, um gleich draußen Raketen starten zu lassen.

Dabei führen wir die Arme mit etwas Druck weit nach außen, als ob unser imaginärer Wollpullover nur schwer in die Ärmel des Mantels gleitet. Die Arme strecken wir weit seitlich aus: Erst schieben wir den einen Arm in den Mantelärmel, dann den anderen, mehrfach wiederholen wir die seitliche Streckung der Arme.

Der Oberkörper soll gestreckt und seitlich gedehnt werden.

Dann gehen wir hinaus. Plötzlich stellen wir fest, dass es geschneit hat, das ist uns bei der Dunkelheit gar nicht aufgefallen!

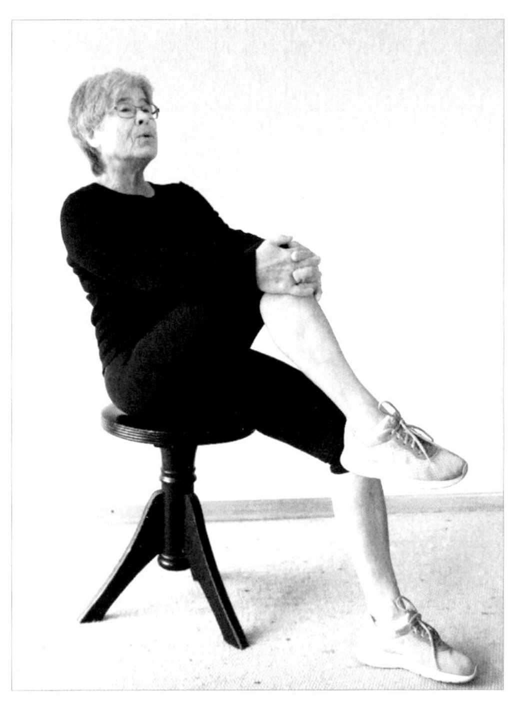

Wir gehen mit „spitzen Storchenschritten" durch den Schnee: Die Knie ziehen wir so weit wie möglich hoch, wir schreiten langsam, bewusst lassen wir den Fuß abrollen. Wer sich unsicher im Stehen fühlt, hält sich an der Stuhllehne fest. Wer nicht laufen kann: Im Sitzen auf der Stuhlkante die Knie so weit wie möglich hochziehen, den Fuß in Verlängerung des Schienbeins nach unten strecken.

Die Übung trainiert die Balance, da durch das Schreiten immer nur ein Bein zur Zeit am Boden ist. Das Anziehen des Oberschenkels und Strecken des Unterschenkels bis in die Zehen trainiert die Beine intensiv.

Es ist so furchtbar kalt, wir können die Wunderkerzen und Raketen gar nicht anzünden:

Also hauchen wir in die Hände, um sie aufzuwärmen. Dabei wollen wir den Unterschied zwischen „in die Hände pusten" (kalt) und „in die Hände hauchen" (warm) fühlen.

Durch die Aufgabe soll sich die Ausatmung vertiefen, die eine entsprechend kräftige Einatmung nach sich zieht.

Auch im Mund ist die Luft so kalt: Wir formen den Mund zu einem lautlosen „ü", die Luft ziehen wir durch den Mund ein, halten kurz an und atmen durch den Mund aus. Nach einigen Wiederholungen legen wir eine Hand auf den Bauch um zu spüren, wie allein die Spannung in der mimischen Muskulatur die Bauchmuskeln und das Zwerchfell aktiviert.

Die Übung soll die Bauchspannung trainieren und die Aktivität des Zwerchfells unterstützen. Nebenbei wird die Mimik trainiert.

Damit wir warm bleiben, klopfen wir den ganzen Körper ab.

Wir klopfen mit beiden Händen die Schultern hinab zu den Armen, erst die eine Seite, dann die andere. Danach klopfen wir den Brustkorb entlang, seitlich am Bauch vorbei die Taille Richtung Hüfte hinab, nach hinten zum Rücken, den Po und die Beine hinunter.

Auf diese Weise wollen wir den eigenen Körper besser spüren und die Durchblutung unterstützen.

Jetzt starten wir endlich die ersten Raketen:

Im Sitzen klatschen wir mit den Händen schnell auf die Oberschenkel und reißen dann schwungvoll die Hände und Arme hoch: „Oooooh!", „Aaaaahh!" rufen wir angesichts der explodierenden Farbfontänen. Den Ablauf wiederholen wir mehrfach. Dabei strecken wir die Arme wirklich ganz durch, sonst landet unsere Rakete im Sinkflug auf dem Nachbarbalkon, statt weit in den Himmel zu zischen! Also recken wir voller Energie die Arme in die Luft.

Durch das schwungvolle Strecken des ganzen Oberkörpers und die dynamische Rufe weckt die Übung die gute Laune. Nach den ruhigen Übungen kommt der Kreislauf wieder in Schwung.

Wir schauen den Raketen hinterher. Sie heben unten ab und zischen nach oben in die Luft:

Wir neigen den Kopf nach links unten und heben ihn dann in einer fließenden Bewegung nach rechts oben an. Nun neigen wir den Kopf nach rechts unten, die Nase führt, und heben ihn diagonal nach links oben an. Die Augen bestimmen den Weg, der Kopf folgt der Blickrichtung.

Wer mag, pfeift dabei, um das Geräusch der Raketen nachzuahmen.

Das Neigen und Anheben des Kopfs soll den Nacken sanft lockern.

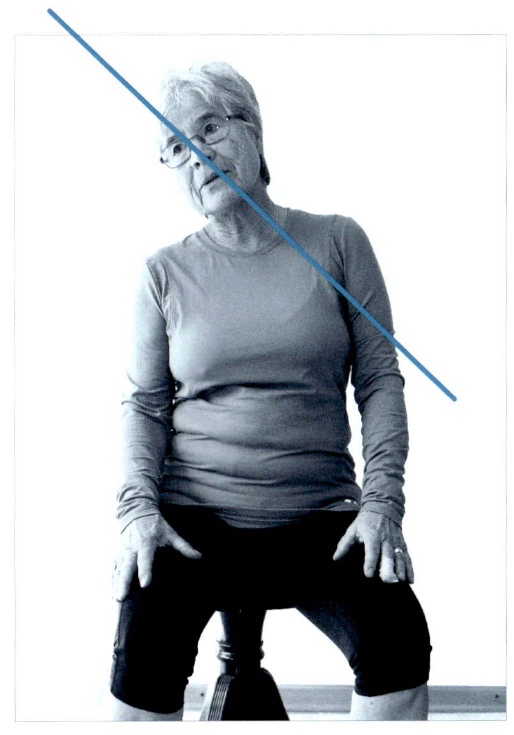

Die Vögel fliegen vor Schreck vor den lauten Raketen davon. Die Arme strecken wir weit nach rechts und links aus. Beim Einatmen heben wir die Arme, beim Austamen senken wir sie. Auf diese Weise „schweben" wir geruhsam, wir flattern nicht hektisch: Als inneres Bild haben wir einen majästetischen Kranich vor Augen, der mit langsamem, gleichmäßigem Flügelschlag durch die Luft schwebt.

Die Aufgabe soll den Brustkorb öffnen und die Beweglichkeit der Rippen fördern, sie dient ebenfalls dem Spannungsabbau in Schultern und Nacken.

Damit wir den Qualm des Feuerwerks nicht so riechen, atmen wir durch nur ein Nasenloch ein und durch das andere aus. Den Zeigefinger legen wir auf den einen Nasenflügel, den Daumen auf den anderen. So können wir abwechselnd (ohne Umgreifen!) beide Nasenlöcher zuhalten, jeweils eins zur Zeit. Durch ein Nasenloch atmen wir ein und durch das andere aus (siehe Fotos unten links).

Die Übung soll eine vertiefte und verlangsamte Atmung unterstützen.

Wir stehen am „Wunschbrunnen" und schöpfen Glück für das neue Jahr: Mit den Händen formen wir im Sitzen zwischen den weit geöffneten Beinen eine „Schöpfkelle" oder „Schale" vor dem unteren Bauch. Die Handflächen zeigen dabei nach oben. Mit dem Einatmen holen wir schöne Wünsche wie aus einem Brunnen nach oben. Dabei beugen wir uns erst zwischen den geöffneten Beinen nach unten und heben die „Schale" bis auf Brusthöhe hoch. Mit dem Ausatmen drehen wir die Hände, sodass die Handflächen nach unten zeigen. Damit drücken wir alles Schwere, Belastende nach unten weg, bis wir uns wieder zwischen die Beine beugen. Ein völliges nach vorn Sacken des Oberkörpers soll dabei vermieden werden.

Während alle in ihren persönlichen Rhythmus finden, ist es wichtig, zu wiederholen: „Alles Schöne, Hoffnungsvolle holen wir hoch, alles Traurige, Schlechte schieben wir weit weg" (siehe Fotos auf Seite 165).

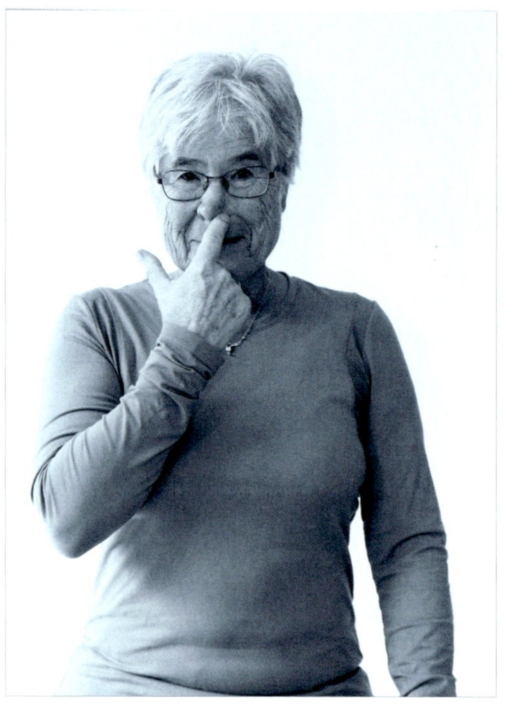

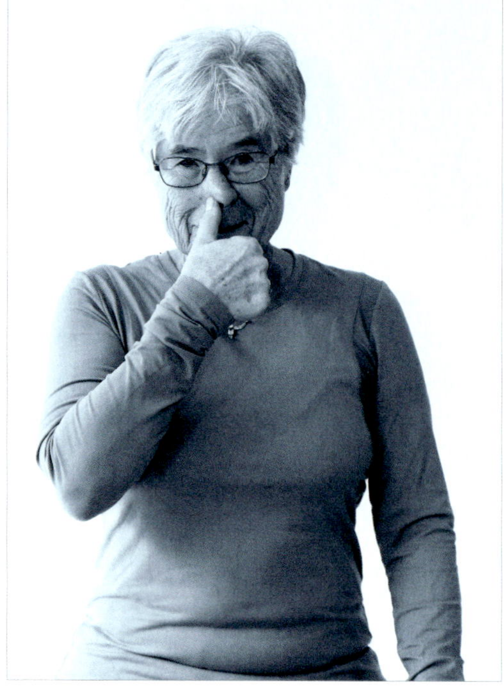

Erneut soll die Atmung vertieft werden. Immer wieder wird der Blick auf das Positive gelenkt, was neben äußerlichem Spannungsabbau zu einer „inneren Freiheit" führt und besonders alte Menschen mit Hang zu Grübelzwängen und Depressionen anspricht.

Wir gehen zurück ins Warme und schütteln den Schnee ab. Wir schütteln den ganzen Körper im Stehen oder Sitzen, so kräftig es geht.

Die ganzkörperliche Lockerung soll wiederholt und verstärkt werden.

Wir versuchen uns im Bleigießen. Dabei zischt es laut – alle in der Gruppe zischen auf möglichst viele Arten! Wir schauen in unsere imaginäre Wasserschüssel: Welches Glückssymbol haben wir gegossen? Das denken wir uns selbst aus und geben unseren Wünschen damit einen Schubs. Wer mag, erzählt in der Runde, was sie oder er gegossen hat.

Wir freuen uns über unsere Glückssymbole: Überleitung zur Atemwahrnehmung.

Wir lehnen uns zurück und lassen die Hände in den Schoß sinken. Wir freuen uns über die Glückssymbole, die wir gegossen haben. Intensiv denken wir an das, was

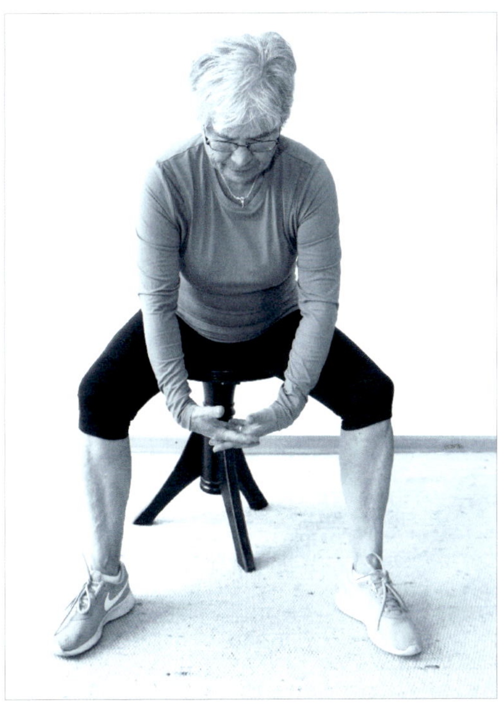

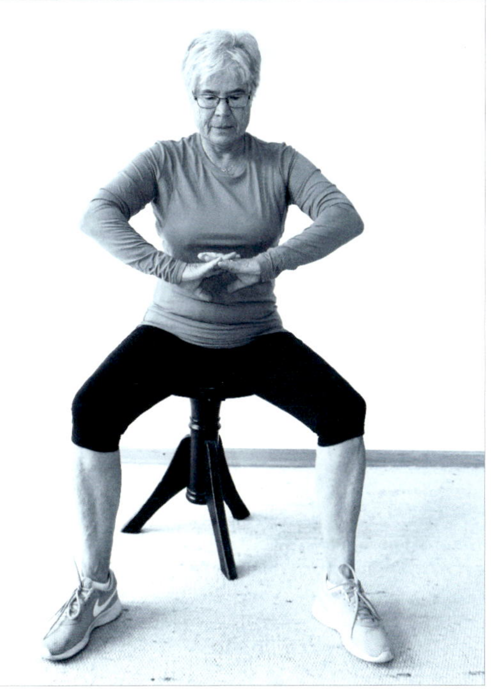

wir uns für das neue Jahr wünschen. Dabei legen wir eine Hand auf den Brustkorb und fühlen, wie gleichmäßig unsere Lunge arbeitet. Wir freuen uns über diesen Motor des Lebens, der in uns seine Arbeit tut. (Kurze Stille)

Auch auf den Bauch legen wir eine Hand und spüren, wie die Atmung ihn füllt. So erfüllt sind auch wir mit Hoffnung und Licht. (Kurze Stille)

Zum Schluss legen wir die Hände in die Seiten und spüren, ob der Atem sich bis in die Richtung des Rückens ausbreitet.

Zur intensiven Wahrnehmung und Vertiefung des Atems.

Mit der Hand zeichnen wir ein Atemsprechzeichen in die Luft: Die Spirale als Bild des Lebens. Dazu sprechen wir, langsam und rhythmisch im Chor, Rilkes Gedicht über die wachsenden Ringe. Atemsprechzeichen verbinden einen Atem- mit einem Sprechrhythmus. Dies gelingt durch eine schwungvolle und konzentrierte Bewegung, die unendlich fortgesetzt werden kann. Als Zeichen, dass wir durch den Jahreswechsel in ein neues Jahr gehen, bewegen wir den leicht angewinkelten Arm und die gestreckte Hand in einer großen Spirale vor dem Oberkörper.

Wir beginnen klein in der Mitte der Spirale, so wie die Jahresringe eines Baums von innen nach außen wachsen. Viele ältere Menschen kennen das Gedicht auswendig, das hilft, sich auf den Atem und den Rhythmus der Bewegung zu konzentrieren.

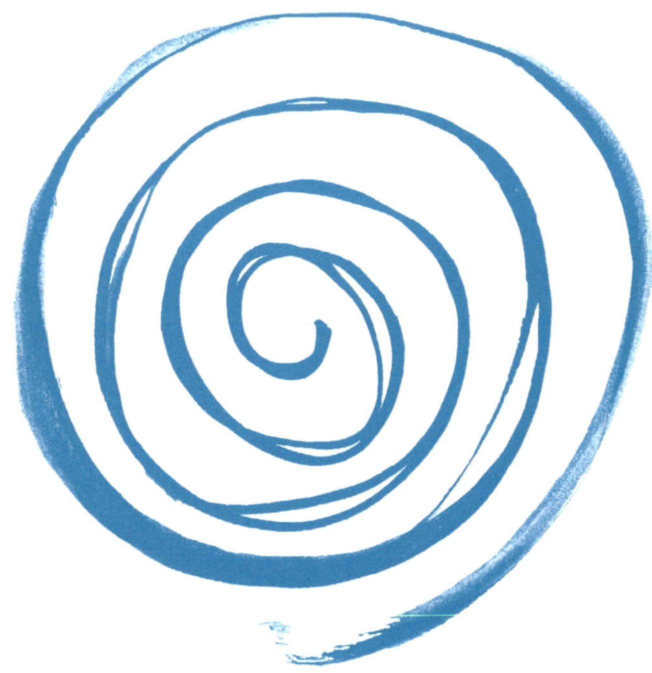

Ich lebe mein Leben in wachsenden Ringen,
die sich über die Dinge ziehn.
Ich werde den letzten vielleicht nicht vollbringen,
aber versuchen will ich ihn.
Ich kreise um Gott, um den uralten Turm,
und ich kreise jahrtausendelang;
und ich weiß noch nicht: bin ich ein Falke, ein Sturm
oder ein großer Gesang.

- Rainer Maria Rilke -

Thematisch passende Lieder:

- Nehmt Abschied, Brüder, ungewiss ist alle Wiederkehr
- Von guten Mächten wunderbar geborgen
- Das Alte ist vergangen, das Neue angefangen, Glück zu, Glück zu, zum neuen Jahr
- Auld Lang Syne

Nachdenklicher Impuls für den Alltag

Am Ende der Stunde werden kleine Karten verteilt, die aus der Kopiervorlage (siehe Download Hinweis Seite 45) stammen: Die Tabelle wird auf farbiges Papier kopiert und in Karten zerschnitten.

Sie dienen als Impuls zur Vertiefung des Themas über die Stunde hinaus. Die SeniorInnen werden damit eingeladen, eine Rückschau auf das vergangene Jahr zu halten: Worüber haben sie sich gefreut? Was hat sie belastet, was wollen sie hinter sich lassen? Worauf sind sie stolz, was haben sie bewältigt? Und was wünschen sie sich für das neue Jahr?

- Worüber haben Sie sich im vergangenen Jahr gefreut?
- Worauf sind Sie stolz?
- Was wünschen Sie sich für das neue Jahr?

KAPITEL VIII

Übungssammlung nach ihrem therapeutischen Ziel

Generelle Übungen für den ganzen Körper

Wir schütteln den ganzen Körper aus, dabei fangen wir an einer Stelle des Körpers an: Entweder beginnen wir mit den Fingern oder mit den Füßen. Von dort aus greift die Schüttelbewegung auf die Beine bzw. Arme über, danach auf den Unter- bzw. Oberkörper, schließlich schütteln wir uns komplett. Im Sitzen wie im Stehen möglich.

Das ganzkörperliche Schütteln soll Anspannungen lösen und die Durchblutung anregen.

Wir streichen den Körper mit langen, festen Bewegungen der Handflächen aus. Das gelingt im Sitzen und im Stehen gleichermaßen, ist im Sitzen jedoch deutlich bequemer. Wir beginnen an den Händen, gehen über Arme, Schultern, Nacken, Brustkorb, Bauch, Po, Oberschenkel, Unterschenkel bis nach unten zu den Füßen. Dabei können wir entweder mit beiden Händen gleichzeitig streichen oder abwechselnd die Gliedmaßen mit festen, langen Bewegungen reiben.

Das Ausstreichen fördert die Durchblutung und unterstützt das Gefühl für den eigenen Körper. Da viele alte Menschen sich nur noch wenig bewegen und kaum berührt werden, wirkt sich das Ausstreichen belebend auf den ganzen Körper aus.

Wir sind stolze Königinnen und Könige: Gedanklich setzen wir uns eine Krone auf den Kopf. Wir tragen sie stolz mit langem, aufrechtem Hals. Eine glänzende Medaille ruht auf dem Brustbein, weil wir als KöniginInnen der heutigen Übungen geehrt wurden. Über unsere Schultern wird ein schwerer Zobelmantel gelegt, sodass unsere Schultern nach unten sinken. Die Arme strecken wir leicht geöffnet lang nach unten. Nun drehen alle sich nach rechts und links und zeigen stolz ihre Medaille. Den Atem lassen wir dabei frei fließen[1].

Die Übung eignet sich besonders für das erfolgreiche Ende der Stunde, indem wir zur bewussten Aufrichtung und einer gesunden Körperhaltung zurückkehren. So erinnern wir an die einleitenden Übungen zum Stundenbeginn, in denen die Haltung im Vordergrund stand, damit alle in stolzer Haltung den Raum verlassen.

Wir steigen eine Leiter hoch: Mit den Armen greifen wir in der Luft nach den imaginären Sprossen der Leiter, die Füße steigen abwechselnd hinauf.

1 Übung mit eigenen Ergänzungen aus dem Buch „Atem-Entspannung", Heike Höfler

Wer die Übung nicht im Stehen ausführen kann: Im Sitzen auf der Stuhlkante gelingt sie auch.

Hierbei wird das Gleichgewicht gefördert, im Stehen mehr als im Sitzen. Auch die Koordination wird beim wechselseitigen Greifen (Hände) und Steigen (Beine) trainiert.

Recken und Strecken des ganzen Körpers

Wir schlüpfen in ein besonders schönes Kleid oder ein schickes Hemd: Wir strecken die Arme nach oben, sodass das Kleid / Hemd über Kopf und Schulter rutscht. Dann streichen wir es entlang des Körpers glatt: Erst auf den Schultern, dann über den Brustkorb, die Arme hinab, den Bauch hinunter, den Rücken entlang, über den Po.

Wer eine aufgeschlossene Gruppe hat, kann dazu anregen, der Nachbarin im Kreis ebenfalls den Rücken und die Arme entlang das Kleid / Hemd glatt zu streichen.

Durch Berührungen wird die Ausschüttung von Botenstoffen angeregt, die wir „Glückshormone" nennen. Viele SeniorInnen haben bereits ihre Partnerin / ihren Partner verloren und erleben nur sehr wenig Berührungen und Zärtlichkeit. Selbstmassage ist eine Möglichkeit, dem Körper diese lebensnotwendige Aufmerksamkeit zu schenken.

Zusätzlich wird der eigene Körper leichter spürbar – nur was gespürt wird, kann sich positiv durch vermehrte Durchblutung oder die Lockerung von Verspannungen verändern.

Wir wischen Staub: Durch das helle Sonnenlicht sehen wir überall den Staub tanzen. In alle Richtungen strecken wir uns, um auf sämtlichen Schränken und Regalen Staub zu wischen. Dabei stellen wir uns auf die Zehenspitzen und wagen uns bis an den Rand der Balance (oder recken uns sitzend auf dem Stuhl). Wir strecken uns nicht nur nach oben, sondern auch seitlich in die Luft und greifen über dem Kopf nach hinten.

Die Übung dient der ganzkörperlichen Aktivierung, der Dehnung sowie Lockerung aller Gelenke.

Die Übungen „Wäsche aufhängen" und „Äpfel pflücken" erfolgen nach dem gleichen Prinzip: Wir strecken uns nach oben, vorne, rechts, links und hinten.

Wir stützen die Wolken: Wir flexen die Hände: Dazu spreizen wir die Finger zu einer flachen, weit geöffneten Handfläche. Die Hand „klappen wir ab“und strecken sie nach oben, sodass sie „die Wolken von unten stützen kann“. Dann strecken wir die Hände gerade nach oben und pieken mit den Finger Löcher in die Wolken, „bis es regnet“ [2].

Die Aufgabe soll die Arme strecken und dehnen und die Rippen auseinanderziehen.

Wir streichen die Wände: Dazu stellen wir uns hüftbreit auf und bewegen einen imaginären Pinsel (oder einen echten, motiviert noch mehr zur vollen Streckung) vom Boden bis zur Decke. Dabei bücken wir uns, kommen langsam hoch und strecken uns so weit wie möglich zur Decke. Das gelingt am besten im Stehen, ist aber ebenso auf der Stuhlkante sitzend möglich. Dann strecken sich die Teilnehmenden zwischen den weit geöffneten Beinen zum Boden und langsam aufrichtend hoch in die Luft.

Die gesamte Wirbelsäule wird durch das Bücken, Auf- und Abrollen und Strecken trainiert. Eine gesunde Wirbelsäule, die die Rippen trägt, ist eine der Grundlagen für gesunde Atmung.

Wir strecken uns diagonal: Dazu dehnen wir uns in eine Diagonale, die den ganzen Körper durchzieht. Zu Beginn strecken wir im Stehen oder auf der Stuhlkante das linke Bein so weit seitlich, wie es möglich ist. Auf den Zehenspitzen stellen wir den Fuß ab. Der rechte Arm streckt sich seitlich nach oben, sodass von der Fußspitze des linken Beins bis zu den Fingerspitzen des rechten Arms eine lange Diagonale entsteht. So weit wie möglich den Köper in die Länge ziehen, dann die Seiten wechseln. Siehe Abbildung auf Seite 104.

Zur Dehnung und Streckung des gesamten Körpers und zur Unterstützung einer aufrechten Haltung.

Wir hängen Gardinen auf. Dazu strecken wir uns auf den Zehenspitzen weit nach rechts oben, um dort mit einem Hammer die Nägel für die Halterung der Gardinenstange einzuschlagen. Dabei halten wir die Balance! Nun nach links oben strecken und dort die Gardinenstange mit Schlägen befestigen! Dann ziehen wir von links oben nach rechts oben, die Gardinenstange gerade.

Zum Schluss schieben wir die Gardinen auf die Stange, ziehen sie weit auf und öffnen damit ein drittes Mal den Brustkorb.

---

2 Idee zur Übung aus Hiltrud Lodes „Atme richtig“

Hier wird intensiv die Balance trainiert, damit die SeniorInnen im Alltag sicherer auf den Beinen sind.

Die gleiche Übung kann „Girlanden und Wimpelketten aufhängen" heißen.

Wir treten durch ein großes Tor: Alle stellen sich hin und drehen sich der Sitznachbarin zu. Wir strecken die Arme nach oben und fassen die Nachbarin an den Händen, sodass ein hoher „Torbogen" entsteht .Ein erklärendes Fotos dazu finden ist auf Seite 119 abgebildet.

Diese Übung fördert das Gemeinschaftserlebnis, weil alle sich bewusst der Sitznachbarin zuwenden. Das gemeinsame Strecken motiviert, die eigene Komfortzone zu verlassen.

Wir strecken uns mit zusammengelegten Händen zur Decke (wie eine Kerze). Wir stehen aufrecht oder sitzen auf der Stuhlkante, die Arme hängen. Wir strecken die Arme **einatmend** langsam und gerade in einem großen Bogen seitlich nach oben, die Handinnenflächen zeigen nach vorn. Die Hände treffen sich über dem Kopf, wir pausieren kurz mit der Atmung. Alle strecken und dehnen sich so weit wie möglich nach oben. Langsam **atmen** wir durch den Mund aus und lassen die Arme wieder sinken. Alle synchronisieren für sich persönlich die Atem- und Armbewegungen, sodass das Tempo sowohl zum eigenen Ein- als auch zum Ausatmen passt. Der eigene Atemrhythmus gibt den Takt vor, es soll kein gemeinsames Gruppentempo entstehen (siehe Foto Seite 121)[3]!

Durch das Strecken der Arme wird der ganze Oberkörper gedehnt, die Rippen bewegen sich mit nach oben bzw. Sinken wieder nach unten an ihren Platz. Verbunden mit dem tiefen, langsamen Atmen und der bewusst gehaltenen Atempause füllt der Brustkorb sich während der Bewegung mit Luft.

Wir schauen über das Kornfeld, ob die nächste Ernte eingefahren werden kann. Dabei beobachten wir die schwingenden Ähren: Alle stehen oder sitzen aufrecht. Die Arme strecken wir nach oben und legen die Handinnenflächen der lang gedehnten Arme über dem Kopf zusammen. Die Daumen legen sich übereinander, um Stabilität zu erzeugen. Der Kopf sitzt locker zwischen den gestreckten Armen. So sind wir im ganzen Körper nach oben gedehnt und wiegen uns wie eine Ähre im Wind: Vorsichtig nach vorn und hinten, mehrfach hintereinan-

3 Aufgabe aus: „Richtig atmen", Dr. med. Delia Grasberger, Ronald Schweppe

der. Dann wiegen wir uns sanft nach rechts und links, wieder mehrfach. Im Kreis wiegen wir uns und nehmen dabei auch die Schrägen mit[4].

Diese Übung löst die eingesunkene Haltung des Alltags auf. Sie zieht die Rippen nach oben auseinander, damit der Brustkorb für die vertiefte Atmung flexibler wird. Die Atmung wird vertieft und verlangsamt, wobei der langsame Wechsel von Ein- zu Ausatmung und danach eine Atempause das übliche Atemtempo deutlich senken.

Die gleiche Übung lässt sich „Staub an der Zimmerdecke wischen" nennen.

Verbesserung der Durchblutung in den Füßen, Förderung eines guten Bodenkontakts

Wir ziehen Schuhe an: Dabei eignet es sich am meisten, wenn die Kursleitung gedanklich besonders widerspenstige Schuhe anziehen lässt: Schwere, lederne Wanderschuhe, die kaum nachgeben, wenn wir hineinschlüpfen wollen. Oder Gummistiefel, in die wir mit dicken Socken steigen: Erst rutschen wir den Schaft hinunter, dann schieben wir den Wollsocken-Fuß langsam nach vorne, bis er im Stiefel angekommen ist.

Dabei sitzen wir und strecken zu Beginn die Füße, um in den Schuh „einzusteigen". Wir ruckeln den Fuß im Schuh zurecht, was durch Bewegungen im Knöchel passiert. Wir ziehen die Zehenspitzen zur Wade heran, als Gegenbewegung zum Strecken der Zehenspitzen. Mit der Ferse, den Zehen, den Fußinnen- und -außenseiten klopfen wir nacheinander ruhig und konzentriert auf den Boden: Fest genug, um durch die Schuhe den Fuß zur Durchblutung anzuregen. Aber nicht so fest, dass es schmerzt.

Abschließend stampfen wir mehrfach auf, wer mag, steht dazu auf.

Die Füße werden in alle Richtungen bewegt und von allen Seiten durch das Klopfen aufgeweckt.

Wir laufen über einen Kiesweg: Auf der Stuhlkante sitzend oder im Stehen laufen wir über einen imaginären Kiesweg. Da die Kieselsteine unter den Füßen rut-

4 Übung aus dem Buch „Fitness für Vielsitzer", Dr. Eckard Lind, Gräfer und Unzer

schen und wenig Halt bieten, treten wir besonders nachdrücklich und fest auf. Wer mag, kombiniert schwingende Arme dazu, dann regt die Übung den Kreislauf verstärkt an und lockert die Schultergelenke.

Das feste Auftreten durchblutet die Fußsohle verstärkt. Da viele SeniorInnen die Schuhe nicht ausziehen mögen, weil es körperlich anstrengend und mit Scham verbunden ist, hilft diese relativ grobe Übung zu einer Aktivierung der Fußsohlen.

Wir trampeln auf der Stelle (wie eine Herde Büffel oder viele Kinder): Die Übung gelingt am besten im Stehen, sodass die Knie hochgezogen werden können und ein lautes Stampfen zu hören ist. Wer auf der Stuhlkante sitzend mitmacht wird aufgefordert, wirklich fest zu treten: Sitzend gerät das Trampeln oft eher zurückhaltend, sodass die Betroffenen eine besonders schwungvolle Anleitung brauchen. Es soll sich wie eine lautstarke Herde wilder Kühe anhören, die heran gelaufen kommt!

Die Fußsohlen werden besser durchblutet, sodass ein guter Kontakt zwischen Fuß und Boden entsteht. Wer steht und die Knie in der Bewegung weit hochzieht, trainiert parallel das Gleichgewicht.

Klipp-klapp-Füße: Im Sitzen ziehen wir die Füße mit den Zehenspitzen zum Schienbein, sodass nur die Ferse den Boden berührt. Dann stellen wir die Zehenspitzen gestreckt auf den Boden und heben die Fersen an. Beide Bewegungen führen wir abwechselnd aus, entweder mit beiden Füßen gleichzeitig oder wechselseitig.

Die Übung trainiert die Beweglichkeit im Knöchel, regt die Durchblutung der Füße an und fördert die Koordination.

Stampftanz: Erst stampfen wir mit den Füßen abwechselnd auf, dann beginnen wir einen „Stampftanz". Die Arme heben wir dabei locker etwas und bewegen sie mit. Oder wir forme die Hände zu lockeren Fäusten und schütteln sie[5].

Der Stampftanz fördert die direkte Durchblutung der Fußsohlen und regt generell den Kreislauf an.

Wir steigen Treppen hoch: Der Fahrstuhl ist leider kaputt und wir haben es sehr eilig! Wir ziehen die Knie weit hoch und marschieren die Stufen einer imaginä-

5 Diese und die vorherige Übungen stammen aus dem Buch „Atme richtig" von Hiltrud Lodes

ren Treppe kräftig hoch. Wer mag, hält sich dabei mit einer Hand seitlich an der Stuhllehne fest.

Um den Kreislauf in Schwung zu bringen, die Fußsohlen durch das Marschieren „aufzuwecken" und die Kniegelenke zu trainieren. Ein fester Stand auf den Fußsohlen und lockere Kniegelenke bilden die Basis für eine aufrechte Haltung.

Lockerung der Knie für eine gute Aufrichtung

Der Bambus schwingt im Wind: Langsam schwingen und wiegen wir uns um die eigene Achse, bis der Bewegungsradius so groß ist, dass wir fast das Gleichgewicht verlieren. Aber nur fast! Dann die Bewegung langsam kleiner werden lassen und zur Ruhe kommen. Die Aufgabe trainiert einen festen Stand, lockere Knie und Hüften. Das dynamische Schwingen fördert eine kraftvolle, elastische Beweglichkeit.

Auch auf dem Stuhl ohne Lehne möglich, dann wird der untere Lendenwirbelbereich gelockert.

Wir wippen locker in den Knien und schwingen die Arme: Diese Aufgabe gelingt nur im Stehen. Wer sich unsicher fühlt, stellt sich hinter den Stuhl und hält sich an der Lehne fest. Wir wippen locker in den Knien, die Füße bleiben dabei fest am Boden. Die Arme schwingen locker mit, sodass die Bewegung an entspanntes Skilaufen erinnert.

Die Knie werden effektiv und anstrengungsfrei gelockert, durch die Armbewegung lösen sich Verspannungen im Schultergelenk.

Als Aktivitäten und Vorstellungsbilder eignen sich Skilaufen oder Wandern.

Wir öffnen die Tür: Die Gäste kommen und knicksen alle: Wir bewegen uns locker in den Fußgelenken und Knien, der Oberkörper bleibt aufrecht! Es kommen sooooo viele Gäste, dass wir sehr oft knicksen… Wer wackelig steht, stellt sich zur Sicherheit neben die Stuhllehne, um sich ggf. festhalten zu können.

Zur Lockerung der Gelenke in den Beinen und zur Verbesserung der Balance. Ein gutes Gleichgewicht schützt im Alltag vor Stürzen! Parallel muss die Rumpfmuskulatur gut mitarbeiten, indem sie den Körper aufrecht hält. Besonders die Bauchmuskeln werden angesprochen, die im Alltag wenig benutzt werden und essenziell wichtig für eine gute Haltung und eine tiefe Atmung sind.

Wackelpudding: Wir wackeln locker mit den Knien und schwingen aus der Hüfte in alle Richtungen. Wir stehen oder sitzen aufrecht, lassen alle Spannung los und bewegen alle Gliedmaßen „schwabbelig wie Wackelpudding".

Die Übung soll im Stehen die Knie und Hüfte lockern, als Steigerung schwingt auch der Oberkörper mit. Im Sitzen fehlt die Lockerung der Knie, dafür bewegen sich die Teilnehmenden aus der Hüfte und lösen die Spannung im Oberkörper.

Training des Rückens

Katzenbuckel und Pferderücken: Abwechselnd rollen wir den Rücken zum Katzenbuckel rund und strecken ihn zum Pferderücken ins Hohlkreuz. Beim Katzenbuckel ziehen wir die Schulterblätter auseinander und runden die Schultern, sodass ein sichtbarer Buckel im oberen Rücken entsteht. Beim Pferderücken schieben wir die Schulterblätter zusammen, ziehen die Schultern nach hinten und wölben die Brust nach vorn. Im unteren Rücken ergibt sich daraus ein leichtes Hohlkreuz. Die beiden Gegenbewegungen werden ohne Pause nacheinander durchgeführt, sodass eine Welle durch den Rücken läuft.

Viele alte Menschen sitzen einen Großteil des Tages steif in der gleichen Haltung. Die Aufgabe bewegt die ganze Wirbelsäule und rollt wie eine Welle die Wirbelkörper hinauf und hinab.

Ebenso können wir uns vorstellen, uns liefe ein kalter Wassertropfen den Rücken hinunter.

Kreuzgriff / wir ziehen eine Flasche aus dem Rucksack: Einen Arm strecken wir nach oben und legen die Hand hinter den Kopf zwischen die Schulterblätter. Den zweiten Arm winkeln wir an und schieben die Hand von unten den Rücken hinauf der oberen Hand entgegen. So führen wir die Fingerspitzen diagonal auf dem Rücken zusammen.

Es zählt bereits der Versuch! Älteren Menschen fällt diese Übung oft schwer. Jeder Zentimeter zählt, auch wenn sich die Hände nicht berühren (siehe Foto Seite 80).

Damit lockern wir den Rücken, bewegen die Schultern und öffnen den Brustkorb.

Wir balancieren etwas auf dem Kopf / tragen einen Krug wie die Afrikanerin: Wir stellen uns mit leicht geöffneten Beinen hin. Die Füße haben guten Bodenkontakt (evtl. dazu mehrfach stampfen und nachspüren). Die Knie sind weich und nachgiebig. Der Brustkorb ist aufgerichtet, die Arme hängen locker, die Schultern ruhen entspannt an ihrem Platz. Der Kopf sitzt wie schwebend auf dem Hals.

Nun legen wir uns alle ein Tuch auf den Kopf und schreiten durch den Raum. Die Körperhaltung soll aufrecht und dynamisch zugleich sein. Das Tuch soll auf dem Kopf liegen bleiben – verändert sich die Haltung, kommt es ins Rutschen!

Hier wird die gesamte Körperhaltung aufrecht, während alle Glieder ihren Platz finden. Auf dieser Grundlage können Brust- und Bauchatmung gleichberechtigt und kraftvoll Raum finden.

Schaukelige Fahrt im Bus / Zug / Schiff: Wir setzen uns mit dem eigenen Stuhl unserer Nachbarin gegenüber und rutschen auf die Stuhlkante. Wir schaukeln vor und zurück auf den Stühlen, so wie uns der Zug schaukeln lässt. Wenn die eine sich nach vorn beugt, lehnt sich die andere zurück und umgekehrt. Wichtig: Der Oberkörper bleibt aufrecht, auch wenn wir uns durch die Beckenkippe nach vorn und hinten lehnen! Beim Zurücklehnen einatmen, beim Nachvornlehnen ausatmen.

Wir versuchen es auch im Stehen! Dazu suchen wir uns eineN PartnerIn, die auch stehen kann / mag (siehe Foto Seite 127).

Zur Lockerung des unteren Rückens, der oft versteift und unbeweglich ist.

Wir kneten den Brotteig: Wir lassen uns zwischen den geöffneten Beine nach vorne unten hängen und „kneten in einem tiefen Trog Teig„. Dazu bewegen wir die Arme, während wir vornüber gebeugt bleiben, mit kräftigen und langsamen Bewegungen. Der Teig verträgt keine Eile!

Zur Öffnung der hinteren Atemräume.

Wir machen Mittagschlaf: Dabei sinken wir im Schlaf nach vorn: Wirbel für Wirbel nach vorn unten abrollen, bis wir kopfüber hängen. Das gelingt am Besten im Stehen, ist aber auch im Sitzen möglich, wenn die Betroffenen auf der Stuhlkante sitzen und die Beine weit öffnen.

Zur Lockerung der gesamten Wirbelsäule und um Verspannungen in den seitlichen Atemräumen abzubauen.

Förderung des Gleichgewichts

Auf einem Bein stehen wir wie ein Flamingo. Dabei können wir die Arme wie Flügel ausbreiten, um die Balance zu halten. Wer unsicher steht, kann sich den Stuhl so drehen, dass die Stuhllehne als Stütze und Halt dient. Mehrfach wechseln wir das Standbein und atmen dabei tief! Vor Anspannung und Furcht, umzukippen, wird das Atmen während der Übung oft flach oder verkrampft.

Eine intensive Übung für das Gleichgewicht, während die Rumpfmuskulatur trainiert wird: Wenn Bauch- und Rückenmuskulatur den Oberkörper nicht aufrecht halten, verlieren wir das Gleichgewicht.

Vom Bahnsteig machen wir einen großen Schritt in den Zug. Zwischen einem vorgestellten Bahnsteig und Zug klafft eine große Lücke. Wir machen also einen grooooßen Schritt nach vorn auf das Trittbrett. Und noch einen mit dem anderen Fuß. Dann helfen wir einer jungen Frau mit Kind, sicher einzusteigen. Also noch einmal mit jedem Fuß einen laaangen Schritt nach vorn!

Zur Förderung des Gleichgewichts, da wir den Körperschwerpunkt verlassen. Das weite Nach-vorn-Strecken der Beine aktiviert die Bauchmuskulatur, die wir als Stütze des Rumpfs und zur Vertiefung der Atmung benötigen.

Die gleiche Übung lässt sich „Über den Wassergraben steigen" nennen.

Wir stellen uns auf die Zehenspitzen und halten uns dabei an der Stuhllehne fest, wenn nötig. Mögliche Assoziationen: Etwas vom Regal weit oben herunter holen, einer kalten Welle um die Füße ausweichen.

Die klassische Übung zum Training der Balance reduziert die Standfläche und regt dadurch das Gleichgewicht an.

Beweglichkeit des Beckens

Hüftkreisen: Wir sitzen auf der Stuhlkante. Mit dem Becken kippen wir erstmal nur vor und zurück. Dabei neigen wir das Becken Richtung Stuhllehne, sodass der Bauch sich leicht nach innen rollt und der Bauchnabel etwas nach oben schaut. So kippen wir das Becken zurück. Wollen wir es aufrichten und nach vorn kippen, strecken wir die Lendenwirbel im unteren Rücken, als ob wir leicht ins Hohlkreuz gehen wollten. Diese Bewegungsrichtung wird mehrfach wiederholt, bis alle wissen, wie sich das Becken bewegen soll.

Danach verlagern wir das Gewicht nach rechts und links, um das Becken seitlich zu kippen. Das ist meist deutlich einfacher, da die Teilnehmenden quasi „von einer Pobacke zur anderen" pendeln können.

Zum Schluss werden alle vier Richtungen zu einem Kreis verbunden: Nach vorn, nach rechts, nach hinten, nach links und wieder nach vorn. Wir bewegen uns langsam und genau, um den gesamten Bewegungsradius des Beckens auszuschöpfen! Gut eignet sich zur Orientierung das Bild des Kompasses, der nach Norden (vorn), Osten (links), Süden (hinten) und Westen (rechts) zeigt. Wir neigen das Becken in alle Himmelsrichtungen, so entsteht aus dem Bewegungsfluss ein Kreis. Dabei dürfen wir keine der Himmelsrichtungen abkürzen oder abschneiden!

Unter der Muskelplatte des Zwerchfells liegt als tieferes Stockwerk der Beckenboden. Von vielen vernachlässigt, wird er in dieser Übung indirekt angesprochen. Auch der Bauchraum als Ganzes wird verstärkt erlebt, wodurch die vertiefte Bauchatmung unterstützt wird.

Wir schwingen einen Hula-Hoop-Reifen um das Becken: Wir stehen breitbeinig (etwas mehr als hüftbreit) und stützen die Hände in die Taille oder auf die Hüfte. Mit lockeren Fuß- und Kniegelenken lassen wir die Hüfte kreisen. Dabei stellen wir uns vor, ein großer Hula-Hoop-Reifen würde um unsere Hüfte tanzen. Zu Beginn führen wir die Bewegung sehr langsam aus, um einen möglichst großen Kreis zu beschreiben: Mit dem Becken nach vorn kippen, weit außen nach links kreisen, langsam weiter nach hinten (Po rausstrecken), dann nach rechts und mit vorgekipptem Becken wieder nach vorn. Nach einigen Runden werden wir schneller und der Kreis dabei naturgemäß kleiner. Jetzt geht es nicht um die größtmögliche Dehnung im Becken, sondern um die meiste Lockerung der Hüfte.

Durch das Dehnen und Lockern der Lendenwirbelsäule werden Verspannungen abgebaut und das vertiefte Atmen in den Bauch und die Flanken unterstützt.

Schnell wackeln wir mit dem Popo und halten ein imaginäres Schwänzchen in die Luft wie eine winzige Waldmaus. Kleine Mäuse laufen in ihrer Angst oft so schnell, dass man ihre Beinchen kaum noch erkennen kann und nur noch den flitzenden kleinen Rumpf mit einem aufgestellten Schwänzchen sieht. Die Übung ist eine Abwandlung der Beckenkippe: Alle wackeln so schnell und stark es geht mit dem Po, am besten im Stehen (ggf. mit Festhalten an einer Stuhllehne). Oder im Sitzen auf der Stuhlkante.

Alte Menschen sind oft in der Hüfte steif und unbeweglich. Unangenehme Themen wir Inkontinenz oder Verstopfung tragen dazu bei, dass der Beckenraum mit negativen Gefühlen verbunden ist und gedanklich „ausgeblendet" wird. Dabei hängt eine tiefe Bauchatmung wesentlich mit dem Beckenboden und einer beweglichen Hüfte zusammen. Durch das absichtlich lustige Powackeln sollen die SeniorInnen ihre Beweglichkeit im Unterkörper wiederentdecken.

Training des Zwerchfells und der Bauchmuskulatur

Wir wischen den Boden mit einem Feudel / Wischlappen. Dabei stehen wir und halten die Balance, oder wir stützen uns auf der Stuhllehne ab. Im Sitzen ist das Wischen des Bodens auch möglich:

Mit einem Fuß gleiten wir über den Boden, als würden wir einen feuchten Lappen mit dem Fuß bewegen. Dabei bleiben wir schön aufrecht, nur der Fuß bewegt sich! Wir wollen so viel Boden wir möglich putzen, deshalb reizen wir das Gleichgewicht!

Anschließend wechseln wir den Fuß, strecken das Bein aus der Hüfte und bewegen es in möglichst großem Radius auf dem Boden.

Hierbei wird sehr effektiv indirekt die Bauchmuskulatur angesprochen. Das Zwerchfell ist unser größter Atemmuskel, dennoch freut er sich über die Unterstützung einer aktiven Bauchdecke. Parallel fordern wir die Balance heraus, schließlich wollen wir die ganze Zeit aufrecht bleiben – auch auf einem Bein.

Wir schütteln die Bettdecke: Die Füße stellen wir hüftbreit auf. Aus der Hüfte beugen wir uns nach vorn, dabei strecken wir die Arme aus und schütteln pantomimisch kräftig eine Decke. Parallel wippen wir locker in den Knien, damit sie geschmeidig die Bewegung unterstützen. Der Oberkörper bleibt gerade und die Wirbelsäule gestreckt. Wir richten uns wieder auf, dann wiederholen wir die Bewegung mehrfach.

Variante im Sitzen: Wir sitzen auf der Stuhlkante und öffnen die Oberschenkel weit. Zwischen den Beinen strecken wir uns nach unten, kommen mit leichtem Schwung hoch und schütteln mit ausgestreckten Armen die imaginäre Bettdecke. Dabei wippen wir locker aus der Lendenwirbelsäule.

Rücken- und Bauchmuskulatur müssen den nach vorn gekippten Oberkörper halten. Währenddessen wird das Gleichgewicht angeregt.

Der Papagei krächzt Pa-ta-ka, Pa-pa-pa, Ta-ta-ta und Ka-ka-ka: Wir machen es ihm nach und sprechen die dreisilbigen Lautketten möglichst kräftig „wie kleine Explosionen". Gern eine Hand auf den oberen Bauch legen, um zu spüren, wie das Zwerchfell zuckt!

Die Zwerchfellimpulse üben einmal mehr die Kraft des größten Muskels in unserem Körper.

Wir morsen: Wir rufen rhythmisch in mittlerer Tonlage „Huuuu – hu – hu, Huuuu – hu – hu, Huuuu – hu – hu,..." . Dabei soll das Zwerchfell in Schwingung geraten. Eine Hand auf dem Oberbauch hilft zur Kontrolle.

Die rhythmischen Rufe entstehen durch Zwerchfellimpulse. Die Übung dient auch zur Vertiefung der Atmung.

Wir werfen Muscheln oder Kieselsteine weit über die Wasseroberfläche:

Mit jedem Wurf stellen wir uns vor, wie die Muscheln über die Wasseroberfläche springen. Manchmal nur einmal: „Hopp," manchmal zwei Mal: „Hoppla," und drei Mal: „Hopplahopp," Jedes „Hopp" wird schwungvoll betont, sodass das Zerchfell dynamisch am Wurf mitarbeitet. Nach den ersten Versuchen bauen wir eine Kette auf: „Hopp, hoppla, hopplahopp!"

Die elastische Bewegung gelingt nur, wenn das Zwerchfell aktiv mitschwingt. Sonst wird es ein genuscheltes „Hopplopp" ohne Kraft. Der sogenannte Atemwurf trainiert die dynamische Spannung des Zwerchfells.

Wir verscheuchen die Vögel vom Kirschbaum:

Wir zischen und rufen „Ksss, ksss-ksss!" um die Vögel davon abzuhalten, die Kirschen wegzupicken. Wir wedeln mit den Armen und „verscheuchen die Biester". Danach legen wir die Hände auf den oberen Bauch und zischen erneut „Kss, ksss-ksss!", um die Bauchdecke zucken zu spüren und damit die Zwerchfellbewegung wahrnehmen zu können.

Die kurzen Zwerchfellimpulse dienen der Vertiefung der Atmung.

Wir schaukeln: Alle sitzen vorn auf der Stuhlkante und strecken die Beine nach vorn, während sie sich nach hinten lehnen. Dabei spannen wir gut den Bauch an! Dann lehnen wir uns nach vorn und ziehen dabei die Füße unter den Stuhl oder stellen sie am Boden ab, je nach den eigenen Möglichkeiten.

Wir beugen uns aus der Kraft des Rückens nach vorn und halten beim Zurücklehnen die Spannung im Oberkörper aufrecht. Für beide Bewegungsrichtungen brauchen wir die langen Bauchmuskeln, die den Rumpf stabil hält.

Wir rutschen: Dazu strecken wir die Arme nach hinten unten und führen sie mit Schwung nach vorne oben, als ob wir „gegen die Schwerkraft" hochrutschen. Dabei rufen wir „Hui": In tiefen Tonlagen beginnen wir (Huuuuu-), mit hoher Stimme enden wir (-uiiiii). Ebenso umgekehrt: Die Arme strecken wir nach vorne oben und lassen sie mit „Hui" seitlich am Körper vorbei nach hinten unten sausen. Das „Hui" beginnt hier mit heller Stimme und endet mit tiefer Stimme.

Die dynamische Übung gelingt nur, wenn die Bauchmuskeln den Oberkörper stabil halten und sich gleichzeitig an die Bewegung im Beugen und Strecken anpassen.

Dehnung und Öffnung des Brustkorbs

Wir öffnen die Fensterläden: Mit beiden Händen drücken wir „die schweren, alten Fensterläden aus Holz" nach vorne, bis die Arme durchgestreckt sind. Nun öffnen wir die Arme zu beiden Seiten und drücken „beide Hälften der Fensterläden" nach rechts und links, damit viel Sonne und Licht ins Haus strömen. Die SeniorInnen ermuntern, „die Läden kräftig bis an die Mauer zu drücken: Drück, drück, drück". Dabei federn wir mit den ausgestreckten Armen leicht.

Mehrfach wiederholen, bis alle Fenster im Haus geöffnet sind.

Die Übung dient der Lockerung des Schultergürtels und Dehnung des Brustkorbs.

Wir beobachten den Sonnenaufgang. Langsam steigt die Sonne über den Horizont. Am Anfang wirkt sie schwach und klein. Dann nimmt ihre Kraft zu, und das Licht strahlt durch den Nebel:

Mit den Händen formen wir einen kleinen Kreis vor dem Brustkorb („die schwache Sonne am Horizont"). Mehrfach wird der Kreis geformt, jedes Mal wird er etwas größer, die Bewegung kräftiger – parallel zur vorgestellten Strahlkraft und Wärme der Sonne. Zum Schluss ist der Kreis („die Sonne") so groß, wie sich die Arme strecken lassen. Zwei abschließende Kreise stellen wir im maximalen Radius dar, dabei strecken wir die Arme immer wieder schwungvoll so lang wie möglich. Die Hände sind dabei weit offen und gestreckt: Die Arme sind die Sonnenstrahlen, die wir in alle Richtungen schicken. Dabei helfen die offenen Handflächen und gestreckten, gespreizten Finger, um auch kleine Strahlen auszusenden (siehe Fotos Seite 132).

Langsam und gleichmäßig wird der Bewegungsradius größer und der Brustkorb wird mit jedem „Sonnenball" etwas kräftiger bewegt. Dieses Vorgehen ist sehr schonend, besonders für kraftlose Personen oder PatientInnen mit starken Schmerzen.

Im Anschluss schicken wir die Sonnenstrahlen zielgerichtet in alle Richtungen: Mit schwungvollen Bewegungen strecken wir die Arme mehrfach aus, dabei sind die Hände weit geöffnet. Wir schicken die Sonnenstrahlen dynamisch nach oben, zu den Seiten und nach unten.

Die Öffnung des Brustkorbs wird nach dem schonenden Ablauf der ersten Sonnenübung mit Schwung wiederholt und vertieft.

Wir klappen die Flügel aus / ziehen eine Flügeltür auseinander: Beide Arme halten wir angewinkelt vor dem Brustkorb. Dabei zeigen die Hände offen zur Brust und die Fingerspitzen sind leicht verschränkt. Die Ellenbogen stehen rechts und links zur Seite ab. Nun bewegen wir die Ellenbogen weiter zur Seite und nach hinten, indem wir die Hände auseinander ziehen. Zwischen den Händen entsteht immer mehr Raum, die Ellenbogen ziehen nach hinten Richtung Rücken (siehe Fotos Seite 132).

Dabei wird der Brustkorb langsam und anstrengungsfrei geöffnet. Wer Probleme mit den Schultern hat, soll die Arme etwas tiefer halten: Nicht vor dem Brustkorb, sondern am Übergang von den Rippen zum Bauch. So werden die Schultern entlastet. Wenn die Teilnehmenden deutlich die Schultern hochziehen: Auf diese Variante hinweisen!

Wir schütteln den Staublappen aus: Im aufrechten Sitzen legen wir die Hände locker auf die Schultern, die Ellenbogen sehen ganz spitz aus und hängen nach unten. Beim Ausatmen klopfen wir mit den Spitzen der Ellenbogen leicht gegen die Rumpfseiten. So entsteht eine sanfte, rhythmische Klopfmassage der Rippen.

Die Massage der Rippenbögen fördert die Durchblutung im Brustkorb, kann Verspannungen lösen und den Atem befreien. Besonders für SeniorInnen, die viel eingesunken sitzen, hilft die Übung gegen steife Blockaden im Brustkorb.

Brustschwimmen: Diese Übung gelingt sehr einfach: Wir tun so, als würden wir Brustschwimmen. Dabei achten wir darauf, dass wir die Arme zu Beginn wirklich weit nach vorn strecken. Wer mag, legt dabei die Handinnenflächen aneinander. Anschließend öffnen wir die Arme, dabei drehen die Handflächen sich voneinander weg, als ob sie das Wasser teilen und seitlich wegschieben würden. Auch hier strecken wir die Arme durch und öffnen sie so weit, dass sie mindestens eine Linie mit dem Schultergürtel bilden. Wer beweglicher ist, öffnet die Arme noch weiter, sodass der Brustkorb weit aufgedehnt wird.

Die Übung fördert eine weite Öffnung des Brustkorbs, indem die Arme zu den Seiten gestreckt werden.

Halbmondübung: Wir strecken den rechten Arm mit dem Einatem ganz lang und heben ihn über den Kopf, sodass er wie ein Halbmond nach links zieht. Damit öffnen wir die rechte Seite des Brustkorbs. Die Rippen dehnen sich. Wir atmen in die gedehnten Rippen ein und lassen den Arm zum Ausatmen wieder sinken. Dann strecken wir den linken Arm **einatmend** weit nach oben und über den Kopf nach rechts, und lassen ihn **ausatmend** sinken. Mehrfach wiederholen(siehe Foto Seite 62).

Diese Aufgabe tritt in verschiedenen Varianten auf:

Als Kraulbewegung im Schwimmbad oder zum Herunterholen von Gegenständen von einem Regalbrett.

Die Aufgabe weitet den Brustkorb jeweils auf einer Seite, durch das koordinierte Ein- und Ausatmen wir bewusst der gedehnte Rippenbereich mit Luft gefüllt.

Theraband hinter dem unteren Rücken langziehen: Wir nehmen uns das Theraband und lassen es ganz gerade hinter unserem Rücken entlang laufen. Rechts und links halten wir es fest. Nun strecken wir die Arme lang nach unten, sodass das Theraband unterhalb des Pos entlang läuft. Wir dehnen die Arme nach unten und ziehen das Theraband in mehreren kleinen Bewegungen mit den Händen lang. Die Arme strecken wir dabei komplett durch. Unsere Schultern sind ganz tief, die Arme lang und gestreckt, das Theraband schwebt auf Höhe des Pos.

Die Übung soll die Schultern durch das Nachuntenziehen entlasten. Wenn das Theraband mit den Händen auseinander gezogen wird, öffnet sich dadurch der Brustkorb.

Wir klopfen die Sofapolster aus: Alle sitzen aufrecht, wir klopfen mit lockeren Fäusten oder weichen Handflächen sanft den Brustkorb und summen dabei. Dabei kann des Summen wie das Brummen eines alten Kühlschrank klingen oder sanft von einem Ton zum anderen gleiten.

Das sanfte Klopfen von Außen und die Vibrationen durch das Summen von Innen lösen Anspannung im Brustkorb. Als knöcherne Struktur, gebildet aus Rippen und Brustbein, lässt sich der Brustkorb mit all den kleinen Muskeln zwischen den Rippenbögen nur schwer dehnen oder lockern. Diese Übung ist eine Möglichkeit, um die Brustatmung durch den Abbau von Verspannungen zu unterstützen.

Wir halten Ausschau: Die Arme öffnen wir weit, den ganzen Oberkörper drehen wir mit der Hüfte um die eigene Achse. Dabei schmiegen wir uns, so weit es möglich ist, in die Drehung und damit in die Dehnung hinein! Wer mag, legt zusätzlich eine Hand an die Stirn, um die Sonne abzuschirmen. Diese Haltung verstärkt die Dehnung der Rippen.

Die Übung dient der Öffnung des Brustkorbs, der Dehnung der Rippen und der Flexibilisierung der Wirbelsäule.

Wir füttern Hühner: Wir streuen imaginäre Körner mit weiten Armbewegungen aus. Dabei stehen wir locker mit den Fuß- und Kniegelenken, sodass wir den Körper auch seitlich drehen können. Schließlich picken die Hühner nicht nur vor unseren Füßen herum, sondern laufen über den ganzen Hof! Also streuen wir die Körner auch im weiten Bogen mit Schwung nach rechts und links sowie hinter uns.

Zur Lockerung der Wirbelsäule (durch die Drehung) und zur Öffnung des Brustkorbs (durch die weite Armbewegung).
Die Aufgabe kann auch „Konfetti werfen" heißen. Dann werfen wir imaginäre Papierschnipsel in die Luft.

Die Windmühle/Fahne dreht sich: Wir lassen die Arme locker und absichtlich „kraftlos" baumeln. Den Oberkörper drehen wir kräftig und schwungvoll nach rechts und links, bis die Arme fliegen. Danach werden wir wieder langsamer werden und kommen zur Ruhe (siehe Foto Seite 96).

Zur Lockerung des Oberkörpers, damit danach tiefer geatmet werden kann.

Wir öffnen die Ofentüren für die Brotlaibe weit: Erst beugen wir uns zurück und runden den Rücken, um die beiden Hälften der Tür zum Bauch hin zu öffnen.

Dann strecken wir den Rücken und die Arme strecken, um die Türhälften weit auseinander zu klappen (und den Bauch am offenen Ofen zu wärmen…). Diesen Ablauf wiederholen wir mehrfach (Die Tür klemmt!) (siehe Fotos Seite 154).

Zur Flexibilisierung des Rumpfs in Wirbelsäule und Brustkorb. Das Runden des Rückens lockert die Wirbelsäule, das Aufrichten und Nach-vorn-strecken beim Ausbreiten der Arme öffnet den Brustkorb.

Wir schieben Brot in den Ofen: Mit kräftiger Ausatmung strecken wir die Arme gerade nach vorn, auf den Händen tragen wir den imaginären Brotlaib. Mit Schwung schieben wir das Brot in den Ofen. Wir beginnen die Übung mit der Einatmung, während wir die offenen Hände vor dem Oberbauch halten, die Ellenbogen ragen entspannt nach außen. Dann schieben wir die Hände kräftig nach vorn und atmen aus, das wiederholen wir mit mehreren Brotlaiben. Die Haltung bleibt sehr aufrecht!

Zur Vertiefung und Verlängerung des Atems.

Pause auf einer Bank: Wir verschränken im Sitzen die Arme hinter dem Kopf. Abwechselnd dehnen wir einen Ellenbogen nach hinten, dann den anderen. Dabei schauen wir die ganze Zeit nach vorn! Der Brustkorb bleibt ruhig, nur ein Ellenbogen zieht abwechselnd mit dem anderen nach hinten.

Besonders der obere Bereich des Brustkorbs entlang des Schlüsselbeins vorn und des Schulterblatts hinten wird gedehnt.

Wir umfassen die Hände hinter dem Rücken: Alle strecken die Arme weit nach unten und nach hinten. Dort versuchen wir, uns hinter dem Rücken selbst an den Händen zu fassen. Fitte SeniorInnen können dabei die Arme strecken und die Hände falten. Für alle anderen gilt: Die Arme nach hinten strecken und die Hände umfassen, egal wie!

Der Brustkorb wird direkt und ohne Möglichkeit zum Ausweichen gedehnt. Manche Teilnehmenden brauchen ein derart klares Vorgehen, andere empfinden die Übung als anstrengend und schmerzhaft.

Lockerung von Schultern und Nacken

Wir machen eine kurze Pause und lockern den Nacken: Wir neigen den Kopf zur linken Seite, indem sich das linke Ohr der linken Schulter nähert. Wir lassen die Schultern schwer werden und locker, bleiben dabei aufrecht sitzen. Die

Hände legen wir im Schoß ab. Wir schauen geradeaus in die Mitte des Stuhlkreises. Wir atmen tief und langsam. Dann ziehen wir das Kinn langsam und schrittweise nach vorn Richtung Brustbein und lassen den Kopf dabei hängen. Die Augen schauen auf den Boden. Weiter wandern wir mit dem hängenden Kopf, bis wir auf der rechten Seite angekommen sind. Hier richten wir den Blick wieder aufrecht in den Stuhlkreis und ziehen das rechte Ohr Richtung rechte Schulter. Langsam heben wir den Kopf wieder in die aufrechte Position. Wir atmen durch, dann senkt sich das rechte Ohr wieder zur rechten Schulter, wir lassen den Kopf hängend rollen und kommen auf der linke Seite wieder an. Mehrere Wiederholungen folgen (siehe Fotos Seite 88).

Ganz konkret arbeitet die Übung an der Lockerung der Muskeln zwischen Schulter, Nacken, Wirbelsäule und Schlüsselbein.

Wir gehen baden, dabei sollen die Haare trocken bleiben: *Den Kopf tragen wir schwebend auf dem Hals, das Wasser reicht uns erst zur Brust und dann bis fast zum Kinn. Wir drehen den Kopf leicht in alle Richtungen, um nach Quallen Ausschau zu halten. Die Übung dehnt den Nacken und unterstützt eine aufgerichtete Halswirbelsäule.*

Wir winken Bekannten, dazu nehmen wir erst einen Arm, dann den anderen. Die sind aber auch wirklich kurzsichtig! Kräftig winken! Sie gucken gerade in unsere Richtung, jetzt heftig mit beiden Armen winken! Wer mag, ruft noch „Huhu! Hier drüben" dazu.

Hier werden die Schultern über die Bewegung der Arme gelockert.

Nach einer anstrengenden Aktivität (im Rahmen der Handlung): Wir kreisen die Schultern langsam nach hinten, um den Brustkorb zu dehnen und zu öffnen. Dabei hängen die Arme locker hinunter und die Schulterblätter ziehen „Richtung Potaschen".

Zur Lockerung der Schultern und des Nackens, Dehnung und Öffnung des Brustkorbs.

Wie ein großer Adler fliegen wir mit majestätischen Schwingen. Dazu breiten wir die Arme weit aus und heben und senken sie kraftvoll. Die Arme sind gestreckt und ziehen leicht nach hinten, der Brustkorb öffnet sich. Die Übung ist im Stehen ebenso wie im Sitzen möglich, in beiden Fällen brauchen wir einen aufgerichteten Oberkörper.

Die Übung öffnet den Brustkorb und lockert über die lang gestreckten Arme das Schultergelenk.

Wir falten die Hände und runden die Arme weit vor der Brust, wie ein Bär einen Bienenkorb umfasst. Es sieht aus, als hielten wir eine Tonne umfasst. Der Oberkörper ist dabei, ob im Sitzen oder Stehen, aufgerichtet. Nun heben und senken wir „den Bienenkorb, den wir umfassen": Denn der Bär will an den Honig, der sich tief im Bienenkorb versteckt. So bewegt er den Korb in der Hoffnung, dass Honig heraus tropft. Nach oben strecken sich die gerundeten Arme bis über den Kopf, nach unten hängen die verschränkten Hände bis zischen die gespreizten Beine. Mehrfach bewegen wir den „Bienenkorb" hinauf und hinunter, auch seitlich können wir ihn kippen (siehe Foto unten).

Hier lockern wir einmal mehr die Schultern und bewegen indirekt den Brustkorb, um sanft Verspannungen abzubauen.

Wir lassen den Kopf sinken mit Stöhnen: Alle sitzen breitbeinig auf einem Stuhl. Wir schauen zur Decke und lassen den Kopf langsam loslassend sinken, dabei stöhnen oder summen wir entspannt. Wer summt und stöhnt, muss automatisch Druck abgeben und über den Ausatem Anspannung fließend loslassen. Wer absolut nicht stöhnen oder summen möchte, soll langsam und anhaltend ausatmen.

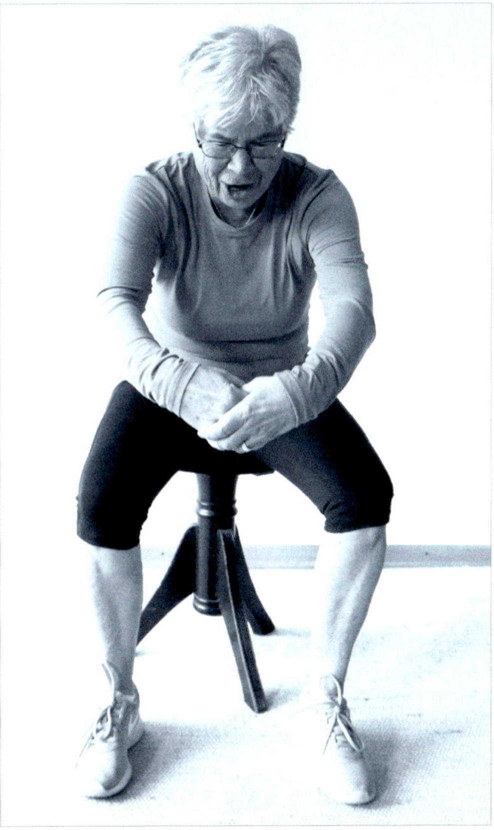

Ganz ohne eigene Kraft wird die Halswirbelsäule gelockert: Das Gewicht des Kopfes reicht aus, um die Nackenmuskulatur zu dehnen. Langsam vorgehen, besonders mit Personen, die Kreislaufprobleme und eine Tendenz zu Schwindelgefühlen haben![6]

Mit der Nase schreiben: Alle sollen sich fünf Begriffe ausdenken, die sie positiv finden. Je nach Thema der Stunde sind das Zutaten, Gerichte, Reiseziele, Geschenke, was auch

6 Übung aus „Atme richtig" von Hiltrud Lodes.

immer. Schließlich sollen die SeniorInnen Lust auf die Wörter haben, die sie notieren sollen. Jedes Wort wird Buchstabe für Buchstabe mit der Nase geschrieben, dabei ist für die Wirkung völlig egal, ob die Teilnehmenden in Druckbuchstaben oder Schreibschrift schreiben – letztlich ist der Sinn die Lockerung des Nackens, und die gelingt auf diese Weise auf jeden Fall.

Durch die Bewegungen des Kopfs wird der Nacken sanft in Bewegung gebracht und Verspannungen abgebaut.

Zick-zack-Nicken: Den Kopf drehen wir nach links und schauen über die Schulter. Von hier aus malen wir ein Zick-zack mit der Nase in die Luft, bis wir auf der rechten Seite angekommen sind. Über die rechte Schulter schauen, die zweite Runde Zick-zack zurück nach links deutlich verlangsamen. Mehrfach wiederholen.

Leicht, sanft und locker werden die Muskeln der Halswirbelsäule und des Nackens in Bewegung gebracht. So werden indirekt Verspannungen gemindert. [7]

Die Halswirbelsäule dehnen: Wer hat das schönste Doppelkinn?

Wir sitzen aufrecht auf der Stuhlkante. Den Hinterkopf ziehen wir leicht nach oben. Wer mag, zieht sich selbst an einer Haarsträhne vom Scheitel Richtung Zimmerdecke, um das Gefühl für die Bewegungsrichtung zu bekommen. Gleichzeitig senkt sich das Kinn zur Brust. Zusätzlich ziehen wir das Kinn waagerecht Richtung Hals, sodass der Hinterkopf noch etwas mehr Richtung Decke zeigt. Es entsteht ein prächtiges Doppelkinn. Lockerlassen, dann mehrfach wiederholen.

Die Halswirbelsäule wird in die Länge gezogen, statt wie im Alltag nach vorn gekippt oder gestaucht. Diese Übung sollte bei allen Personen in der Gruppe genau kontrolliert werden, damit sie wohltut und niemand falsch arbeitet.

Diagonale Blicke:

Wir senken den Kopf und schauen nach links unten auf den Fußboden. In einer fließenden Bewegung schauen wir nach rechts oben an die Decke. Dabei zeichnen wir mit der Nase eine Diagonale in die Luft. Nun senken wir den Blick nach unten, dann schauen wir von rechts unten nach links oben. Wieder senken wir den Blick und die Übung beginnt von vorn (siehe Foto Seite 163).

7 Die Übung stammt unter dem Namen „Sinuskurve" aus: „Kopfschmerzen und Migräne, das Übungsbuch" von Benjamin Schäfer

Automatisch bildet sich ein fließender Atemrhythmus, der während der Diagonalen einatmet und beim Senken des Kopfes ausatmet.

Wir malen mit den Ellenbogen:

Die Hände legen wir locker auf die Schultern, die Ellenbogen zeigen nach unten und „hängen" entspannt.

- Zuerst führen wir die Ellenbogen in einem Halbkreis parallel zum Körper nach vorn bis auf Nasenhöhe und dehnen sie nach hinten, dabei wird der Brustkorb geöffnet. Mehrfach wiederholen, dabei darauf achten, dass die Schultern und der Nacken entspannt bleiben! Sind Schmerzen spürbar, werden die Bewegung deutlich verkleinert.
- Dann heben wir die Ellenbogen seitlich an, als würde ein kleiner Vogel zum ersten Mal fliegen wollen. Auch hier bewegen wir die Ellenbogen langsam auf und ab und achten darauf, dass das Heben und Senken schmerzfrei abläuft.
- Nun malen wir Kreise mit den Ellenbogen in die Luft, die Hände liegen weiter locker auf den Schultern (siehe Foto Seite 86).
- Abschließend die Ellenbogen „chaotisch" in alle Richtungen bewegen, ohne klare Richtung oder Rhythmus. Wir verscheuchen damit Möwen von unserem Reiseproviant.

Die kreisenden, hebenden und senkenden Bewegungen aus dem Oberarm „schmieren" das Schultergelenk. Parallel sollen Spannungen rund um die Schultern abgebaut werden.

Übungen für die Gesichtsmuskulatur und den Mundraum

Mit erfrischender Creme reiben wir uns das Gesicht ein (die Creme ist nur gedanklich dabei). Wir massieren die Creme in die Wangen ein, streichen sie auf den Unterkiefer, an den Ohren vorbei zur Stirn, und die Nase runter wieder auf die Wangen, und rund um den Mund. Dabei summen wir vor uns hin. Am Anfang klingt das wie ein alter Kühlschrank, langsam steigen die Töne höher und tiefer. Einfach so, wir summen hier so nebenher, während wir uns eincremen …

Viele SeniorInnen haben sehr unbewegliche Gesichtszüge und zeigen nur wenig Mimik. Diese Aufgabe weckt die eingeschlafene Muskulatur im Gesicht, regt die Durchblutung an und verbessert die Empfindung des eigenen Körpers.

Wir lecken ein Eis, jede wählt dazu eine Lieblingssorte aus.

Wir schlecken rund um die Eiskugel, dazu strecken wir die Zunge weit heraus. Von oben nach unten lecken wir, den Mund weit öffnen dabei. Damit das Eis nicht anfängt zu tropfen, schlecken wir von rechts nach links. Und von oben nach unten. Und einmal im Kreis herum lecken wir um die Kugel (siehe Foto Seite 66).

Durch das lange Herausstrecken der Zunge wird der Rachen geöffnet und gedehnt, sodass die Luft leichter hindurch strömen kann. Die Zunge wird außerhalb der üblichen Beweglichkeit stark gefordert und trainiert.

Wir gähnen (nach all der Arbeit) und dehnen damit Hals und Rachen. Ruhig lautstark mit „Huaaaa!" gähnen, den Kiefer dabei locker hängen lassen.

Längs gähnen: Das Kinn ziehen wir möglichst weit nach unten, die Wangen ziehen wir lang, der Mund sieht aus wie eine Null (siehe Foto Seite 112).

Quer gähnen: Wir gähnen wie ein „Breitmaulfrosch", als wollten wir eine Banane horizontal verschlingen (siehe Foto Seite 112).

Gleichzeitig dehnen und aktivieren wir die Lippen, Wangen und Rachenmuskeln. Wer die Übung mehrfach wiederholt, beginnt auf natürliche Weise zu gähnen. Wer die Übung unangenehm findet („Das tut man nicht!"), wird innerlich weiter festhalten und nicht in die angenehme Streckung kommen.

Pleuel-Übung: Wir legen die Zungenspitze hinter die unteren Schneidezähne. Dort soll sie fest liegen bleiben, auch wenn der Großteil der Zunge sich bewegt. Den Zungenrücken wölben wir über die Schneidezähne nach vorn, sodass sich die Zunge quasi einrollt: Die Zungenspitze liegt unter der Zungenmitte, die gesamte Oberfläche der Zunge ist gewölbt zu sehen. Nach einigen langsamen Bewegungen lassen wir den Zungenrücken nach vorn schnellen, sodass der Rachen gedehnt wird. Hinten am Übergang zum Rachen ist die Zunge „befestigt". Wenn wir sie nach vorn dehnen, öffnet sich der Raum zwischen Zungengrund und hinterer Rachenwand (siehe Foto Seite 99).

Die Aufgabe dient der Lockerung des Mundbodens und Rachens.

Diese Übung kann ein Ausschütteln der Bettdecke beim Frühlingsputz sein, ein Wasserschlabbern des Hundes, ein Ausrollen von Plätzchenteig,...

Der Staubsauger will auch in die hintersten Ecken saugen: Unser Mund soll den Staubsauger darstellen. Damit er bis hinter den Nachtschrank und unter den Fernseher kommt, setzen wir eine feine Düse auf den Staubsauger: Wir spitzen die Lippen. Dann schiebt sich der Unterkiefer „räkelnd" zu einer Seite, die Unterlippe stülpt sich in dieselbe Richtung. Eine Hand kann auf der anderen, „lang" werdenden Seite die Kiefermuskeldehnung durch Streichen unterstützen. In beide Richtungen schieben wir die spitzen Lippen, um überall mit der Düse staubzusaugen.

Danach öffnen wir den Staubsauger, um den Beutel heraus zu nehmen und wegzuwerfen: Wir klappen wir den Mund mehrfach locker auf und zu [8].

Auf diese Weise trainieren wir die Lippen, dehnen den Kiefer und schenken ihm mehr Bewegungsspielraum.

Lächeln und Zitronengesicht: Abwechselnd lächeln wir und spitzen die Lippen, um die Mimik aufzulockern. Dabei grinsen wir möglichst breit und ziehen beim „Zitronengesicht" die Wangen rund um den Mund möglichst eng, sodass ein verkniffener Kussmund entsteht.

Nur durch ein entspanntes Gesicht kann viel Luft durch Mund und Nase einströmen! Übungen zur Mundmotorik und für die Gesichtsmuskulatur unterstützen eine lockere Atmung in den oberen Atemwegen.

Kuchengenuss zur Belohnung: Wir öffnen den Mund, runden ihn und nehmen mit einem gierigen „Haps" einen großen Bissen. Dabei verschlingen wir das „Haps" lautstark und in Zeitlupe mit seinem vollen „A", das unseren Mund öffnet und füllt.

Zur Lockerung des Kiefers und der Wangen, Öffnung des Mundrachens, kurz: Um die Gesichtsmuskulatur zu aktivieren und „verbissene Mienen" aufzulockern.

Im Mund fegen: Mit der Zunge erforschen wir von innen den Mundraum, um diesen Resonanzkörper zu entdecken und wahrzunehmen.

Wer die Zähne zusammenbeißt oder die Wangen angespannt hält, kann nicht leicht und dynamisch atmen. Durch das Bewusstmachen des Raums im Mund wird die

8 Idee zur Übung aus dem Buch „Atmung – Stimme – Bewegung" von Heidi Noodt

Mundhöhle in ihrer Form den SeniorInnen bewusst erlebbar. Von innen wirkt das Streichen der Zunge entlang der Wangen und des Gaumens wir eine sanfte Massage.

Kirschkerne spucken: Mit gespitzten Lippen schubsen wir den (imaginären) Kirschkern im Mund mit der Zunge nach vorn und lassen ihn im hohen Bogen fliegen.

Mundmotorische Übungen dienen der Koordination und Beweglichkeit der Wangen, Lippen und der Zunge. Alle drei werden im Alltag nur wenig bewusst eingesetzt und geübt. Dabei helfen derartige Übungen nicht nur Parkinson- oder Multiple-Sklerose-Patienten, mimisch aktiv zu bleiben.

Kausummen (nach Froeschels) mit einem Stück Brötchen vom Bäcker:

Vor der Stunde kaufen wir entsprechend der anzunehmenden Teilnehmerzahl Brötchen, am besten weiche und süße wie Franzbrötchen, Milchbrötchen, evtl. Rosinenbrötchen. Vor der Stunde die Brötchen in Stücke zerschneiden, damit sie auf einem Teller herumgegeben und mundgerecht portioniert genommen werden können.

Zu Beginn nimmt sich jede Person ein Stück Brötchen und wartet, bis alle versorgt sind. Dann kauen wir genießerisch auf dem Brötchen und summen dabei: „Mjamm, hmmm, mjommm". Lautstarkes Mümmeln und genießerisches Kauen sind der Sinn und das Ziel der Übung! Wer leise kaut und schnell schluckt, profitiert von der Übung nicht.

Neben der intensiven Wahrnehmung von der Textur des Brötchens im Mund und das gesteigerte Geschmacksempfinden liegt der Zweck der Übung in der Lockerung der Kiefermuskulatur. Dadurch bewegen sich die Wangen natürlich und geschmeidig, sodass eine verbesserte Wahrnehmung des Mundraums angeregt wird. Diese unterstützt die Atmung und die Stimme, da der Mund zusammen mit der Nase den „Eingang" in den Atemtrakt darstellt.

Karpfen-Gesicht: Zuerst machen wir „Karpfen-Wangen": Den Kiefer lassen wir hängen, um Weite am Mundboden zu spüren. Die Wangen lassen wir locker, weit oben wollen wir den Gaumen als Dach des Mundraums spüren. Innerlich füllen wir den Mund mit etwas Luft: So weiche, schlabberige Wangen hat der Karpfen. Abbildung (siehe Foto Seite 142).

Die Übung dient sowohl der Lockerung von Kiefer, Wangen und Mundboden als auch zur Wahrnehmung des Mundraums.

Die Übung kann auch „Die heiße Kartoffel" genannt werden: Wir versuchen, eine heiße Kartoffel im Mund so wenig wie möglich die Wangen und Zunge berühren zu lassen.

Der Karpfen macht Luftblasen: Wir schließen und spitzen die Lippen. Mit kleinen Bewegungen öffnen wir die gespitzten, gerundeten Lippen und schließen sie wieder. So geben wir, wie der Karpfen im Becken, Luftblasen ab (siehe Foto Seite 142. [9]

Die mimische Muskulatur wird ebenso trainiert wie die Koordination von Wangen und Lippen.

Mit der spitzen Nase zucken wir wie ein Kaninchen. Dabei schnüffeln wir, rümpfen die Nase oder blähen die Nasenflügel.

Täglich benutzen wir die Nase durchgehend zum Atmen – und schenken ihr dennoch seltenst Beachtung. Die Übung lädt spielerisch dazu ein, die Nase zu bewegen und dadurch intensiv zu spüren.

Wir blasen die Wangen auf (wie ein Frosch): Mit geblähten Wangen halten wir einen Moment inne und achten darauf, weiterzuatmen. Das Gaumensegel sorgt dafür, dass einerseits die Luft in den Wangen bleibt und andererseits durch den Mundrachen Luft aus der Nase in die Lunge und zurück fließen kann. Auf keinen Fall die Luft anhalten!

Die Übung unterstützt einen ausgeglichenen Tonus (Zustand der Muskelspannung) der Wangen. Sie werden durch die Luftblase im Mund gedehnt, während der Mund fest geschlossen bleiben muss, um die Luft einzuschließen. Damit trainieren wir einen festen Mundschluss.

Atemübungen

Einen Schwimmreifen aufblasen

Variante mit dem Mund: Mit dem Mund pusten wir gedanklich einen Schwimmreifen auf. Dabei halten wir die Lippen in guter Spannung, da sie die Luft durch das „blöde, bremsende Ventil" schicken müssen. Das gelingt nicht mit einem weichen, spannungslosen Mund!

9 Übung aus „Myofunktionelle Therapie" von Anita Kittel, Lippenübung 3

Variante mit dem Bauch: Wir steigen in den imaginären schlappen Schwimmring und ziehen ihn uns über das Becken, bis er niedrig auf dem Hüftknochen sitzt. Jetzt pusten wir den Schwimmring durch den Unterbauch auf. Wir stellen uns vor, wir hätten im Bauch viele kleine Düsen, wie in einer Kette verlaufen sie vom Bauchnabel einmal ganz herum bis zur Wirbelsäule. All diese kleinen Düsen schicken Luftstöße in den Schwimmring. Das gelingt nur durch ein kraftvolles Zwerchfell mit Bauchatmung.

Beide Übungen trainieren direkt das Zwerchfell, das sich rhythmisch kontrahieren muss.

Eine Luftmatratze aufblasen: Wir stellen uns vor, dass vor uns eine schlaffe Luftmatratze liegt und über einen Blasebalg aufgepustet werden soll. Jetzt treten wir auf den Blasebalg -Ffff- und lösen den Druck wieder: Ffff-Tttt. Nur, wenn wir den Druck mit „T" lösen, kommt die Luft auch in der Luftmatratze an!

Wir pumpen gemeinsam und drücken den Fuß dabei langsam nach unten: FfffffTttt, FfffffTtt, FfffffTtt. Mit „T" lösen wir den Druck des Fußes und unbewusst die Spannung des Zwerchfells jedes Mal, wenn die Ferse am Boden ankommt. Ein wunderbares Training für das Zwerchfell, aber nur, wenn wir ein kräftiges „T" am Ende haben. Dann wieder die Ferse heben, und zum nächsten Pumpstoß kräftig nach unten bewegen.

Auch hier wird das Zwerchfell angesprochen, indem es eine Grundspannung aufbaut und daraus die Kraft für rhythmische Stöße aufbaut.

Heißes Essen pusten: Dazu halten wir die Hände wie eine offene Schale vor dem Brustkorb und pusten unser Essen, damit es abkühlt und genossen werden kann. Wir pusten lang und gleichmäßig, dabei bewegen wir den Kopf in einem weichen Kreis über dem Teller, damit auch alles gleichmäßig kühlt (siehe Foto Seite 115).

Die Aufgabe trainiert einen leichten, gleichmäßigen, langen Ausatem. Wer intensiv ausatmet, bekommt automatisch entsprechend viel Einatem geschenkt, da der Unterdruck der Ausatmung sich entsprechend stark wieder füllt.

Einen (imaginären) Luftballon aufblasen: Zuerst überlegen wir uns eine schöne Farbe, die unser Luftballon haben soll. Mit den Fingern halten wir uns pantomimisch das Mundstück vor den Mund. Mit den Händen formen wir vor dem Oberkörper einen Ball, der den wachsenden Ballon darstellt. Je mehr und kräftiger wir pusten, desto mehr rundet sich der Ballon in unseren Händen. Besonders lustig und überraschend ist es, wenn der Ballon plötzlich mit einem lauten

Knall und dem Klatschen der Hände „platzt". Das klappt am Besten, wenn die Kursleitung ihren Ballon aus heiterem Himmel platzen lässt, bevor die SeniorInnen ihre Ballons komplett aufgeblasen haben. Meine TeilnehmerInnen haben sich dabei tatsächlich sehr erschrocken – und mussten dann kräftig lachen, auch sehr gut für die Lunge!

Dann müssen wir von vorn anfangen, den Ballon aufzublasen. Durch diesen „miesen Trick" werden gleich zwei Luftballons aufgeblasen, was nach einem Missgeschick mehr Spaß macht, als wenn die Leitung ansagt: „Jetzt blasen wir noch einen Ballon auf." Das wirkt oft sinnlos und hemmt eher den spielerischen Charakter der Stunde.

Mit dem kräftigen Aufpusten trainieren wir direkt die Ausatmung. Wer kräftig pustet, spannt dabei unwillkürlich auch den Bauch mit an.

Tröte: Alle erhalten eine Tröte aus Plastik / einen Luftrüssel aus Papier und sollen kräftig hinein blasen, damit es laut trötet. Die Lippen müssen sich dazu um das Mundstück der Tröte schließen, damit keine Luft entweicht und als Motor für den Ton fehlt. Bei dieser Übung merken die SeniorInnen ganz direkt, wie kräftig sie blasen können. Nach mehrfachem Tröten pausieren, damit niemand hyperventiliert.

Die Liane umschlingt uns / wir wringen einen Wischlappen aus:

Wir setzen uns und legen ein Theraband um die Taille, das locker vor dem Bauch überkreuzt wird. Das Theraband läuft durch die geöffneten Hände, die Arme werden leicht angewinkelt auf Taillenhöhe gehalten. Erstmal nehmen wir in Ruhe den Atem wahr, wir wollen den Einatem und Ausatmen erkennen. Nun wird beim Ausatmen das Theraband sanft fest gezogen, um die Ausatmung zu unterstützen und zu vertiefen. Dann lockern wir schnell das Theraband, damit die Einatmung ungehindert einströmen kann. Mehrfach sanft wiederholen (siehe Foto Seite 72).

Der Zug des Seils unterstützt kraftvoll die Ausatmung. Die Einatmung bleibt unbeachtet, vertieft sich aber indirekt durch die verstärkte Ausatmung. Achtung: Manchen Teilnehmenden fällt es sehr schwer, den Rhythmus der Atmung zu erkennen und zu unterstützen. Sie ziehen irgendwann am Band und halten viel zu lang fest. Manche arbeiten auch genau gegen den eigenen Atemrhythmus. Wenn eine konkrete Hilfestellung und Korrektur nicht hilft: Die Übung abbrechen.

Seifenblasen in einer langen Kette pusten: Alle bekommen ein Plastikröhrchen mit Seifenlauge. Durch den Kreis am Stäbchen pusten wir, um viele Seifenblasen zu produzieren. Dabei pusten wir so gleichmäßig und ausdauernd, dass eine Kette von Seifenblasen entsteht. Schnelles und heftiges Pusten bringt nicht den gewünschten Effekt! Nach ca. drei Versuchen pausieren und entspannen, sonst kann Schwindel auftreten.

Das Spiel dient der Verlängerung der Ausatmung, die zu einer unbewusst kräftigeren Einatmung verhilft.

Durch Schnuppern Duftöle erkennen und zuordnen: Von der Mitte des Stuhlkreises aus werden rechts und links herum gleichzeitig Duftöle von einer zur nächsten gereicht. Alle schnuppern und raten, um welche Blume oder welches Kraut es sich handeln könnte. Dabei achten wir darauf, dass alle die Duftöle weitergeben, damit niemand lange warten muss.

Durch das Schnuppern entstehen dynamische Zwerchfell "zuckungen". Sie trainieren die Muskelfläche des Zwerchfells und vertiefen die Atmung. Dabei liegt der Fokus auf der Einatmung.

Stattdessen können auch Papierblumen oder Kunstblumen verteilt werden, an denen geschnuppert wird.

Einatmen und in Etappen ausatmen: Wir atmen ein und lassen die Luft nicht auf einmal durch den Mund strömen, sondern in drei Etappen. Mit dem nächsten Atemzug atmen wir in vier Portionen aus, dann fünf, und so weiter. Je nach Fitness der Teilnehmenden zwischenzeitig pausieren und einige Atemzüge auf natürliche Weise geschehen lassen.

Das Zwerchfell hält bei dieser Aufgabe die ganze Zeit seine Spannung bei: Sonst rutscht es mit dem Ausatmung relativ passiv an seinen Platz. Jetzt muss es die Ausatmung in mehreren Etappen fließen lassen und wieder zwischenzeitig durch Anspannung immer wieder „bremsen". Die kleinen Bewegungen trainieren das Zwerchfell und seine „Feineinstellung".

Wir lauschen am Springbrunnen / am Bach dem Wasser. Er plätschert fröhlich vor sich hin: Psch-psch-psch. Und mit mehr Schwung spritzt eine Fontäne: Psch! Psch!

Damit deutlich wird, dass unsere Geräusche die Bewegung des Wassers darstellen, bewegt die Kursleitung die Hände entsprechend ruhig wie „vorbei ziehendes Wasser" oder spielt pantomimisch „Fontäne". Viele TeilnehmerInnen ahmen die Darstellung prompt nach, womit sie sich selbst unbewusst Hilfestellung geben.

In einer zweiten Runde legen alle eine Hand auf den oberen Bauch, um die Zwerchfellschwingungen durch das „Plätschern" zu spüren.

Zur Unterstützung von kraftvollen Zwerchfellbewegungen, Vertiefung der Atmung und Verlängerung der Ausatmung.

Dynamisch boxend ausatmen: Alle stehen aufrecht, wir sind locker in den Knien. Zu Beginn winkeln wir die Arme an und ballen die Hände zu Fäusten. Ausatmend boxen wir mit „P, p, p" dynamisch und locker vor dem Oberkörper gegen einen vorgestellten Teppich. Wir lassen den letzten Rest der Atmung mit „Puhhh" los, öffnen die Hände und lassen sie in den Schoß sinken lassen. Dann atmen wir wieder ein und boxen ausatmend mit kräftigen „P". Geübte treten beim Boxen gleichzeitig fest auf den Boden oder trampeln [10].

Die Übung wirkt direkt auf das Zwerchfell, das mit vielen kleinen Schwingungen dynamisch die Box-Bewegung unterstützt. Nach jedem Ausatem sorgen die Rückstellkräfte des Zwerchfells dafür, dass ein wenig frischer Sauerstoff in die Lunge fließt.

Wir klopfen auf diese Weise den Teppich aus oder werden Ärger los.

Wir halten einen Wattebausch mit Daumen und Zeigefinger fest und pusten sie als „(Dampf)Wolke" kräftig und anhaltend an. Dazu verteilen wir Wattebäusche an alle. Dann pusten wir mal sanft und lange oder stark und mehrfach kurz die Watte an, so wie der Dampf anhaltend oder rhythmisch aus dem Schornstein quillt.

Durch die Aufgabe soll die Atmung vertieft und verlängert werden. Der intensiver Ausatem fordert automatisch eine kraftvolle Einatmung.

Blubbern: Wir legen die Hände auf den oberen Bauch und „blubbern" mit lockerer Luftabgabe durch die Lippen. Das innere Bild dazu ist ein Topf, in dem Wasser kocht, sodass Blasen aufsteigen und über den Rand blubbern bzw. den Deckel zum Tanzen bringen. *Dadurch entstehen lockere Zwerchfellimpulse.*

Ausatmen auf /sch/: Wir runden die Lippen und atmen weich, langsam und geführt auf „Sch" aus. Dabei legen wir die Hände auf den Bauch und spüren so die leichte, zunehmende Spannung im Bauch. *Dort muss das Zwerchfell während der*

10 Übung leicht verändert aus: „Atem-Entspannung", Heike Höfler

langsamen Luftabgabe die Spannung gleichmäßig aufrecht erhalten, so wird es indirekt und anstrengungsfrei trainiert[11].

Schnuppernd ein, schnaubend ausatmen: Drei Mal hintereinander atmen wir schnuppernd ein, dann atmen wir einmal schnaubend aus. Drei Durchgänge wiederholen.

Intensive Zwerchfellkontraktionen werden dadurch ausgelöst, weshalb die Aufgabe oft als anstrengend erlebt wird.

Wir lachen auf viele verschiedene Arten:

Tief wie der Schlachter, hoch wie die Blumenfrau, kichernd wie die Kinder.

Dabei legen wir eine Hand auf den oberen Bauch, um die Zwerchfellbewegungen beim Lachen zu spüren. Wir fragen in die Runde, wem noch eine Art zu lachen einfällt. Wer lacht so? Und wie klingt das?

Beim Lachen zuckt das Zwerchfell rhythmisch und wird damit elastisch und anstrengungsfrei trainiert.

Nur mit einem Nasenloch (abwechselnd) atmen: Wir sitzen alle aufrecht. Einen Daumen legen wir an das eine Nasenloch, den Zeigefinger der gleichen Hand platzieren wir am anderen Nasenloch. Jetzt atmen wir durch das eine Nasenloch ein, während das andere zugedrückt wird. Und atmen mit dem benachbarten Nasenloch wieder aus, da das erste Nasenloch zugehalten wird. Nach einigen Atemzügen wechseln wir: Das eben einatmende Nasenloch atmet jetzt aus, das ausatmende Nasenloch atmet nun ein (siehe Foto Seite 122).

Durch das wechselseitige Atmen werden beide Nasenmuscheln gut spürbar. Oft ist ein Nasenloch „offener" und kann kraftvoller atmen, das andere wirkt leicht verstopft. Das ist ganz normal, da sich die beiden Nasenmuscheln in ihrer Funktion abwechseln: Das eine ist stark durchblutet, feucht und warm, um die Luft intensiv zu filtern, zu befeuchten und zu erwärmen. Die andere Nasenmuschel ist während dessen eher flach und weniger kräftig durchblutet, hier strömt die Luft schneller durch und sorgt dafür, dass wir genug Sauerstoff aufnehmen. Beide Nasenmuscheln erfüllen beide Funktionen und wechseln sich damit ab. Daher ist meist eine Seite „leicht verstopft" und die andere ermöglicht freies Atmen.

11 Diese und die vorherige sowie die folgende Übung stammen aus „Atme richtig" von Hiltrud Lodes

Die Übung verlängert und verlangsamt die Atmung, sodass das schnelle, flache Atemmuster der hochaltrigen Personen verändert wird.

Stimmübungen

Die folgenden Übungen benutzen immer wieder sogenannte Glissandi: Wir summen und rutschen mit der Stimme erst in tiefe Stimmlagen und lassen die Stimme dann zu hohen Tönen steigen.

Das Hinauf- und Hinabgleiten der Stimme, Glissandi genannt, bewegt den Kehlkopf anstrengungsfrei und effektvoll. Bei hohen Tönen hebt sich der Kehlkopf im Hals und spannt sich an: Besonders die Stimmlippen im Inneren des Kehlkopfs verkürzen sich, um einen hohen Ton zu produzieren. Bei tiefen Tönen sackt der Kehlkopf ab und entspannt sich, die Stimmlippen schwingen in voller Länge und locker.

Wer durchgehend mit (unnötiger) Kehlkopfspannung atmet, verengt den Luftweg und erschwert anstrengungsfreies Atmen. Durch die Übung soll der Kehlkopf dynamisch bewegt und gelockert werden.

Das Orchester stimmt die Instrumente:

Wir summen „Mmmm“ und massieren uns dabei die Wangen, der Kiefer hängt entspannt.

Mit den summenden Tönen steigt unsere Stimme leicht hinauf und hinab.

Weiter summen wir „Mmmm“ und klopfen unterstützend den Brustkorb. So klingt die Stimme anstrengungsfrei und die Klopfmassage fördert die kraftvolle Brustatmung.

Das Summen und Klopfen dient der Wahrnehmung von Resonanzräumen und dem Aufwärmen der Stimme.

Summen: Wir summen tief und brummig „Hummel-lumme-lumm“.

Mit steigenden und fallenden Tönen singen wir „Huuu-oooo-uuuu“, „Haaa-iiii-aaa“. Dabei gleiten wir von tieferen in höhere Töne und zurück in einem Atemzug (Glissandi).

Durch die vertiefte Atmung wird die Stimmgebung leichter und klangvoller, das zu erleben bringt Spaß! Besonders SeniorInnen, die oft eher schwache oder brüchige Stimmen haben, leben hier deutlich auf.

Wir füllen einen Raum mit Ton: Für die Maskenresonanz halten wir einen Luftballon vor das Gesicht und schicken die Töne in den Luftballon. An den Fingern wollen wir die Schwingungen des Klangs im Ballon durch die Gummihaut spüren. Wir summen höhere und tiefere Töne, wie ändert sich die Schwingung? Wir entfernen den Luftballon etwas vom Gesicht – wie weit reicht der Ton, wann werden die Schwingungen schwächer oder zu schwach, um sie zu spüren? Ebenso können die Hände wie eine große, flache Schale dicht vor das Gesicht gehalten werden. Die Handflächen werfen den Schall zurück

Viele SeniorInnen mögen ihre Stimme im Alter nicht mehr, weil sie sie zu schwach und kratzig finden. In dieser Übung konzentrieren sie sich auf die Klangwellen im Ballon, die durch ihre Stimme entstehen. So stellen sie indirekt fest, dass ihre Stimme doch noch kraftvoll genug ist, um einen Ballon in Schwingung zu versetzen.

Wir starten den alten, rostigen Traktor: Erst springt der Traktor nicht an, er macht nur „Bob bob bob" (Locker und tief tönen). Langsam wärmt sich der alte Motor auf, wir tönen kräftiger und etwas schneller „Bob-bob-bob". Dann lassen wir stimmhaft die Lippen flattern, weil der Traktor losfährt.

Zur entspannten Aktivierung der Stimme, anstrengungsfrei in unteren Tonlagen beginnen. Durch das Lippenflattern werden Lippen und Wangen besser gespürt.

Wir fahren mit der Achterbahn (mit Glissandi):

Wir malen mit jeweils einem ausgestreckten Arm eine liegende Acht in die Luft, wie das Unendlichkeitszeichen. Zusammen mit der Armbewegung tönen wir „Huuiii". Beim oberen Schwung tönen wir in hoher Stimmlage, beim unteren Schwung tönen wir tief. So entsteht ein fließender Wechsel von hohen und tiefen Tönen, auch „Glissandi" genannt. Wir wechseln die Arme, damit sie während der Übung kraftvoll und elastisch bleiben, statt zu ermüden (siehe Foto Seite 147).

Der lang ausgestreckte Arm löst durch die runden Bewegungen Anspannung im Schultergelenk. Das gleitende Tönen „schmiert" den Kehlkopf wie Öl. Da der Kehlkopf die oberen von den unteren Atemwegen trennt, ist es für eine anstrengungsfreie Atmung wichtig, dass er sich in Wohlspannung (Eutonus) befindet. Die Stimmlippen sind während der Atmung geöffnet und inaktiv. Ist der Kehlkopf angespannt, können sich die Stimmlippen verengen und den Atemfluss behindern. Mit dieser Aufgabe beugen wir derartigen Spannungszuständen vor.

Echo-Spiel. Die Gruppenleitung ruft das Echo in die Runde, die Gruppe wirft den Ruf zurück:

Wo biiist duuuu? (Gruppe: Wo biiist duuu?)

Ich seeeeh´ niiiichts! (Gruppe: Ich seeeeh niiichts!)

Wann sind wir daaahaa? (Gruppe: Wann sind wir daahaa?)

Was iiiist das? (Gruppe: Was iiist das?)

Ich koooomme! (Gruppe: Ich kooomme!)

Wer ruuuuft da? (Gruppe: Wer ruuuft da?)

Looos jeetzt! (Gruppe: Looos jeetzt!)

Lockeres Rufen verstärkt indirekt und anstrengungsfrei die tiefe Atmung. Der Echo-Effekt mach Spaß und wirkt spielerisch.

Jodeln: Die Gruppe jodelt fröhlich in verschiedenen Tonlagen durcheinander.

Durch das Jodeln in unterschiedlichen Tonhöhen wird der Kehlkopf sanft trainiert und die Teilnehmenden stimmen sich auf die anschließenden Lieder ein. Verschiedene Tonhöhen verursachen unterschiedliche Spannungszustände im Kehlkopf, was zu mehr oder weniger Atemverbrauch führt. Ein sehr schönes, indirektes Training des gesamten Atemapparats.

"Hau den Lukas"/ Gong: Wir falten die Hände und strecken die Arme nach vorn. So schlagen wir mit einem imaginären Hammer auf dem Jahrmarkt oder bringen einen Gong zum Klingen. Jedes Mal, wenn fest geschlagen wird, tönen wir ein kräftiges „Gooong" oder „Boommmm". Dabei stehen oder sitzen alle aufrecht.

Hier wird der Ausatem über die Stimme geübt. Während der Ton des Gongs so lang wie möglich anhält, muss das Zwerchfell die Spannung halten.

Der Affe ruft nach Gesellschaft: Wir rufen „Uh! Uh, uh" wie ein Affe. Dabei reiben wir uns den Bauch und kratzen uns am Kopf – für ein möglichst affiges Gefühl. Wer mag, kann sich auch mit lockeren Fäusten auf den Brustkorb klopfen.

Die „Uh"-Rufe wirken als Zwerchfellimpulse, der Rest ist vorrangig Spaß.

Geräusche nachahmen:

- **Im Zug**: „Tsch tsch tsch" auf der Strecke. „Tuuut tuuuut" vor dem Tunnel. Pfeifen im Bahnhof.

- **Auf dem Schiff**: Tiefes Tuten des Schiffshorns, Rauschen der Wellen, Kreischen der Möwen.
- **Auf dem Bauernhof**: Pferdegetrappel, Hundebellen, das Grunzen der Schweine, das Miauen der Katze und das Muhen der Kuh.
- Das Rufen und Pfeifen vertieft und verlängert die Atmung. Das Zwerchfell arbeitet dynamisch mit, besonders, wenn der Rhythmus der Rufe verändert wird.

Anhang

Literaturverzeichnis

Antes, Emily: „Das Gehirn für Eierköpfe. Wissenschaft in 60 Sekunden", rororo

Draaisma, Douwe: „Die Heimwehfabrik. Wie das Gedächtnis im Alter funktioniert", Galiani Berlin

Eisenburger, Marianne; Zak, Thesi: „Bewegte Begegnungsstunden für Menschen mit Demenz", Meyer & Meyer Verlag

Habermann, Carola; Wittmershaus, Caren (Hrsg.): „Ergotherapie im Arbeitsfeld Geriatrie", Thieme

Hammann, Claudia: „Fitness für die Stimme. Körperhaltung – Atmung – Stimmkräftigung", 5. Auflage 2014, reinhardt

Hammer, Sabine S.: „Stimmtherapie mit Erwachsenen", 3. Auflage 2007, Springer Medizin Verlag

Keil, Anneli: „Wird Zeit, dass wir leben" Heinrich Hugendubel Verlag, München

Kittel, Anita: „Myofunktionelle Therapie", 7. Auflage 2004, Schulz-Kirchner-Verlag

Kuhn, Daniel; Verity, Jane: „Die Kunst der Pflege von Menschen mit Demenz. Den Funken des Lebens leuchten lassen", Huber

Linklater, Kristin: „Die persönliche Stimme entwickeln", Ein ganzheitliches Übungsprogramm zur Befreiung der Stimme, 4. Auflage 2012, reinhardt

Lodes, Hiltrud: „Atme richtig", 10. Auflage 2000, Mosaik / Goldmann Verlag

Loschky, Eva : „Gut klingen – gut ankommen. Effektives Stimmtraining mit der Loschky-Methode", 2. Auflage 2007, Goldmann

Lutz, Barbara: „Atmen in Balance. Gesundheit, Entspannung und innere Kraft". 2014 Knaur Verlag

Maier/Schulz/Weggen/Wolf „Alzheimer & Demenzen verstehen", 2010 TRIAS Georg Thieme Verlag Stuttgart

Marwendel, Ulrike: „Gerontologie und Gerontopsychiatrie, lernfeldgeordnet", Europa Lernmittel

Mauthe-Mangold, Birgit: „Bewegungsfreundlicher Kindergarten, Ein Leitfaden zur Bewegungsförderung", Arbeitsgemeinschaft Gesundheit Bodenseekreis, Birgit Mauthe-Mangold, 2. Auflage 2005

Orwald, Gatterer, Fleischmann: „Gerontopsychologie. Grundlagen und klinische Aspekte zur Psychologie des Alterns", Springer Wien New York

Perrar, Klaus Maria; Sirsch, Erika; Kutschke, Andreas: „Gerontopsychiatrie für Pflegeberufe", Thieme

Schäfer, Benjamin: „Kopfschmerzen und Migräne, das Übungsbuch", TRIAS, 1. Auflage 2018

Niklewski, Günter; Nordmann, Heike, Riecke-Niklewski, Rose: „Demenz. Hilfe für Alzheimerkranke und ihre Angehörigen", 2013 Stiftung Warentest, Berlin

Noodt, Heidi: „Atmung Stimme Bewegung. Grundelemente der Lehre von Clara Schlaffhorst und Hedwig Andersen", 2006 Books on Demand

Pramendorfer, Ulrike: „Stimme Sprache Lebensfreude. Fünf Schritte zum geglückten Sprechen", 4. Auflage 2007, Trauner Verlag

Schramm, Stefanie; Wüstenhagen, Claudia: „Das Alphabet des Denkens. Wie Sprache unsere Gedanken und Gefühle prägt", rowohlt

Spornitz: „Anatomie und Physiologie, Lehrbuch und Atlas für Pflege- und Gesundheitsfachberufe", 4. Auflage 2004 Springer

Struck, Veronika; Mols, Doris: „Atem-Spiele. Anregungen für die Sprach- und Stimmtherapie mit Kindern", 5. Auflage 2011, verlag modernes lernen

Warmbold, Nicola : „Ganzheitliches Stimmworkout. Hilfe zur Selbsthilfe damit die Stimme stimmt", 2013 AKM Akademische Verlagsgemeinschaft München

Deutsches Fachzentrum für Achtsamkeit:

https://dfme-achtsamkeit.de/zitate-ueber-achtsamkeit/

Quelle der Bilder

Alle gezeichneten Abbildungen stammen von Marie Krüerke.

Alle Fotos stammen von Daniel Roschka.

Danksagungen

Simone Janda danke ich für die pointierten Anmerkungen aus wissenschaftlicher Sicht, das Korrekturlesen und Mitfiebern. Deine Unterstützung war von unschätzbarem Wert! Für ihre Mithilfe durch Kommentare danke ich Alenka Dzewas, Angela Krüerke und Heidi Kempf. Unserem Fotomodell Doris Grossmann danke ich für das fröhliche Turnen vor der Kamera. Außerdem zeichnete sie einen Entwurf des Margeriten-Schaubilds, das meiner finalen Zeichnung auf die Sprünge half. Meinem Mann danke ich für die Aufnahmen von über tausend Fotos, und dass er immer die Ruhe bewahrt. Christiane Zwick danke ich für ihren Blick auf die PR. Außerdem danke ich Frau Werner, einer Angestellten der Hamburger Bücherhallen, für ihr herzliches Interesse und ihren Input aus der Buchbranche. Ebenfalls gilt mein Dank den MitarbeiterInnen der Zentralbibliothek, wo ich dank ihrer Unterstützung die passende Fachlektüre aufstöberte.

Den SeniorInnen der Residenz Kursana in Hamburg danke ich für ihre Begeisterung dem neuen Konzept gegenüber und für den treuen Besuch der Gruppe. Danke auch für die ausgefüllte Rückgabe meiner Umfragebögen und die vielen herzlichen Kommentare!

Den Menschen in meiner Gemeinde und im Hauskreis danke ich für wertvolle Hinweise und ihre Unterstützung im Gebet. Über allem steht der Dank an Gott, der mich geschaffen, begabt, behütet und geleitet hat. Bis hierhin. Und ewig weiter.

Autorin

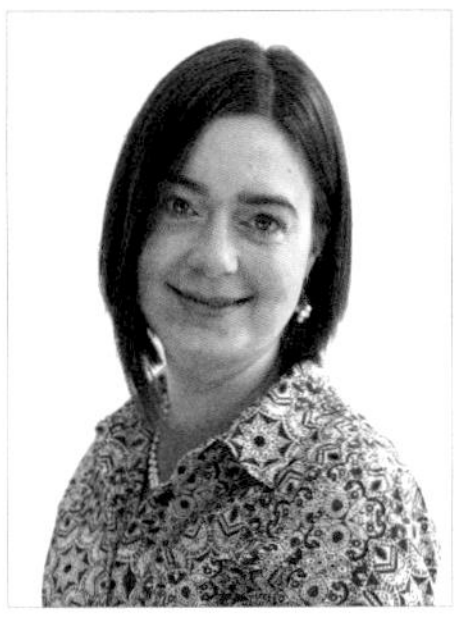

Marie Krüerke arbeitete sechs Jahre lang als Logopädin (Sprachtherapeutin). Seit 2015 gestaltet sie Kurse und Veranstaltungen für alle Generationen. Für eine Senioren-Residenz entwickelte sie das Konzept „Atemfreude", um körperliche Aktivierung, Lebensfreude und die Vertiefung des Atems zu verbinden. Für ihre Lachyoga-Gruppe konzipiert sie jede Woche neue seniorengerechte Übungen. Seit 2010 veröffentlicht sie auf der Website madoo.net Arbeitsmaterialien und Anleitungen für Therapeutinnen und Gruppenleiterinnen. Auf ihrer Website www.atemfreude.de präsentiert sie regelmäßig neue Anregungen zur seniorengerechten Atemtherapie.